韓醫藥 漢文

한의약 한문

신동원
정대기 공저

문운당

머리말

우리나라를 비롯한 대부분 동아시아의 국가는 갑골문자를 기원으로 하는 한자문화권에 속한다. 우리가 무심코 사용하는 많은 단어들은 그 단어의 한자(漢字)를 알게 되면 뜻이 한층 더 명료해짐을 알 수 있다. 국내이서의 일상적인 언어생활 이외에 국제화 시대에 부응하여 중국인이나 일본인과의 소통에 있어서도 기초 한자의 중요성을 충분히 알 수 있다.

우리가 옛 문헌을 통해 지식을 얻고자 할 때 전문 번역가들이 잘 번역한 글의 도움을 받을 수도 있지만 번역으로는 한계에 부딪힐 수 밖에 없는 경우도 많다.

동양의학을 공부하는 학생들에게 한문의 이해는 가장 선결되어야 할 문제라 할 수 있다. 하지만 지난 수십년간 우리나라는 초·중등교육과정에서 한자의 의무교육 여부에 많은 변화가 있었다. 따라서 대학입학 전에 한자를 공부해본적이 없는 요즘 학생들이 한자에 대해 거부감을 느끼는 것은 당연하다 할 수 있다. 이러한 현실을 고려해서 한자의 파자(破字) 원리를 이해할 수 있도록 한자의 부수 214자에 대해 상세한 설명을 덧붙였다.

대학에서 한의약 한문을 강의하면서 동양의학의 기초에 대해 체계적으로 설명한 적절한 교재가 없어 고민하던 끝에 새내기 학생들에 초점을 맞춰 집필했음을 밝힌다.

이 책의 구성은 동양의학의 기초를 형성하는 한의(약)학개론, 진단학, 본초학, 포제학, 방제학에 등장하는 기초용어를 소개하는 데 중점을 뒀다. 동양의학 공부를 시작하는 새내기 대학생들이 흥미를 잃지 않고 체계적으로 접근할 수 있도록 가능한 범위에서 그림을 삽입하여 이해에 도움이 되도록 했다.

아울러 수많은 자료들 중에서 한 학기 수업에 적절한 분량으로 발췌하여 소개하고자 좀 더 풍부한 내용을 싣지 못한 점이 아쉽지만, 향후 좀 더 완성도 높은 책이 될 수 있도록 끊임없이 노력할 것을 독자들께 약속드린다.

이 책이 동양의학에 진입하는 학생들에게 작은 도움이라도 될 수 있기를 바라면서 이 책을 흔쾌히 출간해 주신 문운당 이성범 사장님 이하 관계자 여러분께 감사의 뜻을 전합니다. 특히 경험을 통해 사진의 중요성을 역설해 주신 문운당 임광수 부장님, 최고의 완성도를 위해 마지막 순간까지 최선을 다해주신 주옥경 편집국장님 이하 관계자 여러분께 감사의 뜻을 전합니다.

2022. 1.

저자 신동원·정대기

목 차

一. 한문(漢文)의 기초

二. 한자부수표

三. 한의학개론

四. 한의 진단학

五. 본초학

六. 포제학

七. 방제학

一

한문(漢文)의 기초

1 한자(漢字)의 정의

표의문자(表意文字 : 뜻을 단위로 만들어진 글자)의 대표적 사례인 한자는 중국의 한족(漢族)이 그들의 말을 표기하기 위하여 만들어낸 글자이다. 그런데 한자는 표어문자(表語文字)라고 불리기도 하는데 이는 '단어를 표기하는 문자'라는 뜻이다. 왜냐하면 중국어의 대부분 단어가 한 음절로 되어 있는 이른바 단음절어(單音節語)이기 때문이다. 즉, 한자는 한 글자가 곧 한 음절이자 한 단어라고 할 수 있다.

2 한자의 부수

한자(漢字)의 부수는 한자를 형성하는 한 부분이다. 대부분의 한문 한 글자에는 글자의 형태를 이루는 부분과 뜻을 이루는 부분으로 구성되어 있다. 한자를 부수별로 가장 체계적으로 분류한 책은 중국 한(漢)나라 때 허신(許愼)이 저술한《설문해자(說文解字)》로 계통별로 540개의 부수(部首)를 분류해 당시의 한자 9,353자를 체계적으로 분류했다. 현재의 한자는 청(淸)나라 강희제가 새롭게 체계를 잡아 총 1획부터 17획까지 214개 부수 47,000여개의 글자로 이루어져 있다. 214개의 부수를 자원(字源)별로 구분해 보면 다음과 같다.

상형자(象形字) : 149자, 형상을 본뜬 것
지사자(指事字) : 17자, 추상적인 상징의 약속
회의자(會意字) : 21자, 의미끼리의 결합
형성자(形聲字) : 27자, 의미와 발음의 결합

이와 같이 부수는 한자의 핵심으로 한문을 배우고자 하는 사람들에게는 부수를 반복해서 읽고, 직접 써 보는 것만이 올바른 지름길이라 할 수 있다.

二

한자부수표

1 한자부수표(漢字部首表) (214字)

一	丨	丶	丿	乙	亅	二	亠	人(亻)	儿	入	八
①한일	뚫을곤	점주	삐침별	새을	갈고리궐	②두이	돼지해머리두	사람인	어진사람인	들입	여덟팔
冂	冖	冫	几	凵	刀(刂)	力	勹	匕	匚	匸	十
멀경	민갓머리멱	이수	안석궤	위터진입구	칼도	힘력	쌀포	비수비	터진입구방	감출혜	열십
卜	卩(㔾)	厂	厶	又	口	囗	土	士	夂	夊	夕
점복	병부절	기슭엄	사사사	또우	③입구	큰입구국	흙토	선비사	뒤져올치	천천히걸을쇠	저녁석
大	女	子	宀	寸	小	尢(兀)	尸	屮	山	巛(川)	工
큰대	계집녀	아들자	갓머리면	마디촌	작을소	절름발이왕	주검시	풀철	뫼산	개미허리천	장인공
己	巾	干	幺	广	廴	廾	弋	弓	彐(彑)	彡	彳
몸기	수건건	방패간	작을요	엄호엄	민책받침인	밑스물입공	주살익	활궁	터진가로왈	터럭삼	두인변척
心(忄)	戈	戶	手(扌)	支	攴(攵)	文	斗	斤	方	无(旡)	日
④마음심	창과	지게호	손수	지탱할지	둥글월문	글월문	말두	날근	모방	이미기무	날일
曰	月	木	欠	止	歹(歺)	殳	毋	比	毛	氏	气
가로왈	달월	나무목	하품흠	그칠지	죽을사	갖은둥글월문	말무	견줄비	터럭모	각씨씨	기운기
水(氵)	火(灬)	爪(爫)	父	爻	爿	片	牙	牛(牜)	犬(犭)	玄	玉(王)
물수	불화	손톱조	아비부	점괘효	장수장	조각편	어금니아	소우	개견	⑤검을현	구슬옥

瓜	瓦	甘	生	用	田	疋	疒	癶	白	皮	皿
오이과	기와와	달감	날생	쓸용	밭전	필필	병질안역	필발	흰백	가죽피	그릇명
目	矛	矢	石	示(礻)	内	禾	穴	立	竹	米	糸
눈목	창모	화살시	돌석	보일시	발자국유	벼화	구멍혈	설립	⑥대죽	쌀미	실사
缶	网(罒)	羊	羽	老(耂)	而	耒	耳	聿	肉(月)	臣	自
장군부	그물망	양양	깃우	늙을로	말이을이	쟁기뢰	귀이	오직율	고기육	신하신	스스로 자
至	臼	舌	舛	舟	艮	色	艸(艹)	虍	虫	血	行
이를지	절구구	혀설	어길천	배주	머무를간	빛색	풀초	범호	벌레충	피혈	다닐행
衣(衤)	襾(西)	見	角	言	谷	豆	豕	豸	貝	赤	走
옷의	덮을아	⑦볼견	뿔각	말씀언	골곡	콩두	돼지시	갖은돼지 시	조개패	붉을적	달아날 주
足	身	車	辛	辰	辵(辶)	邑(阝)	酉	釆(釆)	里	金	長(镸)
발족	몸신	수레거	매울신	별진	책받침착	고을읍	닭유	분별할채	마을리	⑧쇠금	길장
門	阜(阝)	隶	隹	雨	青	非	面	革	韋	韭	音
문문	언덕부	미칠이	새추	비우	푸를청	아닐비	⑨낯면	가죽혁	가죽위	부추구	소리음
頁	風	飛	食(飠)	首	香	馬	骨	高	髟	鬥	鬯
머리혈	바람풍	날비	밥식	머리수	향기향	(10)말마	뼈골	높을고	터럭발 표	싸울투	술창
鬲	鬼	魚	鳥	鹵	鹿	麥	麻	黃	黍	黑	黹
솥력	귀신귀	(11)고기 어	새조	소금밭로	사슴록	보리맥	삼마	(12)누를 황	기장서	검을흑	바느질 할치
黽	鼎	鼓	鼠	鼻	齊	齒	龍	龜	龠	□	□
(13)맹꽁 이맹	솥정	북고	쥐서	(14)코비	가지런할 제	(15)이ㅊ	(16)용룡	거북귀(구)	(17)피리 약		

2 기본 부수 해설(214字)

번호	부수	도해	명칭	자원해설(字源解說)
01	□	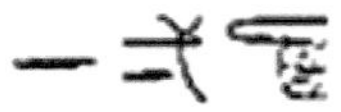	한 일	손가락 하나 또는 선 하나를 가로 그어 수효의 '하나'를 가리킴 / 나무 막대기 '하나'를 땅에 뉘어 놓은 형상, 만물의 형상, 최초의 숫자로 천지가 하나로 합쳐져 온통 하나인 상태를 나타낸다. '하나,' '모이다'
02	丨	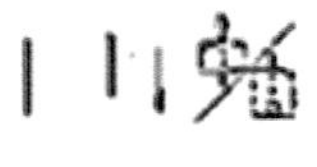	뚫을 곤	위에서 내리그어 '뚫음'을 가리킴 / 어떤 물체나 지역을 상하로 관통(貫通)하고 있음을 표시 사물을 뚫어 통함을 뜻하게 만든 글자. '뚫다' '이루다'
03	丶	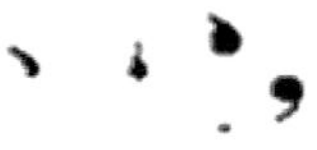	불똥 주 점 주	떨어져 나간 '불똥' 같은 물체를 나타냄 / 등잔 속의 심지 불을 나타냄 정확한 뜻은 불꽃이다. '점' '찍다'
04	丿	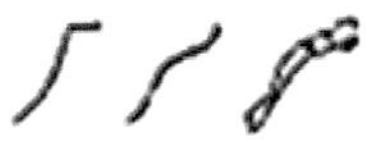	삐침 별	오늘쪽에서 왼쪽으로 '삐치면서' 당기는 모양을 나타냄 / 칼날이 오른쪽에서 왼쪽으로 비스듬히 삐쳤다고 해서 붙인 이름이다. '다스리다' '베다'
05	乙	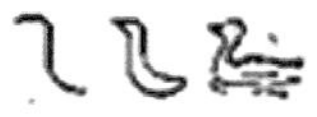	새 을	새의 굽은 앞가슴 또는 초목의 새싹이 구부려져 나오는 모양 / 새, 특히 오리가 호수 위에 앉아 있는 모양과 흡사하다 해서 '구부러지다' '새'
06	亅	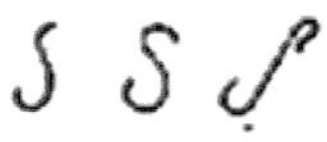	갈고리 궐	갈고리가 매달린 모양을 본뜸 / 낚싯바늘 갈고리모양 단독으로 쓰이지 않고 '도구' '수단'의 뜻
07	二	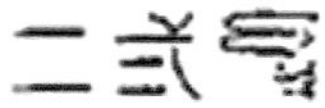	두 이	두 손가락 또는 두 선을 그어 '둘' 또는 '거듭' 등을 가리킴 / 숫자 둘, 하늘과 땅
08	亠	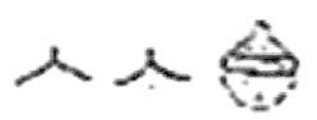	머리 두 돼지해밑 두	가로선(−)위에 꼭지점(')을 찍어 '머리' 부분이나 '위'를 나타냄 / 높게 지은 집의 지붕을 나타낸다. '높다' '높은위치'의 뜻 그래서 뜻은 '지붕'의 뜻이지만 오늘날은 '머리두'로 사용하고 있다.
09	人 (亻)	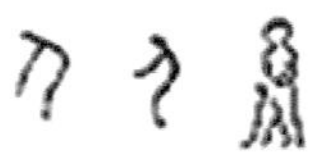	사람 인	人은 사람이 다리를 내딛고 서있는 모양을 그린 전형적인 상형문자이다.
10	儿	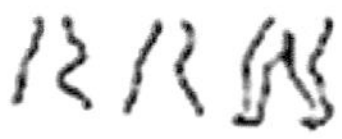	어진사람 인	사람이 걷고 있는 모양에서 나온 글자 사람인과 혼동될 우려로 어진사람으로 불림. '어질다' '사람'

번호	부수	도해	명칭	자원해설(字源解說)
11	入		들 입	뾰족한 윗부분이 물체쪽으로 들어갈 때 갈라진 아래 부분도 뒤따라서 '듦'을 가리킴 / 튼튼한 뿌리가 땅 속을 향해 힘차게 뻗어 가는 형상. 즉 이 글자는 상형문자이기도 하면서 들어간다는 의미의 지사문자로도 사용되고 있다. '들어가다' '넣다'
12	八	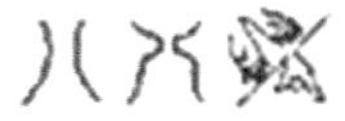	여덟 팔	두 손의 손가락을 네 가지씩 펴 서로 등지게 한 모양에서 '여덟'을 가리킴 / 八은 어떤 사물이 서로 등지고 나누어지는 모양을 의미. 본디 뜻은 '등을 돌리다' 또는 '배치되다'의 의미로 사용되었으며, 아울러 '나누다, 분리되다'의 뜻도 가지게 되었다.
13	冂	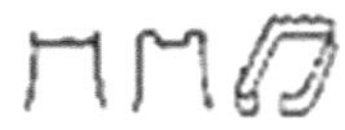	멀 경	'멀리' 둘러싸고 있는 나라의 '경계' 또는 성곽을 나타냄 / 좌우에 있는 두 선은 넓은 공간. 즉 광활한 땅을 말하며, 위의 가로지른 선은 그 공간의 끝을 가리킨다. '멀다'라는 의미이다.
14	冖	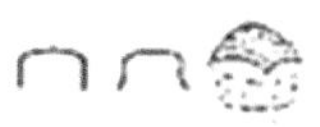	덮을 멱 (민갓머리)	천이나 보자기 등으로 어떤 물건을 덮고 있는 모습. '덮다'
15	冫	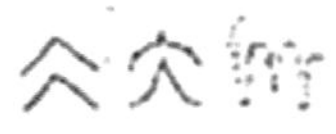	얼음 빙 (이수변)	'얼음'의 결 또는 고드름 모양을 본뜸(氷은 얼음 빙의 본 자) / 얼음에 나 있는 금을 묘사하여 나타낸 글자. '얼음' '차갑다'
16	几	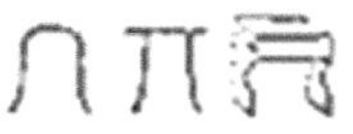	안석 궤 책상 궤	옛날 선비들의 필수품 중 나지막하면서도 길다란 상 모양에서 연유하여 일명 '선비상' '앉은뱅이 상'이라고도 한 것이다 또한 이 단어를 '안석궤'라고도 읽는다.
17	凵	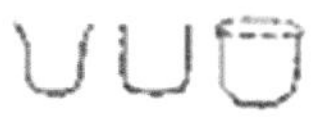	그릇 감 입벌릴 감 위튼입구	물건을 담을 수 있도록 '위가 터진 그릇'의 모양을 본뜸 / 함정 : 땅을 깊이 파 놓고 그 위에 나뭇가지로 풀더미로 덮어 위장해 놓은 것의 모습 따라서 거의 '가둔다'는 의미를 지니고 있다.
18	刀 (刂)	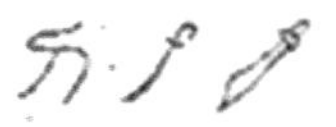	칼 도 선칼 도	영락없는 칼의 모양 '권력' '베다' '자르다'의 뜻
19	力	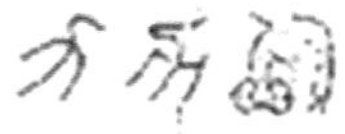	힘 력	힘쓸 때 팔이나 어깨쪽에 생기는 '힘살'의 모양을 본 뜸 / 울퉁불퉁한 팔뚝 '근육'을 상징. 그래서 본래 '力'은 근육이었다. '힘' '능력'
20	勹		쌀 포	사람의 몸을 구부려 두 팔로 무엇을 에워싸 품고 있는 모양을 본떠 '싸다'의 뜻 / 아기를 가진 임산부의 배를 본떠 만든 글자. 엄마가 아기를 가졌다는 것은 태아로 보아서는 따뜻한 엄마의 배에 둘러싸여 보호받고 있는 셈이다. 본디 뜻은 '싸다' '감싸다'

번호	부수	도해	명칭	자원해설(字源解說)
21	匕	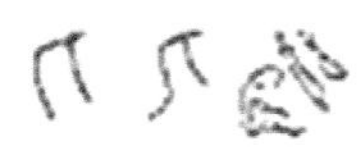	비수 비	밥을 뜨는 숟가락이나 고기를 베는 비수의 모양을 본뜸 / 작고 예리한 칼의 모양 '칼' '권력'
22	匚	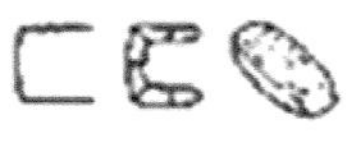	상자 방 (터진입구변)	통나무를 파서 만든 '홈통' 또는 '모진상자' 모양을 본뜸 / 광주리의 옆모양을 본떠서 만듦. 광주리는 보통 물건을 담을 때 사용한다는 의미에서 상자라는 의미로 해석이 된다
23	匸	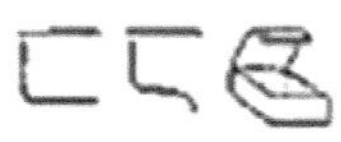	감출 혜 (터진에운담)	몸이나 귀중한 물건을 숨기고 나서도 안심이 안 되어 그 위에다 뚜껑을 덮은 모양 즉 모두 '숨기다. 감추다'라는 뜻과 관계가 깊다
24	十		열 십	다섯 손가락씩 있는 두 손을 엇걸어 '열'을 나타냄 / 동서(一)남북(丨)이 만나 중앙을 이뤄 모두 갖추다. '여러방면' '많다'
25	卜	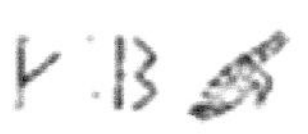	점 복	(卜) 자의 모양을 보면 세로의 직선 옆에 가로로 또 하나의 선이 나 있다. 이는 점쟁이가 점을 볼 때 거북의 등이 갈라져 있는 상태를 본떠 '점' '점괘'
26	卩 (㔾)	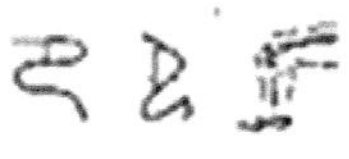	병부 절 마디 절	사람의 구부러진 '무릎마디' 모양을 본뜬 글자 '節'(마디절)의 옛 글자 / 국방관리가 지니는 신분증 '벼슬' '무릎꿇다' '굴복하다'
27	厂	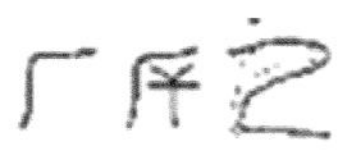	굴바위 엄 민엄호 엄	산기슭에 바위가 옆으로 삐져나온 모양을 본뜸 '굴바위' '언덕'의 뜻 / '절벽 또는 바위 동굴의 모습이다. '덮다' '장소'
28	厶	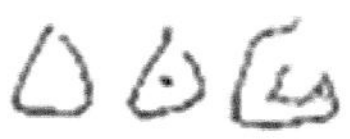	마늘 모 사사 사	자신의 소유물을 팔로 감싸고 있는 모습 / 마늘 한통에 있는 여러개의 마늘쪽의 모습 '사사로움' '많다'
29	又	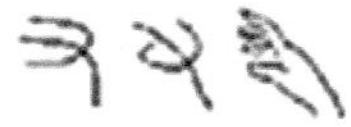	또 우	오른손 모양을 본뜬 글자. 오른손이 자주 쓰인다 하여 '또' '다시'의 뜻 / '손' '다스리다' '들어오다'
30	口	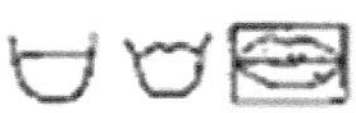	입 구	벌려진 사람의 입 모양을 본뜬 글자. '먹다' '말하다'
31	囗	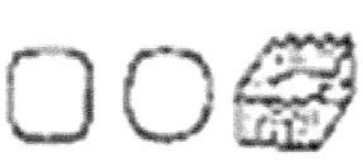	큰입 구 에울 위	성벽처럼 사방을 빙 두른 모양을 본뜬 글자로 '두르다'는 의미를 지님. 부수의 활용은 주로 '둘러싸다', '에워싸다'는 의미나 '나라' 등의 의미로 활용됨. 부수 명칭은 '口(입구)'에 비해 크기가 커서 통칭 '큰입구'로 불리거나 에워싸고 있는 모양으로 인해 '에워쌀위'라고도 불림.
32	土	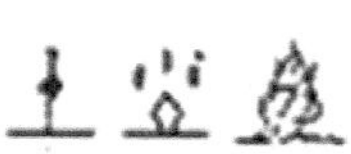	흙 토	'二'의 모양에서 위쪽의 '一'은 땅 표면을 의미하고, 아래의 '一'은 땅 속을 의미하며, 가운데 'ㅣ'는 땅 속에서 싹이 터 지표를 뚫고 올라오는 식물을 의미함. 곧 식물의 생육(生育)을 의미하는 '흙'의 의미로 사용됨.

번호	부수	도해	명칭	자원해설(字源解說)
33	士	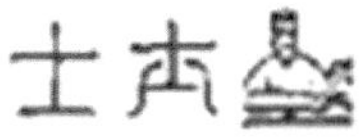	선비 사	一 과 十 이 합쳐져서 이루어진 글자 선비는 '하나부터 열까지'다 아는 존재로 여김 / 하나를 들으면 열을 아는 사람
34	夂	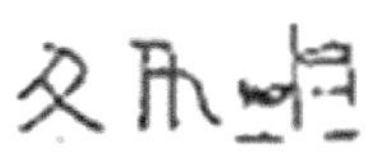	뒤져올 치	발을 가리키는 止를 거꾸로 한 글자로 머뭇거려서(止) 뒤쳐짐을 가리킴 / 다른 사람보다 뒤쳐져서 걸어가는 모양을 본뜬 글자. '이동하다' '뒤따라오다'
35	夊	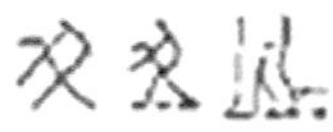	천천히걸을 쇠	발을 질질 끌며 걷는다하여 오른쪽 방향의 획은 지팡이 같은 것을 끌어 걸음이 더디다는 뜻
36	夕	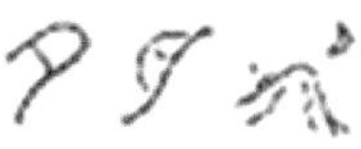	저녁 석	저무는 하늘에 희게 뜬 반달 모양을 본떠 저녁을 가리킴 / 月(달 월)에서 한 획을 줄여서 달이 뜨려고 할 무렵 '저녁'
37	大	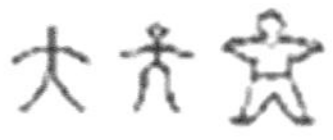	큰 대	두 팔과 두 다리를 활짝 펴고 서 있는 사람을 정면에서 본 모습이다 '사람' '크다'
38	女	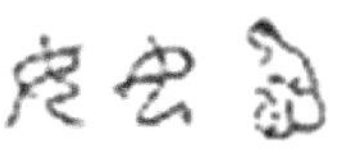	여자녀 (여)	여자가 무릎을 굽히고 두 손을 가지런하게 무릎 위에 올리고 있는 모양
39	子	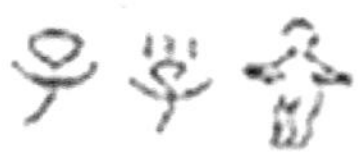	아들 자	양팔을 벌린 '어린아이'의 모양을 본뜸 / 발이 하나로 표현된 것은 강보에 싸인 어린아이 모양 '아이' '새끼'
40	宀	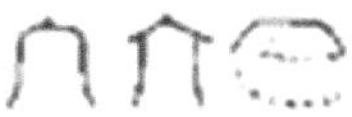	집 면 갓머리 면	'움집'의 위를 덮어씌운 모양을 본뜸 / 초가집 지붕을 보고 만든 글자
41	寸	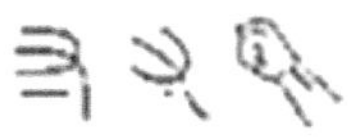	마디 촌	본래 손을 의미하는 '又(우)'와 손목에서 뛰는 맥박의 의미인 '丶'이 합쳐진 글자 / 손목과 맥박이 뛰는 위치까지의 '한치'의 거리, 곧 손가락 하나 정도를 끼울 수 있는 거리를 의미
42	小	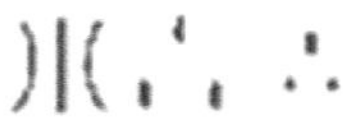	작을 소	점(丶) 셋으로 물건의 작은 모양을 나타냄 / 가운데서 반으로 나누었다는 뜻 / 반으로 나누었으므로 '작다'
43	尢 (兀尣)	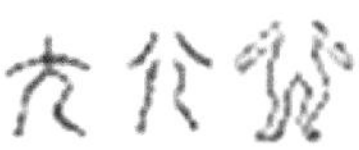	절름발이 왕	한 쪽 정강이가 굽은 사람의 모양을 본뜬 글자. '절름발이' 자체를 의미하기도 하나 어려움을 의미하는 경우도 있음
44	尸	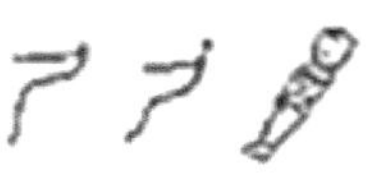	주검 시	머리가 엎어져 있고 등이 굽었거나 하여 죽은 사람의 굳어진 몸을 나타낸 주검의 의미. 부수의 활용은 주로 신체의 부위를 나타내거나 가옥(家屋) 등과 관련된 의미로도 활용됨
45	屮	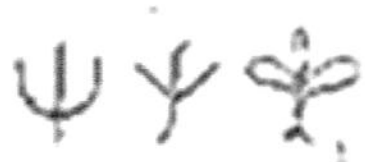	풀싹 철 싹날 철	초목에 싹이 파릇파릇 올라오는 '풀'의 모습에서 따온 글자로 싹이 나다는 의미로 사용된다.

번호	부수	도해	명칭	자원해설(字源解說)
46	山	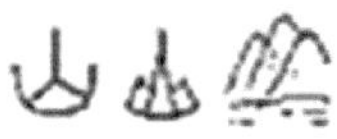	뫼 산	'山'은 산의 산봉우리를 보고 만든 글자
47	川 (巛)	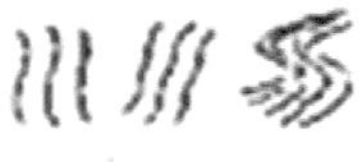	내 천 개미허리 천	흐르는 물의 모습에서 따 온 글자
48	工	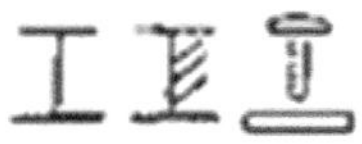	장인 공	'工'의 뜻은 '도구' '연장' '공구'의 뜻 이었다. 공구는 기능공 즉 장인들이 가지고 다녔으므로 우리는 '장인공'이라고 읽게 되었다. 수평과 수직을 재는 자 또는 곱자의 모양을 본뜬 글자. '만들다' '장인'
49	己	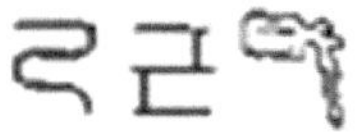	몸 기	사람의 척추 마디의 모양을 나타내어 '몸' 또는 '자기'를 뜻 / 사람이 허리를 구부리고 있는 모양 '몸'
50	巾	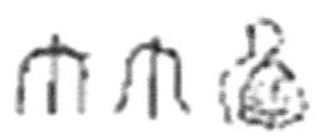	수건 건	수건을 몸에 걸친 모양 / '巾'은 수건을 늘어뜨린 모양이다. '천' '깃발' '재물'.
51	干	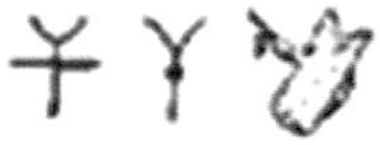	방패 간	방패의 모양을 본 뜬 글자방패를 창이나 화살이 뚫음을 가리켜 '범하다' '막다' '면적이 넓다'
52	幺	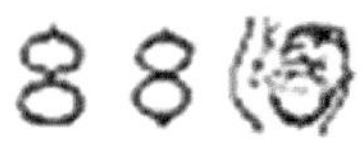	작을 요	아기가 갓 태어날 때의 모양을 본떠 '작다' '어리다'의 뜻 / 여러 종류의 실에서 나온 글자다. 한 가닥의 실보다도 못하다는 뜻으로 작고 가늘다는 뜻이 된다.
53	广	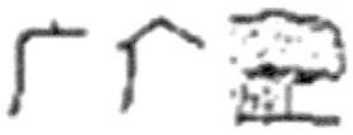	집 엄	언덕이나 바위를 지붕삼아 지은 '바위집' 또는 '돌집'의 모양을 본뜸 / 厂은 언덕을 의미하고 广은 언덕에 의지하여 지은 집을 의미한다. 이때 점은 집의 위치를 나타낸다. '장소' '덮다'
54	廴	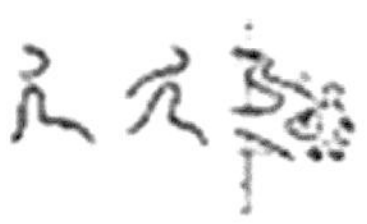	길게 걸을 인 (민책받침)	천천히 걷는다는 의미인 '두인변'에서 아래로 내려 그은 획을 더 늘린 글자로 본 의미는 '발을 길게 끌면서 걷는다'는 의미를 지닌 '인'자임. 부수의 활용도 '가다', '발을 길게 떼어놓다' 등의 의미로 활용됨. 부수 명칭은 '책받침'과 대비하여 '민책받침'으로 불림.
55	廾	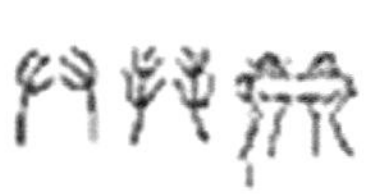	맞잡을 공 들 공	두 손으로 마주잡아 받들어 올리는 모양을 본떠 '손 맞잡다', '팔장끼다'의 뜻 / 왼손과 오른손을 서로 마주 보게 하여 들고 있는 모양. '두 손'의 의미로 사용된다.
56	弋	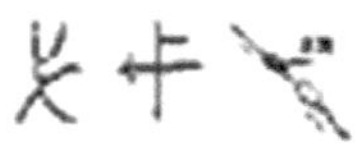	주살 익	표지를 '푯말'에 덧댄 모양, 또는 주살(줄 달린 화살)의 모양을 본뜸 / 주살이란 옛날에 활을 사용하여 새를 잡아 화살이 멀리 달아나지 못하도록 끝에 실을 매달아 사용한 것

번호	부수	도해	명칭	자원해설(字源解說)
57	弓	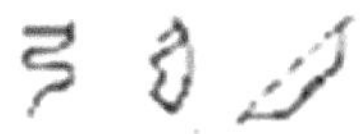	활 궁	'弓'은 활을 세워놓은 모양에서 나온 글자다. '활' '권력'
58	彐 (彑, 彑)	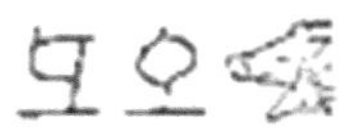	돼지머리 계 (터진가로왈)	돼지머리 또는 고슴도치 머리의 뾰족한 모양을 본뜬 글자. 부수 명칭은 '가로왈[曰]'의 왼쪽 내려그은 획을 뺀 것과 유사하여 '터진가로 왈' 혹은 '튼가로 왈'로도 불림.
59	彡	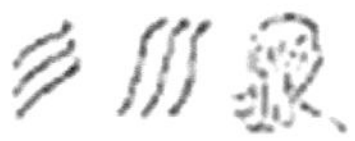	터럭 삼 삐친석 삼	머리털이 보기 좋게 자란 모양을 본뜸 / '털' '모양' '빛' '그림자'
60	彳	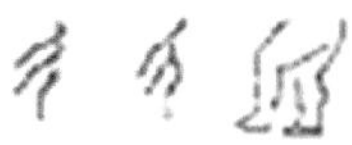	자축거릴 척 천천히걸을 척	넓적다리와 정강이, 발 부분까지 표현하여 처음 걷기 시작함을 의미로 '자축거리다'의 뜻/(중인변)
61	心 (忄, ⺗)	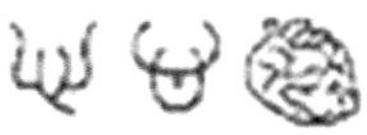	마음 심	마음의 바탕이 되는 심장을 본 떠 만든 글자 이 마음심이 왼쪽에 붙으면 '(忄)' 밑에 붙으면 '(⺗)'으로 씀
62	戈	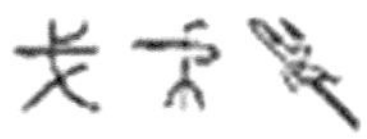	창 과	손잡이가 달린 긴 자루 끝에 갈고리 모양의 칼날을 붙인 '창'의 모양을 본뜬 글자 '무기' '권력' '지키다'
63	戶	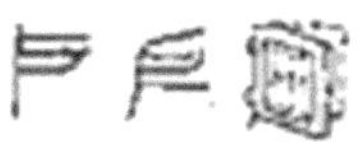	지게 호 문 호 집 호	사전에서 찾아보면 '戶'를 '지게호'라고 하는데 이는 '지게문'의 준말로 마루에서 방으로 들어가는 조그마한 문을 말한다. '문' '집'
64	手 (扌)	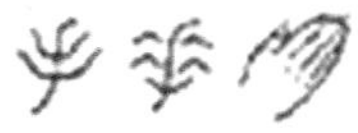	손 수 (재방변)	다섯 손가락을 펼치고 있는 손의 모양을 본뜬 글자
65	支	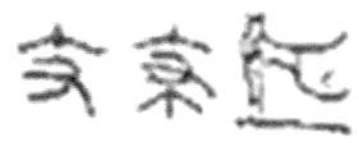	지탱할 지	대나무 가지를 손으로 잡고 버틴다 하여 '지탱하다'
66	攴 (攵)	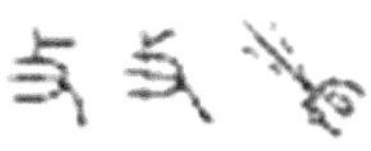	칠 복	오른손에 어떤 물체 곧 도구를 들고 '똑똑 두드리다' 또는 '치다'의 뜻이 있는 모습. '두드리다' '치다'
67	文	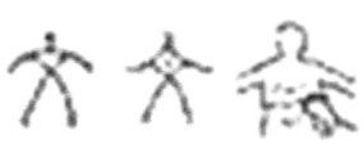	글월 문	사람 몸에 그린 '무늬' 모양 또는 획을 이리 저리 그어 된 '글자' 모양을 본뜸 / 사람의 머리로 음양이 교차하는 모양을 나타내어 널리 '글월'을 뜻한 부수 글자.
68	斗	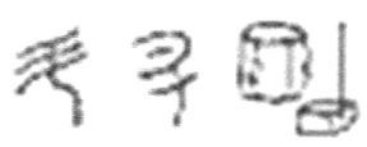	말 두	용량을 헤아리는 '말'의 모양을 본뜸 / 액체의 용량을 재거나 퍼낼 때 쓰는 도구인 국자 모양을 본뜬 글자로, 부수의 활용은 주로 양을 '재다', '따르다' 등으로 활용

번호	부수	도해	명칭	자원해설(字源解說)
69	斤	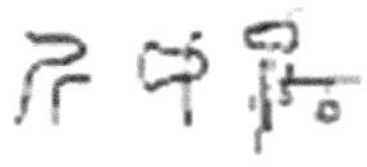	무게 근 도끼 근	작은 도끼의 모습
70	方	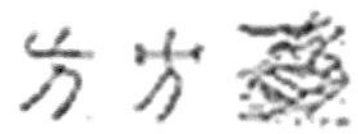	모 방 방향 방	두 척의 배를 붙인 모양이 '모남'을 나타냄. 쟁기의 보금이 나아가는 '방향'을 가리킴 / '方'을 모방이라고 읽는다. '모란' 모서리, 곧 가장자리다.
71	无 (旡)	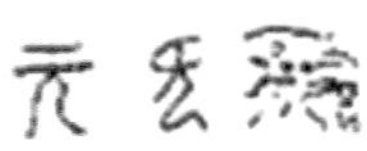	없을 무 이미 기	无는 우뚝 울의 왼쪽 획이 치뚫고 허공까지 통하니 그 위가 없다는 뜻 / 無의 옛날 글자로서 처음이 허공까지 두루 통하니 더 이상은 '없다'는 뜻의 부수 글자
72	日	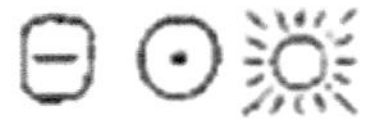	해 일	태양의 모양을 본뜬 글자로, 부수의 의미도 '태양', '명암', '시간', '날씨' 등의 의미로 활용됨
73	曰	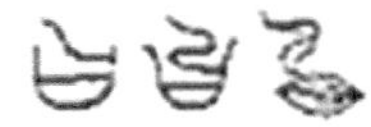	가로 왈	사람이 말을 하면 입으로부터 입김이 흘러나가면서 말이 됨을 가리킴. / '말하다' '힘쓰다'
74	月 (肉)	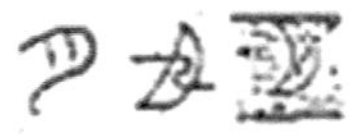	달 월	초승달의 모양을 본뜬 글자로 항상 차있는 해[日]와 구별해서 차고 기우는 달의 형상을 본따서 만듦. 부수의 의미는 '달'이나 '시기' '시간' 등의 의미로 활용되고, '肉(육:고기)'의 변형인 '月'은 '육달월'의 명칭으로 사용하는데, '달월'과 구별해야 함.
75	木	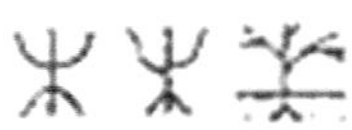	나무 목	나무의 전체 모양을 본뜬 글자로, 나무의 줄기에 가지와 뿌리를 다 표현함. 부수의 의미는 나무의 '종류, 부유, 물건, 상태' 등과 관련된 의미로 활용됨
76	欠	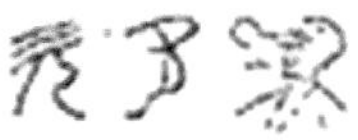	하품 흠	사람이 앉아서 입을 벌리고 하픔하고 있는 모습. 입에서 입김이 나오는 모양을 강조한 글자로 부수의 의미도 '입을 벌리다'
77	止	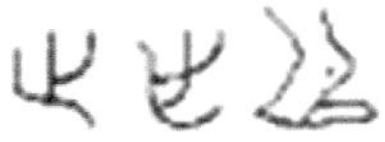	그칠 지	사람이 멈추어 선 발목 아래의 모양을 본뜸 / '止'은 '발'이라는 의미보다 '정지하다'는 뜻으로 자주 사용하게 되어 오늘날 '그칠 지'로 사용하게 되었다. '멈추다' '이동하다'
78	歹 (歺)	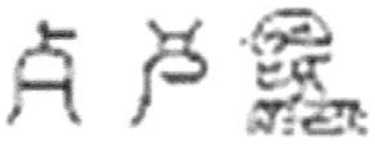	뼈 앙상할 알 죽을 사	살을 발라내고 남은 뼈의 모습이다.
79	殳	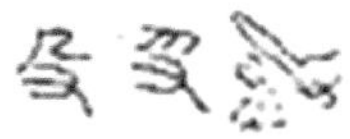	창 수 칠 수	오른손[又]과 몽둥이의 결합으로 손으로 몽둥이를 들고 '치다' '때리다', '부수다' '날 없는 창' 등의 의미로 사용됨

번호	부수	도해	명칭	자원해설(字源解說)
80	毋	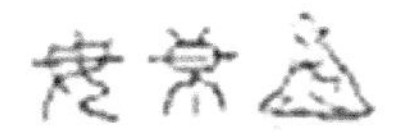	말 무	女(여자녀)에 (丨)을 더한 글자이다. 정숙하고 얌전한 여자가 함부로 행동하지 못하게 함을 나타내어 '금지' '말다' '없다' 뜻.
81	比	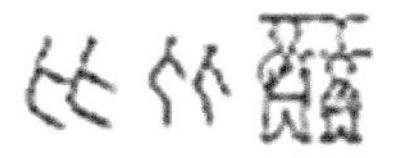	견줄 비	두 사람을 '나란히' 세워놓고 비교해보는 모양을 본떠 '견주어보다'의 의미를 만들어냄
82	毛	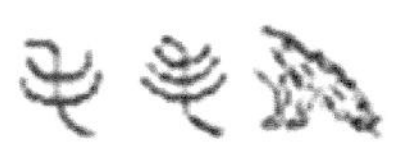	털 모	새의 깃털이나 짐승의 털이 위로 향해있는 모양을 본뜬 글자로, 짐승들의 털을 의미함. 부수의 의미 역시 '털'이나 '털로 만든 물건' 등과 관련된 의미로 활용됨
83	氏	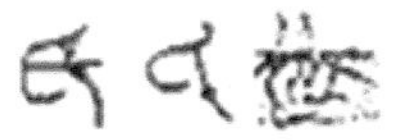	성씨 씨 각시 씨	나무뿌리가 뻗어가다가 지상에 삐져나와 퍼진 모양을 본떠 '성씨'의 뜻을 나타냄. '씨족' '나무뿌리'
84	气	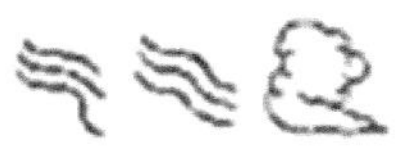	기운 기	땅에서 아지랑이나 수증기 같은 기운이 위로 솟아오르는 모양
85	水 (氵,氺)	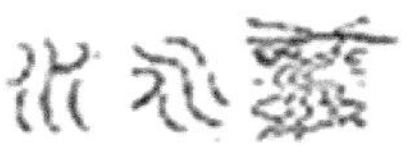	물 수	글자 모양 가운데의 물줄기와 양쪽의 흘러가는 물의 모습을 결합한 글자로, 부수의 의미도 충실하게 사용되어 '물', '강' 등의 이름이나 물과 관련된 상태나 동작 등과 관련한 의미로 활용됨
86	火 (灬)	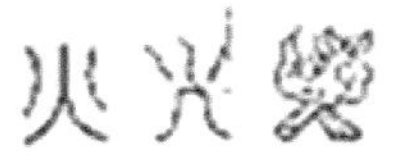	불 화	불이 세차게 타오르는 모습을 본뜬 글자로, 부수의 의미도 역시 불과 관련하여 '불의 성질이나 상태, 작용' 등과 관련된 의미로 활용됨. 부수의 위치가 발{아래쪽}에 사용되면 변형이 되고 '불화발'이라 불림
87	爪 (爫)	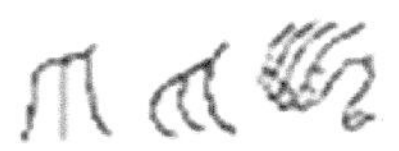	손톱 조	물건을 긁어 당기는 '손톱' 모양을 본뜸 / 독수리의 발톱의 모양 / 새의 발톱이나 사람의 손톱은 기능이 같았으므로 후에 와서는 사람의 '손톱'으로까지 사용하게 되어 현재는 '손톱'이라는 의미로 사용하고 있다.
88	父	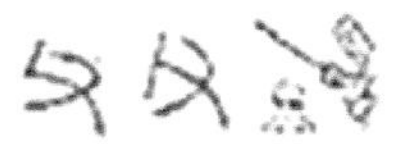	아비 부	전통적인 아버지의 엄한 모습. 손에 회초리를 들어 아들을 가르치고 있는 모양
89	爻	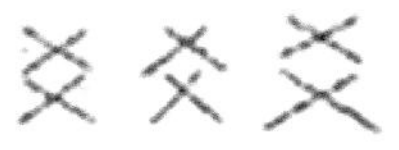	점괘 효 사귈 효	나뭇가지를 서로 엇갈리게 놓은 모양으로 점을 칠 때 사용하는 점괘의 의미로 사용되는 글자 '수효' '사귀다'
90	爿	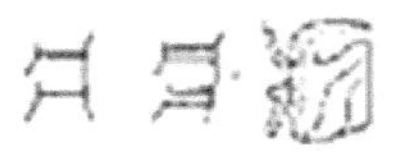	나무조각 장 (장수장변)	나무를 반으로 쪼갰을 때의 왼쪽 조각 모양을 본뜬 글자. '나무 조각'
91	片	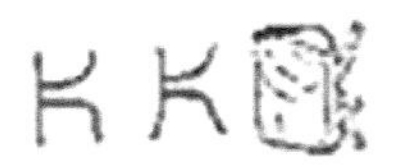	조각 편	나무를 반으로 쪼갰을 때의 오른쪽 조각 모양을 본뜬 글자. '조각' '쪼개다'

번호	부수	도해	명칭	자원해설(字源解說)
92	牙		어금니 아	입을 다물었을 때 위아래의 어금니가 서로 맞물린 모양
93	牛 (牜)	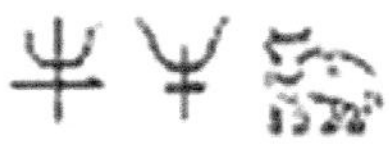	소 우	'牛'는 소를 위에서 바라본 뿔, 머리, 어깨, 꼬리 등의 모양을 본뜬 글자
94	犬 (犭)	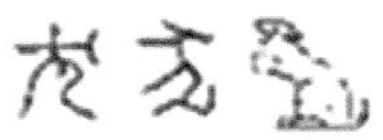	개 견 (개사슴록변)	개가 앞발을 들고 짖어대는 모양 / 개가 귀를 쫑긋 '丶' 세우고 옆으로 보고 있는 모양을 그린 글자.
95	玄	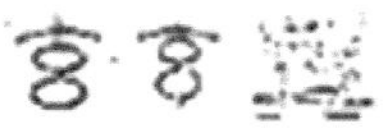	검을 현	'玄'의 본뜻은 '새그물의 한 올'이다 하지만 그물은 새들의 눈을 속여야 했으므로 주로 가늘고 검은 실로 만들었다. 그래서 '玄'은 '검다'라는 뜻을 가지게 되었다. 또한 물은 깊으면 검게 보인다. 검푸른 물은 깊은 물이다. 그래서 '玄'은 '깊고 그윽하다'의 뜻도 가지게 되었다.
96	玉 (王)	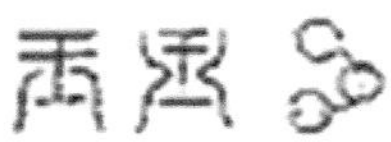	구슬 옥	"玉"은 세 개의 구슬이 실에 잘 꿰어져 있는 모습이다. 후에 王과 혼동을 피하기 위해 '丶'을 덧붙인 글자임.
97	瓜	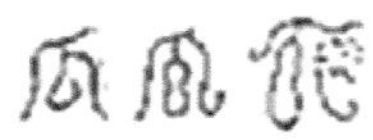	오이 과	바깥 쪽 부분은 '오이의 덩굴'을 의미하고, 안쪽 부분은 '구부러진 오이'를 본뜬 글자
98	瓦	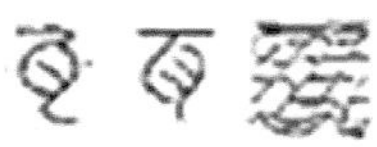	기와 와	집을 이은 기와가 서로 나란하게 연결되어 있는 모양을 본뜬 글자임. '도자기의 종류' '토기'
99	甘	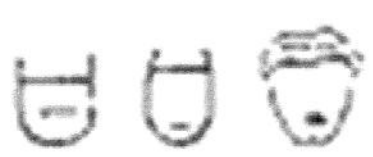	달 감	입안의 혀끝으로 '단맛'을 가려냄 / 입[口]과 입안에 들어있는 맛있는 것[一]을 합하여 입안에 단 맛을 느낄 수 있는 부위가 있다는 의미로 활용되어 '맛있다', '달다'는 의미를 나타냄.
100	生	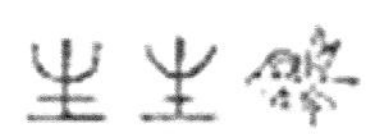	날 생	땅에서 초목이 솟아 나오는 모습을 본떴다. '나다' '살다'
101	用	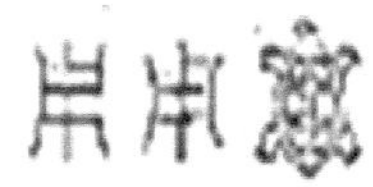	쓸 용	점을 친다는 의미의 '卜'과 맞다는 의미의 '中'을 합한 글자로, 점을 쳐서 맞으면 반드시 시행했다는 의미에서 '쓰다', '사용하다'는 의미로 활용됨.
102	田	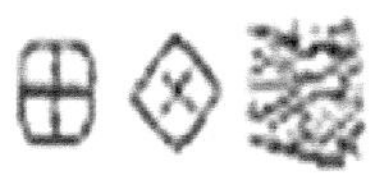	밭 전	논밭의 형태를 본뜬 글자

번호	부수	도해	명칭	자원해설(字源解說)
103	疋	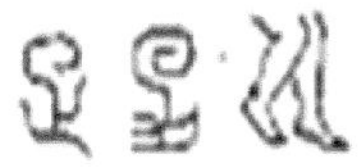	발 소 짝 필	몸의 다리를 본떠서 만든 글자이다. 무릎에서 발까지를 표현한 글자
104	疒	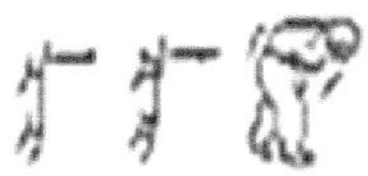	병들 녁 (병질엄 / 병들어기댈상)	병을 앓고 있는 사람이 어떤 물건에 몸을 기대고 있는 모양을 본뜬 글자
105	癶	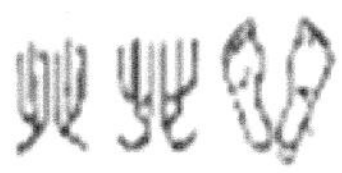	걸을 발 필발모리 발	사람이 두 발을 벌리고 걸어가는 모양에서 '걷다' '이동' '가다'의 의미. 왼발과 오른발이 서로 반대방향으로 놓은 것으로 보아 등지다의 뜻으로 쓰이기도 한다.
106	白	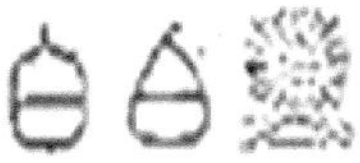	흰 백	해(日)에서 나오는 햇빛(丿)이 밝음에서 '희다'는 뜻으로 활용한다. '희다' '말하다'
107	皮	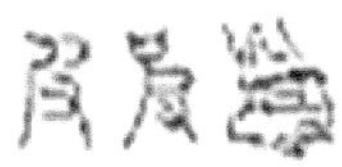	가죽 피	손으로 짐승의 가죽을 벗기는 모양을 본뜬 글자로, '가죽'이나 '가죽을 벗기다' 등의 의미로 사용됨
108	皿	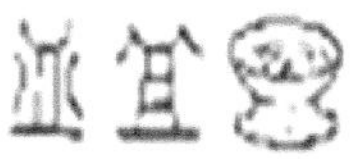	그릇 명	위가 넓고 받침이 있는 그릇 모양을 본뜬 글자이다.
109	目 (罒)	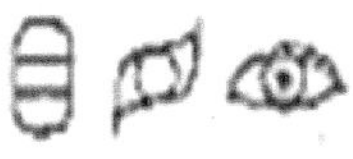	눈 목	사람의 눈의 모양을 세로로 세워 놓은 것. '눈', '보다'
110	矛	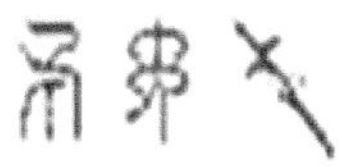	창 모	고대 전차에 꽂아 세워 놓은 장식이 달리고 긴자루 끝에 박은 '세모진 창'을 본뜬 글자
111	矢	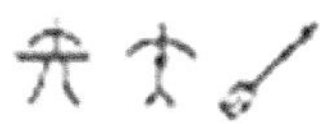	화살 시	화살의 모양을 본뜬 글자. 위쪽은 화살의 촉, 중간은 화살의 대, 아래는 화살의 날개 모양
112	石	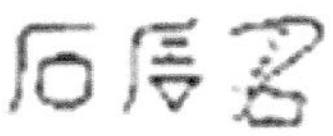	돌 석	언덕 아래에 굴러 떨어진 '돌맹이'의 모양
113	示 (礻)	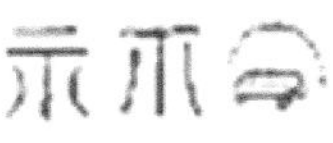	보일 시	제물(祭物)을 차려 놓은 제단의 모양을 본뜬 글자로 제물(祭物)을 신에게 보여 준다는 의미. '보임'
114	禸	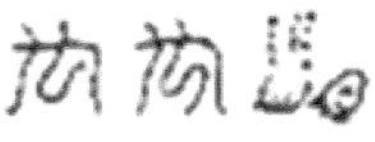	발자국 유	구부러져 둥그렇게 난 '짐승의 발자국' 모양을 본뜸 / 짐승의 몸통과 다리, 늘어진 꼬리를 본뜬 글자

번호	부수	도해	명칭	자원해설(字源解說)
115	禾	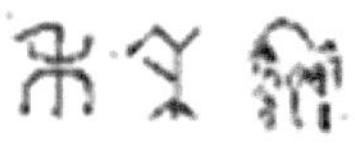	벼 화	벼가 자라 이삭이 고개를 드리운 모양을 본뜬 글자 '벼' '곡식'
116	穴	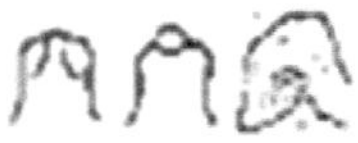	구멍 혈	집으로 삼을 수 있도록 파헤쳐진 굴 '구멍'의 뜻 / 집이 오래되어 좌우로 갈라진 구멍의 뜻
117	立	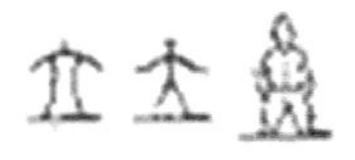	설 립	사람을 의미하는 큰대(大)와 땅을 의미한 일(一)을 합한 글자 사람이 땅 위에 서 있는 모습. '서다' '성공'
118	竹	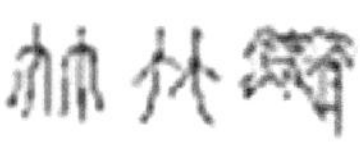	대 죽	두 개의 대나무 가지에 잎사귀가 아래로 늘어져 있는 모양. '대나무'
119	米		쌀 미	겉 껍질을 벗겨낸 '쌀알'의 모습
120	糸	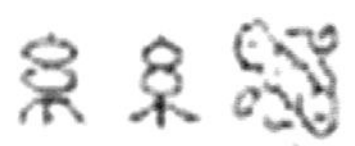	실 사	'가는 실'을 감은 실타래 모양을 본뜸 / 누에고치에서 나온 생사를 꼰 실타래의 모양을 본뜬 글자 '가늘다' '잇다' '다스리다'
121	缶	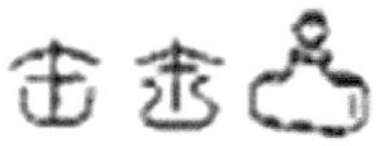	장군 부	물과 같은 액체를 담는 질그릇의 장군 모양(배가 불룩하고 입구가 좁은)을 본뜬 글자
122	网 (罒, 罓)	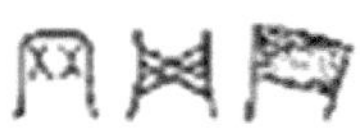	그물 망	그물의 벼리와 그물코의 모양을 본뜬 글자
123	羊	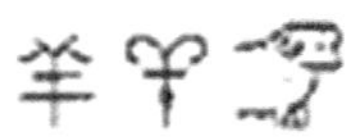	양 양	'양'의 두 뿔과 네발 및 꼬리 등의 모양을 본 뜸
124	羽	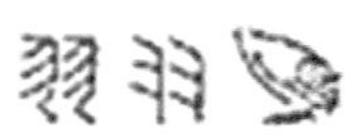	깃 우	새의 두 날개의 깃털 모양을 본뜬 글자
125	老 (耂)	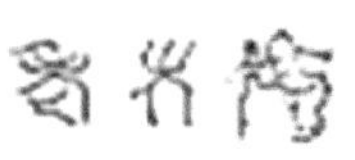	늙을 로	등이 구부정한 늙은 사람이 지팡이를 짚고 있는 모양을 본뜬 글자
126	而	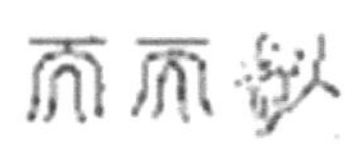	어조사 이 말이을 이	윗수염이 늘어진 모양. 수염 사이로 밀려 나온다하여 문장을 이을 때 어조사로 쓰인다.
127	耒	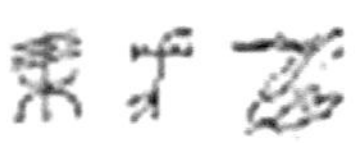	쟁기 뢰	잡초를 캐고 밭을 일구는 마무로 된 연장의 하나인 '쟁기'를 뜻함 / 나무들로 어지럽게 우거진 풀을 밀어낸다는 의미에서 '쟁기'라는 뜻을 지니게 되었다.

번호	부수	도해	명칭	자원해설(字源解說)
128	耳	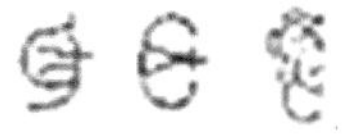	귀 이	사람의 한쪽 귀 모양을 본뜬 글자
129	聿	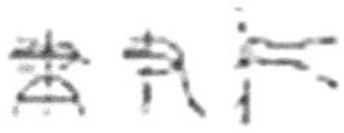	붓 율 오직 율	손으로 붓과 같은 필기구를 잡고 글을 쓰는 모양을 본뜬 글자
130	肉 (月)	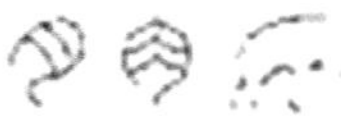	고기 육 육달 월	근육 및 그 단면의 모양을 본떠 '살' 또는 '몸'의 일부를 뜻 / 칼로 정연하게 잘라놓은 고깃덩어리의 모양 / 글자의 변에 사용될 땐 月과 구별해서 육달월이라 불린다.
131	臣	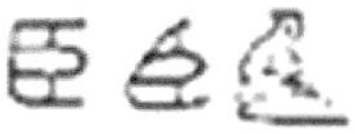	신하 신	임금 앞에서 몸을 꿇고 엎드린 '신하'의 모양을 본뜸
132	自		스스로 자	사람의 코 모양을 본 떠 만든 글자 / 코를 가리키면서 자기를 나타낸데서 '스스로'의 뜻.
133	至	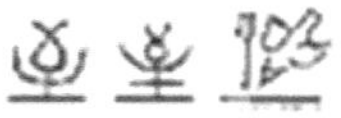	이를 지	새 또는 화살이 땅으로 내려와 이르는 것을 의미. '이르다'
134	臼		절구 구	절구에 쌀이 든 모양 / 곡물을 찧을 때 사용하는 절구의 모양을 본뜬 글자
135	舌		혀 설	혀 모양 전체를 본떠 만든 글자
136	舛	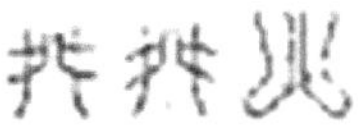	어그러질 천	왼쪽을 향한 발과 오른쪽을 향한 발이 각각 다른 방향으로 '어그러져' 있음을 나타냄. 사람이 서로 등지다의 뜻
137	舟	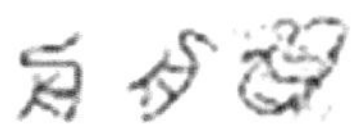	배 주	통나무를 파서 만든 '쪽배'의 모양을 본뜬 글자
138	艮	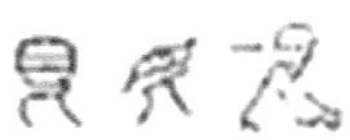	그칠 간 머무를 간	눈 알을 굴리고 상체를 돌리는 데에도 한도가 있다하여 '그치다'의 뜻 / 길을 가다 발을 멈추고 눈으로 응시하는 모습
139	色	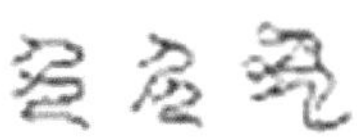	빛 색	사람의 마음과 안색은 일치한다는 데서 '안색' '빛깔'
140	艸 (艹)	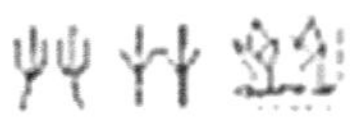	풀 초 초두머리	풀싹이 돋아나오는 모양을 본뜬 글자. '풀싹'

번호	부수	도해	명칭	자원해설(字源解說)
141	虍	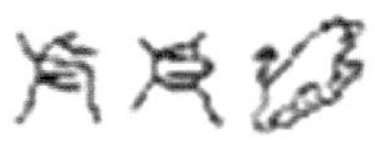	범 호 범의문채 호	얼룩무늬 호랑이 가죽 모양을 본떠 그 문채를 나타냄 / 호랑이의 얼굴과 몸통의 형태를 본뜬 글자
142	虫	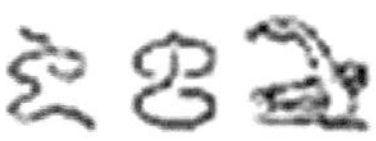	벌레 충	머리가 큼직한 뱀이 꼬리를 말고 있는 모양을 본떠 '벌레'를 나타내는 글자로 활용
143	血	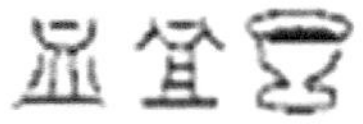	피 혈	고대 제사에서 희생을 바칠 때 그 피를 그릇에 담은 모양을 본뜬 글자
144	行	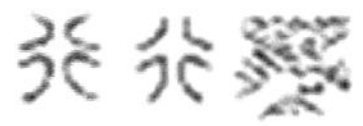	다닐 행	사방으로 갈라진 네 거리 길의 모양을 본뜬 글자. '다닌다'
145	衣 (衤)	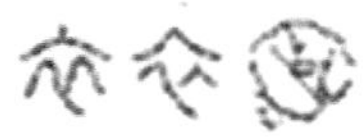	옷 의	웃옷의 모양을 본뜬 글자로 옷깃과 소매의 모습
146	襾 (西)	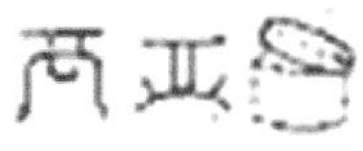	덮을 아	천이나 보자기 등으로 물건을 덮어놓은 모양을 본뜬 글자이다. 위와 아래에서 덮고 가리다.
147	見	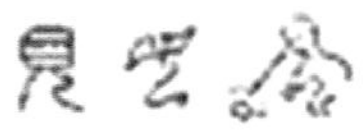	볼 견	사람이 눈으로 사물을 보는 것
148	角	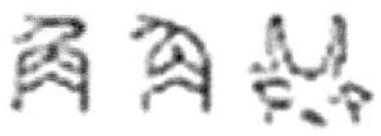	뿔 각	뾰족한 짐승의 뿔 모양을 본뜬 글자
149	言	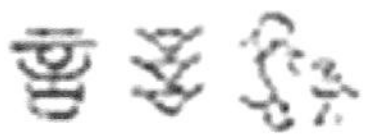	말씀 언	스스로 생각한 바를 입으로 '말한다'는 뜻
150	谷	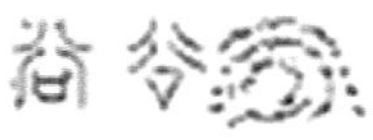	골 곡	산등성이의 갈라진 모양과 골짜기의 입구를 기르키는 口를 합쳐 '골짜기'의 뜻 / 水의 세로획이 생략된 부분과 口가 합쳐진 글자로 물이 흘러나오는 입구 즉, 골짜기
151	豆	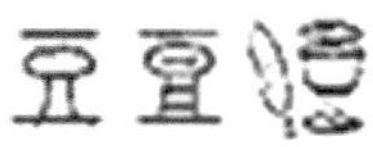	콩 두	콩꼬투리의 모양을 본뜬 글자로 그 모양에서 '콩'의 의미 / 제사를 지낼 때 음식을 담아 올리던 받침이 높이 달린 나무그릇의 모양
152	豕	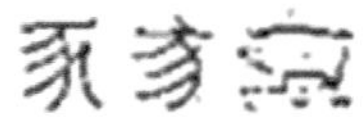	돼지 시	돼지의 주둥이, 몸, 네발, 꼬리의 모양을 본뜬 글자
153	豸	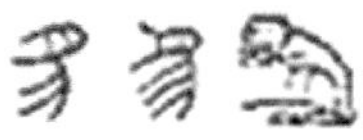	발없는벌레 치	짐승이 먹이를 잡기위해 몸을 웅크리고 있는 모양을 본뜬 글자. 사냥을 하는 짐승

번호	부수	도해	명칭	자원해설(字源解說)
154	貝		조개 패	조개껍데기의 모양 '돈' 재물' / 조가비가 화폐 역할을 했던것에서 '돈'이나 '재물'의 뜻.
155	赤	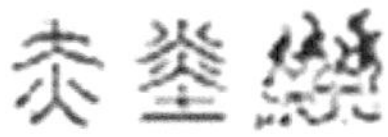	붉을 적	큰대와 불화가 합쳐진 글자로 큰불에서 나오는 붉은 빛을 의미
156	走	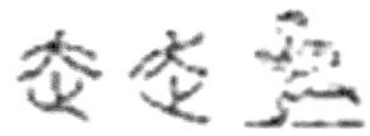	달릴 주	사람이 팔을 흔들며 달리고 있는 모습
157	足	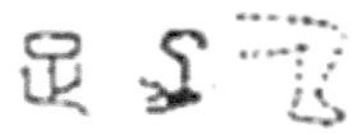	발 족	허벅지부터 발까지 표현한 글자
158	身	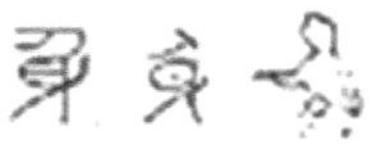	몸 신	임신한 여자의 몸을 그린 것. '몸' '임신'
159	車	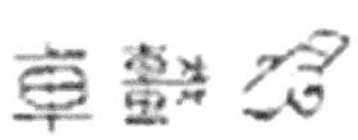	수레 거 수레 차	수레 옆에서 본 원형의 모양을 본뜬 글자. '바퀴'의 뜻으로도 쓰임
160	辛	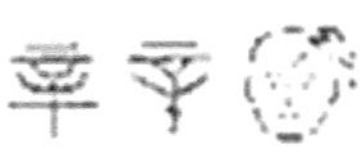	매울 신	죄수나 노예의 얼굴에 낙인처럼 표시를 할 때 사용하던 바늘모양을 본뜬 글자. 낙인을 찍을 때 고통스럽다는 뜻에서 '맵다' '죄인'
161	辰	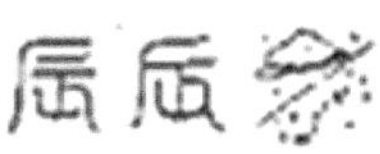	별 진	조개가 껍데기를 벌려 움직이는 이른 봄에 전갈좌별이 나타난다 하여 '별'의 뜻 / 조개가 껍데기에서 발을 내밀고 있는 모양을 본뜸.
162	辵 (辶)	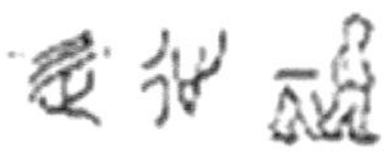	쉬엄쉬엄갈 착 (책받침변)	조금 걷다가 멈춰서서 쉬기를 반복한다는 뜻에서 '쉬엄쉬엄 가다'의 뜻
163	邑 (阝)	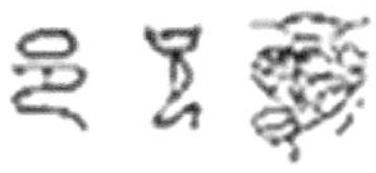	고을 읍 (우부방)	일정한 경계(口)에 둘러싸여 사람이 많이 모인 '읍'으로 '고을'을 뜻한 부수 글자
164	酉	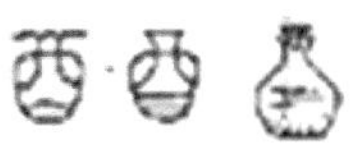	닭 유 술통 유	항아리에 술이 담긴 모양을 본뜬 글자로 酒의 옛 글자이며 12지에서는 닭을 뜻함
165	釆	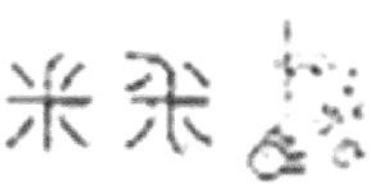	분별할 변 나눌 변	짐승의 발자국 모양을 본뜬 글자. 발자국으로 동물을 구별했기 때문에 '구분하다' '분별하다'
166	里	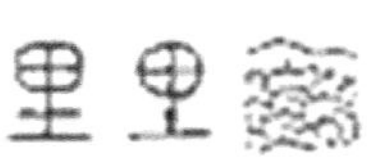	마을 리	밭을 의미하는 田과 흙을 의미하는 土가 결합되어 농사를 짓는 토지가 있는 마을의 뜻

번호	부수	도해	명칭	자원해설(字源解說)
167	金	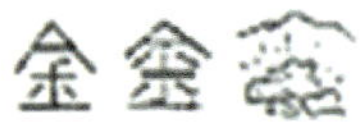	쇠 금	산 아래 땅속에 묻혀 있는 금속이다
168	長 (镸)	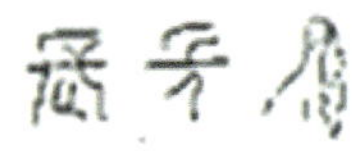	길 장	머리털이 긴 노인이 단장을 짚고 서 있는 모양으로 '길다' '자라다'
169	門	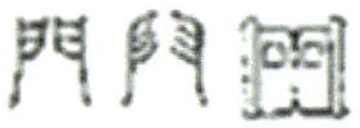	문 문	두 짝으로 된 대문의 모양을 본뜬 글자
170	阜 (阝)	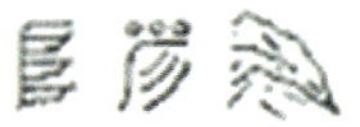	언덕 부	흙이 층층이 서로 겹쳐 높은 언덕을 이루고 있는 형상을 본뜬 글자. '언덕' '장애물' '막다'
171	隶	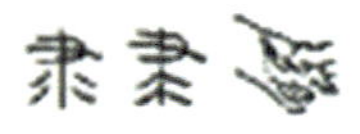	미칠 이	손을 뻗어 짐승의 꼬리를 잡은 형상으로 손이 짐승의 꼬리에 미쳐 닿음을 의미. '미치다'
172	隹	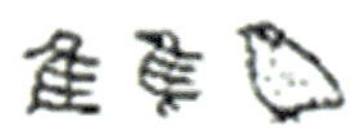	새 추	꽁지가 긴 새인 鳥와 구별해서 꽁지가 짧고 작은 새의 모양을 본뜬 글자
173	雨	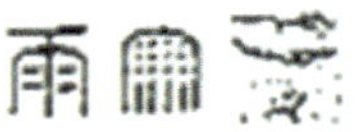	비 우	하늘의 구름에서 물방울이 주룩주룩 떨어지는 모양을 본뜬 글자. '비오다'
174	靑	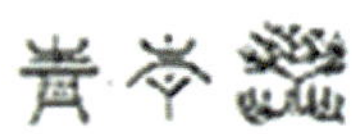	푸를 청	붉은 광물인 구리의 겉에 산화작용으로 나타나는 녹이 '푸름'을 나타냄 / 丹 + 生을 합친 글자로 돌틈에서 피어나는 새싹 모양. '푸르다' '젊다'
175	非	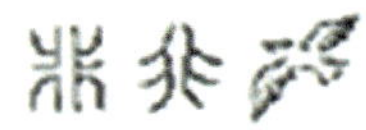	아닐 비	새의 양쪽 날개가 서로 반대로 펴져있기 때문에 '어긋나다' '아니다'
176	面	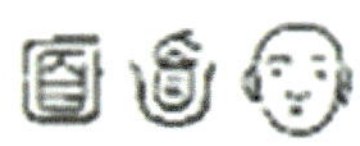	낯 면	'코'를 중심으로 얼굴의 모양을 본뜬 글자
177	革	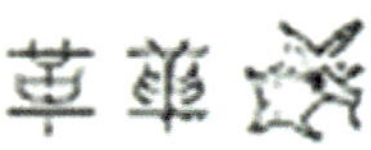	가죽 혁	털이 있는 가죽에 털을 제거하고 있는 모양
178	韋	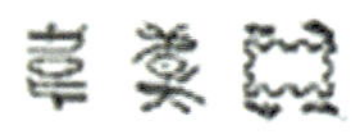	가죽 위	'다른 가죽'을 본뜬 글자. 또는 성의 주위를 군인이 어긋 디디며 다닌 발자국 모양을 본뜸
179	韭	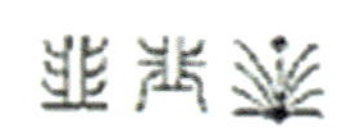	부추 구	땅에서 자라고 있는 부추의 모습을 본뜬 글자
180	音	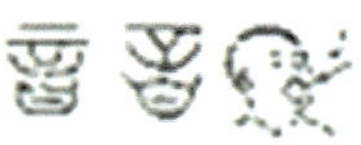	소리 음	소리에 마디가 있음을 나타내어 言口의 아랫부분 口에 한 획을 더 그어 '소리'를 나타냄 / 안에서 밖으로 소리 나는 것을 의미

번호	부수	도해	명칭	자원해설(字源解說)
181	頁	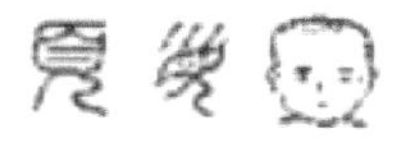	머리 혈	사람의 목에서 머리끝까지를 본뜸 / 가운데 自는 사람의 코 모양 위쪽은 이마, 머리 아래는 목을 표시한 것이다.
182	風	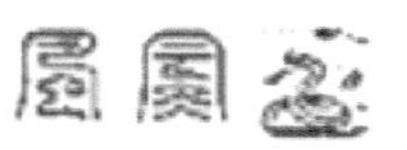	바람 풍	벌레는 기후에 민감하여 바람의 방향에 따라 이동한다는 뜻
183	飛	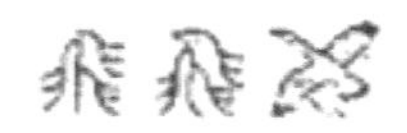	날 비	양 날개를 펼치고 하늘을 나는 모양을 본뜬 글자
184	食	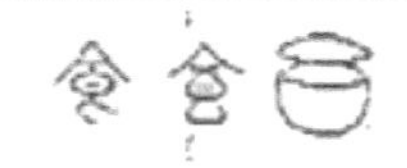	먹을 식 밥 식	사람(人)이 살아가기 위해 좋아하며(良) 즐겨먹는 음식물로 '밥'을 뜻함.
185	首	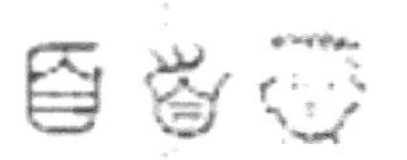	머리 수	위의 두 점은 머리카락을 나타내고 그 아래는 코를 중심으로 한 얼굴, '우두머리'
186	香	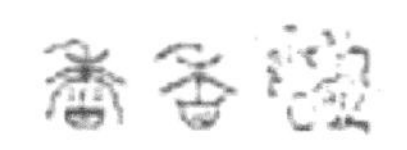	향기 향	쌀밥이 입맛을 돋우는 고소한 냄새를 풍긴다 / 곡식이 햇볕을 받아 익을 때는 냄새가 달콤하다는 의미로 '향기'라는 뜻
187	馬	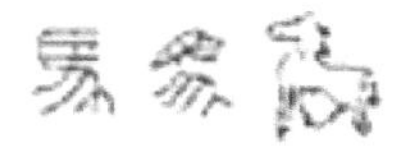	말 마	말의 형상을 본뜬 글자
188	骨	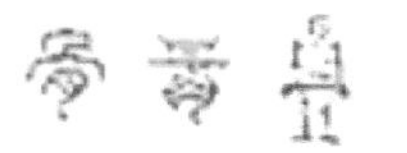	뼈 골	위는 살을 발라낸 상태로 얽혀 있는 뼈의 모양이고 아래 부분은 肉의 변형이다.
189	高	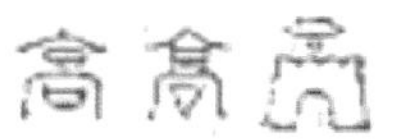	높을 고	높고 큰 문 위에 높은 누각을 세워 놓은 모양을 본뜬 글자. '높다'
190	髟	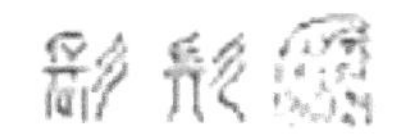	터럭 발 머리늘어질 표	긴 머리카락이 '늘어짐'을 나타냄 / 長의 변형
191	鬥	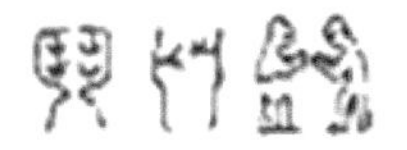	싸울 투	두 사람의 병사가 무기를 들고 서로 마주보고 있는 모양. '싸우다'
192	鬯	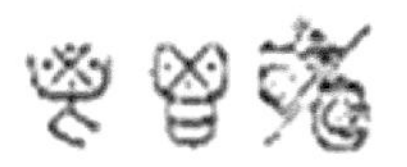	울 창 활집 창 술 창	'활집'을 본뜨거나 또는 그릇에 기장, 쌀로 담근 '술'을 국자로 푸는 모양을 본뜸
193	鬲	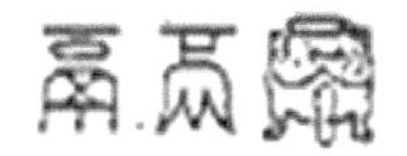	솥 력	세 개의 '다리가 굽은 큰솥' 또는 '오지병'의 모양을 본뜬 글자
194	鬼	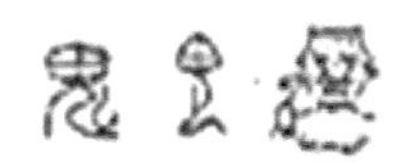	귀신 귀	정상적인 사람의 모습과 달리 머리부분을 크게 표현한 글자이다. 혼을 의미하는 귀신, 도깨비의 뜻

번호	부수	도해	명칭	자원해설(字源解說)
195	魚	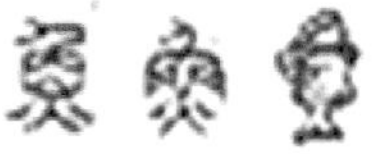	물고기 어	물고기의 머리, 몸통, 지느러미 모양을 본뜬 글자
196	鳥	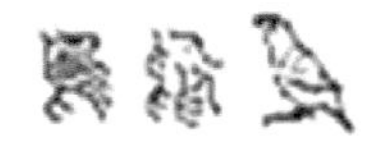	새 조	새의 머리, 부리, 날개, 꼬리, 다리를 본뜬 글자. 특히 꼬리가 긴 새를 뜻함.
197	鹵	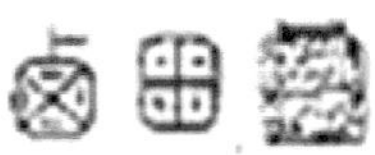	소금밭 로	중국 서쪽에서 나는 '돌소금 밭'을 나타낸 글자 / 그릇에 소금이 담겨 있는 모양을 본뜬 글자
198	鹿	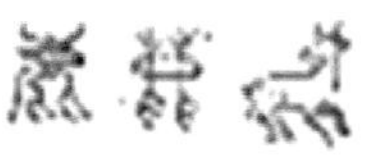	사슴 록	사슴의 뿔, 머리, 몸통, 네발의 모양을 본뜬 글자
199	麥	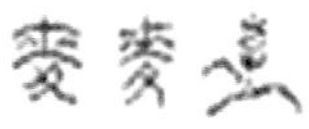	보리 맥	보리의 이삭과 뿌리의 모양을 본뜸 / 麥(맥)은 보리 밟기를 하고 있는 모습. 본디 來(래)가 보리를 뜻하는 글자였으나 온다는 뜻으로 쓰게 되어 보리의 뜻으론 麥(맥)을 쓰게 되었음
200	麻	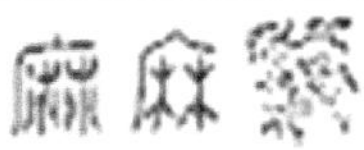	삼 마	집안에서 삼 껍질을 벗긴다는 뜻을 나타냄
201	黃	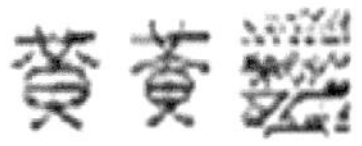	누를 황	田과 나머지 부분 光이 결합한 글자 / 밭에서 잘 자란 누런 곡식의 색깔
202	黍	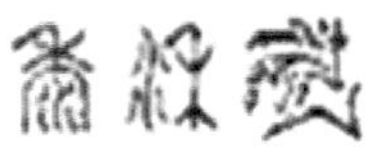	기장 서	곡식(穀食)을 나타내는 禾(화)와 나머지 글자인 雨(우)의 생략형이 합(合)하여 이루어짐. 곡식(穀食)에 물(☞雨)를 더하여 기장을 나타냄/물을 넣어 술을 만드는데 가장 좋은 볏과의 '기장'을 뜻함.
203	黑	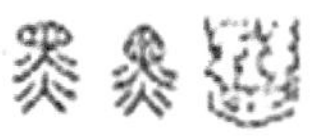	검을 흑	불을 지피는 아랫부분, 위의 네모꼴은 불이 타올라 나가는 창, 굴뚝에 그을려 있는 시커먼 빛깔을 의미
204	黹	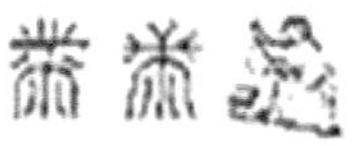	바느질할 치	실을 꿴 바늘로 '수놓은' 모양을 본뜬 글자. '바느질' / 해진 옷위에 바느질을 하여 촘촘한 모양이 되었음을 나타낸다.
205	黽	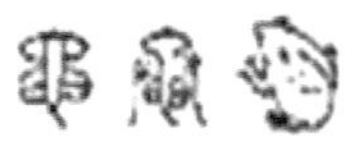	맹꽁이 맹	큰 두 눈에 배가 불룩 나온 맹꽁이 모양을 본뜬 글자
206	鼎	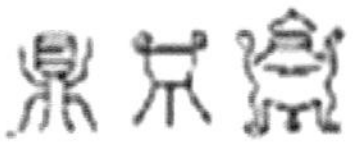	솥 정	발이 세 개 달리고 귀가 두 개 달린 솥의 모양을 본뜬 글자
207	鼓	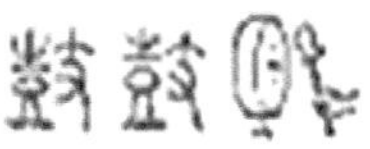	북 고	支는 손으로 대나무조각으로 된 북채를 잡은 모습이고, 왼쪽은 장식이 달린 큰북의 모양이다.

번호	부수	도해	명칭	자원해설(字源解說)
208	鼠	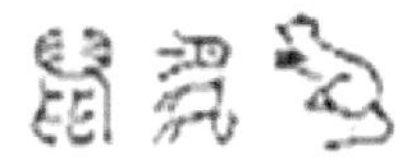	쥐 서	쥐의 이빨, 배, 네 발, 꼬리 등의 모양을 본뜬 글자
209	鼻	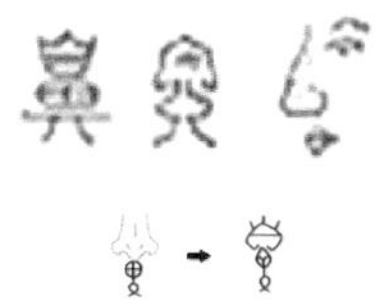	코 비	원래 코를 의미하는 글자는 코의 모양을 본 뜬 自였다. 후에 自가 '코'의 뜻으로 쓰이지 않고 '스스로'라는 뜻으로 바뀌어 그 글자에 음을 나타내는 줄 비(畀)를 결합하여 '코비(鼻)'자를 만들게 되었다.
210	齊	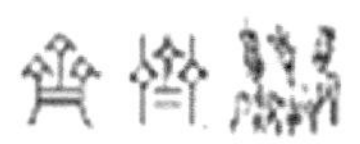	가지런할 제	곡식의 이삭이 가지런히 자란 모습을 표현하여 '가지런하다'는 의미
211	齒	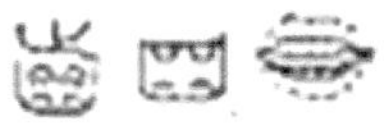	이 치	입안에 치아가 위아래로 가지런히 나 있는 모양
212	龍	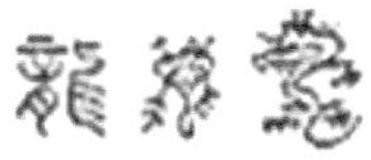	용 룡	신비스러운 상상의 동물인 용이 머리를 치켜 세우고 몸뚱이를 꿈틀거리며 오르는 모양을 본뜬 글자
213	龜	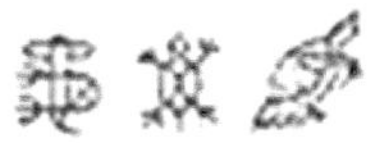	거북 귀 터질 균 땅이름 구	거북이가 등 밑으로 머리와 꼬리를 내놓고 네 발로 기어가는 모양을 본뜬 글자
214	龠	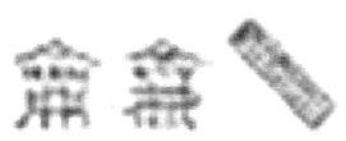	피리 약	피리의 여러 구멍에서 많은 소리가 한데 뭉쳐 '조화됨'을 뜻 / 황죽(黃竹)으로 만든 중국(中國) 고대(古代)의 악기(樂器) 모양

三

한의학개론

1 한의학 역사

• 醫(의원의) : 医(匚터진입구방 : 네모상자를 상징) + 殳(갖은둥글월문 : 손에(又) 막대기(八)를 든 모양)+酉(술담는그릇유 : 알콜을 의미)

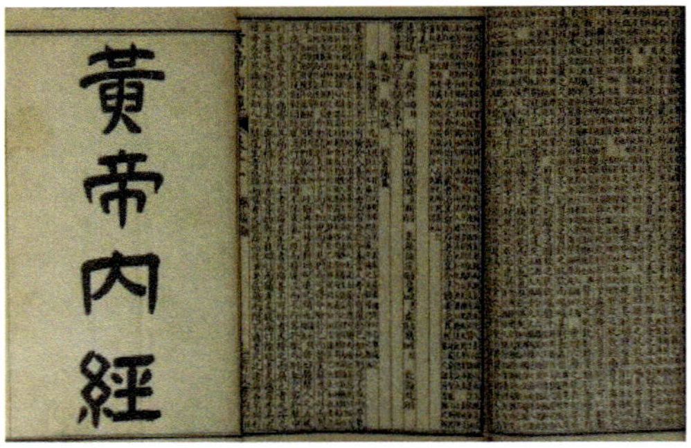

• 黃帝內經(누를황임금제안내지날경) : (BC 5C~BC 3C) 동양의학에서 현존하는 가장 오래된 의서로서 인체의 생리, 병리, 진단, 양생, 침구, 치료 등을 총망라.

• 東醫寶鑑(동녘동의사의보배보거울감) : 허준(1546~1615 : 광해군 2년, 1610) 역대 중국의 의서와 金元四大家(금원사대가)의 이론을 선별해서 분류편찬. 內景篇(내경편), 外形篇(외형편), 雜病篇(잡병편), 湯液篇(탕액편), 針灸篇(침구편)으로 구성되어 있으며, 각 편은 다시 細目(세목)으로 세분하여 병증의 症候(증후)·病因(병인)·治法(치법) 등을 기술함. 동의보감은 선조 임금이 29년(1596) 우리나라 의서를 찬집(撰集)할 것을 명하여, 유의(儒醫) 정작(鄭碏 : 1533~1603), 태의(太醫) 양예수(楊禮壽 : 1520경~1597), 김응탁(金應鐸), 이명원(李命源), 정예남(鄭禮男), 허준(許浚) 등과 함께 편찬국을 설치한 후 찬집(撰集)을 시작하였다. 그러나 상당한 진척을 보였을 즈음 정유재란(丁酉再亂 : 1597년)으로 편집위원들이 사방으로 흩어져 편찬 작업이 한때 중단되었다. 난(亂)이 끝난 다음 허준이 10여년에 걸친 노력으로 광해군 2년(1610) 8월 6일에 25권 25책으로 완성한다. 그리고 저술을 완료한지 3년 후 1613년 12월에 내의원에서 완간(完刊)하고, 그 이듬해 4월에 오대산과 태백산 사고(史庫) 등에 내사되었다.

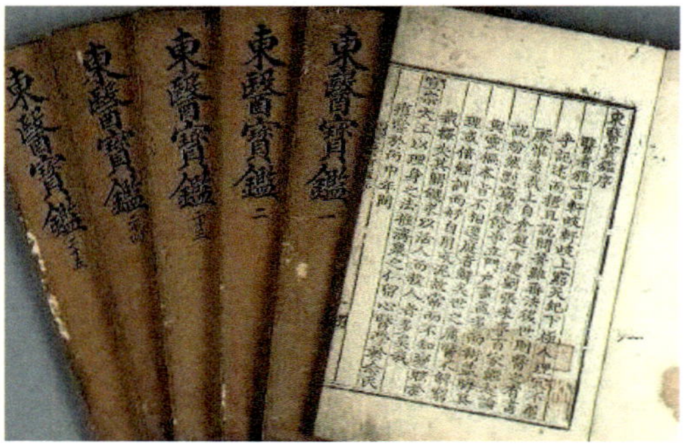

2 한의학 기초이론

- 整體觀念(가지런할정몸체볼관생각념) : 인체는 하나의 유기적 정체이며 사람과 자연계는 불가분의 관계임을 말한다. 즉, 인체를 각각의 기관이나 부위별로 나누어 고려하는 것에 중점을 두지 않고, 인체 전체가 상호 영향을 주고받는 하나의 유기체라는 점을 강조하는 개념으로 동양의학이 서양의학과 차별화되는 큰 틀 중의 하나이다.

- 辨證論治(분별할변증거증논할론다스릴치) = 辨證施治(변증베풀시치) : 환자의 증상, 체질적 특징 등의 임상자료를 四診(사진)의 방법으로 수집한 뒤 한의학 이론으로 종합 분석[부위, 원인, 성질, 邪正(사정) 관계 등]해서 최종적으로 모종 성질의 證(증)임을 판단하고, 변증의 결과에 대해 상응하는 치료방법을 확정하는 것.

- 證(증) : 질병의 발전과정 중 어느 한 단계의 병리개괄을 말한다. [병인, 병위, 병성, 邪正盛衰(사정성쇠)]

- 辨證(변증) : 환자의 증상, 체질적 특징 등의 임상자료를 사진(四診)의 방법으로 수집한 뒤 한의학 이론으로 종합 분석(부위, 원인, 성질, 사기와 정기의 관계 등)해서 최종적으로 모종 성질의 증(證)임을 판단하는 것.

- 論治(론치) = 施治(시치) : 변증의 결과에 대해 상응하는 치료 방법을 확정하는 것.

- 同病異治(같을동병병다를이다스릴치) : 한 가지 병은 서로 다른 여러 개의 증(證)을 포함할 수 있다. 따라서 같은 병명이라 할지라도 치료법은 다를 수 있다.

- 異病同治(다를이병병같을동다스릴치) : 서로 다른 병이라 할지라도 그 발전과정 중에 동일한 증(證)이 나타날 수 있다. 따라서 서로 다른 병명이라 할지라도 동일한 치료방법을 사용할 수도 있다.

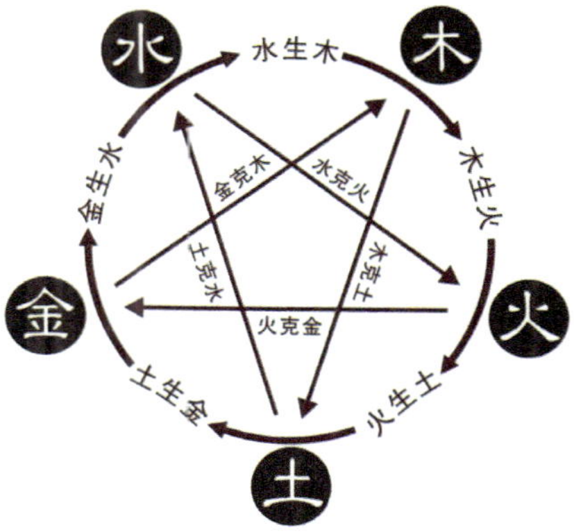

- 陰陽(그늘음볕양) : 음양은 구체적인 물질이 아니라 자연계의 상호 관련된 어떤 사물 또는 현상이 대립되는 쌍방에 대한 개괄이다. 따라서 두 개의 상호대립 된 사물을 대표하기도 하고 또는 한 개의 사물내에서 상호대립된 두 방면을 나타내기도 한다.

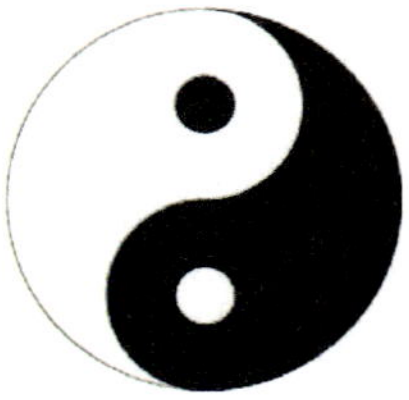

- 陰液(그늘음진액) : 精(정할정), 血(피혈), 津液(진액진진액)등 각종 체액의 총칭으로 모두 陰分(음분)에 속하므로 음액이라 명명.
- 陰氣[1](그늘음기기) : 陽氣(볕양기기)의 상대적 개념으로 相反相成(상반상성 : 서로 다르면서도 서로 발전하는 관계)하는 사물의 두 가지 측면 중 하나를 가리킨다. 예를들면, 운동방향 중 내부를 순행, 감소, 하향, 약한 것, 무겁고 탁한 것 등이다.
- 陽氣(볕양기기) : 기능과 형태로 말하면 陽(양)은 기능에 속하고, 장부의 기능으로 말하면 六腑(여섯육육부부)의 氣(기)에 해당 하며, 營氣(경영할영기)와 衛氣(지킬위기)로 말하면 위기에 해당하고, 운동 방향과 성질로 말하면 상향, 亢盛(높을항성할성), 증강, 輕淸(가벼울경맑을청)한 것에 해당한다. 陰氣(음기)에 반대되는 개념이다.
- 正氣(바를정기) : 眞氣(참진기)와 같은 개념으로 인체의 저항력을 말한다. 氣(기), 血(혈), 精(정), 津液(진액)이 평형상태를 유지하는 건강한 상태를 말하는 것으로 病邪(병병사악할사)의 상대적 개념이다.
- 五行(다섯오다닐행) : 五(오)는 木(목), 火(화), 土(토), 金(금), 水(수)의 다섯 가지 물질을 가리키며 行(행)은 운행한다는 뜻으로 다섯 종류 물질의 운동변화 및 상호관계를 말한다.
- 轉化(구를전될화) : 하나의 물질이 다른 종의 물질로 바뀌는 것.
- 五液[2](다섯오진액) : 오장의 정기가 인체의 생명활동을 위해 에너지를 제공하는데, 精氣(정기)가 에너지로 전환되는 과정 에서 발생하는 체내의 5종 체액[汗(땀한), 泪=淚(눈물루), 唾(침타), 涎(침연), 涕(콧물체)]은 五臟精氣(오오장장정기)가 변화된 결과라 할 수 있다. 예를 들어 물을 가열하면 수증기가 발생하는데 이때 수증기에는 대량의 열에너지가 내포되고 수증기가 찬 공기에 의해 응축되면 물방울이 되어 떨어진다(에너

1) 「素問·陰陽應象大論」 "40세에 이르면 陰氣(음기)가 이미 반으로 줄어들어 기거에도 점차 노쇠 현상이 나타난다."
2) 한의학에서는 "心在液爲汗, 肝在液爲泪, 脾在液爲涎, 肺在液爲涕, 腎在液爲唾"라고 표현한다.

지 방출). 이러한 물은 다시 기체의 과정을 거쳐 액체로 순환하게 된다. 이처럼 오장 정기가 인체의 각 조직을 자양하면서 에너지를 방출하게 되는데 이것을 인체의 오종 체액에 비유할 수 있다.

• 情志(뜻정뜻지) : 인체가 외부 환경의 자극으로 인해 발생하는 정서적 반응을 말한다. 한의학에서 말하는 七情(칠정)은 일곱가지 정서상태. 즉, 怒(성낼노), 喜(기쁠희), 思(생각사), 憂(근심우), 悲(슬플비), 恐(두려울공), 驚(놀랠경)인데 일반적으로 悲와 憂, 恐과 驚은 그 성질이 유사해서 喜, 怒, 憂, 思, 恐 5종의 정지변화로 七情(칠정)을 대표하여 표현하면서 "五志(오지)"라고 칭한다.

• 相生(서로상날생) : 오행간에 질서있게 한 단계씩 서로 돕고 促進(재촉할촉나아갈진) 시키는 관계를 의미한다.

• 相剋[3](서로상이길극) : 오행간에 질서있게 한 단계씩 相互制約(상서로호억제할제맺을약) 또는 抑制(누를억절제할제)하는 관계를 의미한다.

• 制化(제화) : 오행간의 상생과 상극의 결합을 말한다. 상생과 상극이 서로 협조관계 하에서 평형상태를 유지함으로써 사물의 생화(生化)를 촉진시키는 적극적 작용을 말한다.

• 表裏(겉표속리) : 겉과 속

3) 「類經圖翼」 "造化之氣, 不可無生, 亦不可 無制. 無生則發育無由, 無制則亢而爲害"(사물을 창조하는 기제로, 상생이 없어도 안되고, 억제가 없어도 안된다. 상생이 없으면 생육이 있을 수 없고, 억제가 없으면 무제한으로 성하여 해를 초래하게 된다.)

3 氣(기기), 血(피혈), 津液(진액진액체액), 精(정할정)

- 氣(기) : 인체를 구성하고 인체의 생명활동을 유지시켜 주는 가장 기본적인 물질이며 동시에 활동력이 매우 강한 정교하고 미세한 물질이다. 인체내의 에너지는 건전지의 음·양극의 작용인 전류가 전선을 통해 형광등(효능)을 밝히는 원리와 같다. 따라서 氣(기)는 물질, 운동성, 효능의 특징을 갖고 있으며 객관적으로는 존재하지만 해부학적(전선의 절단)으로는 밝힐 수 없는 상태에 있다.
- 先天精氣(앞선하늘천정할정기기) : 부모의 精血(정혈)을 받아 태아가 형성되는 것을 가리키는 말로 이는 腎(콩팥신)에 저장 되어 생식·생장·발육·쇠로 등과 밀접한 관련이 있다.
- 後天精氣(뒤후천정기) = 水穀精氣(물수곡식곡정기) : 음식물 중의 영양물질이 脾胃(지라비밥통위)의 소화기능으로 인해 흡수하여 생성되는 것.
- 淸氣(맑을청기) : 자연계 중의 신선한 공기가 肺(허파폐)로 흡입되는 것.
- 元氣(으뜸원기) : 原氣(근원원기)와 같은 뜻으로 쓰인다. 생명활동의 근본 원동력인 선천적인 정기와 후천적인 정기의 상호의존 관계로 형성되어 氣의 각종 생리작용 및 장부경락의 생리활동의 근간을 이룬다.
- 宗氣(마루.근원종기) : 자연계의 맑은 淸氣(청기)와 음식물의 핵심 영양성분에서 형성된 營氣(경영할영기)와 衛氣(지킬위기)가 합해져 생성되어 호흡, 언어, 발성, 시각, 청각 등의 정상 공능을 유지시킨다.
- 營氣(경영할영기) : 음식물을 통한 영양성분 중 최고의 영양성분에 해당하는 것으로 혈액과 같이 맥관 내부를 순행하면서 혈액을 생성시키고 전신에 영양을 공급하는 기능을 한다.
- 衛氣(지킬위기) : 음식물에서 생성되는 氣 중에서 가장 강하고 신속한 부분으로 구성되어 맥관 밖을 운행하며 체온을 조절하고 피부를 매끄럽게 유지시켜 외부의 사기에 대항하는 등의 기능을 한다. 衛陽(위양)이라고도 한다.

• 氣機[4](기틀.기계기) : 기의 운동. 昇(오를승)·降(내릴강)·出(나가다출)·入(들어올입)의 운동형식으로 臟腑(오장장육부부)의 원활한 기능을 실현한다.

• 推動作用(밀추움직일동지을작쓸용) : 추진력을 말한다. 생장, 발육, 생식, 장부 경락의 생리활동, 혈액과 진액의 생성과 운행 및 체액을 골그루 퍼트리고 물질대사를 추진하는 역할 등을 말한다.

• 溫煦作用(따뜻할온따뜻하게할후작용) : 체온을 유지하는 작용이다. 즉, 혈액과 진액이 액체 상태를 유지하고 장부경락의 생리활동이 정상적으로 이루어질 수 있도록 에너지 대사와 순환기능을 통해 적정 체온을 유지하는 작용을 말한다.

• 防禦作用(막을방막을어작용) : 방어 작용을 말한다. 즉, 외부로부터 침입하는 病邪(병사)를 막고, 이미 침입한 病邪(병병간사할사)에 대항하는 작용을 말한다.

• 固攝作用(굳을고잡을섭작용) : 혈액, 정액, 진액 등 체내의 액체상태가 유실되지 않도록 컨트롤하는 작용을 말한다.

• 氣化[5](기기될화) : 氣(기), 血(혈), 精(정), 津液(진액)의 생성, 상호전화 및 신진대사의 관계를 말한다. 즉, 음식물의 소화흡수를 통해 기, 혈, 정, 진액 등을 생성시키고 이것을 전신에 퍼트려 각각의 기능을 수행한 뒤 각종 체액으로 배설시키는 일련의 과정을 말한다.

• 新陳代謝(새로울신베풀진대신할대사례할사) : 생물체가 몸 밖으로부터 섭취한 영양물질을 몸 안에서 분해하고, 합성하여 생체 성분이나 생명 활동에 쓰는 물질이나 에너지를 생성하고 필요하지 않은 물질을 몸 밖으로 내보내는 작용을 말한다.

• 氣機失調(기기틀기잃을실고를조) : 기의 운동이 정상 상태를 벗어난 것을 말한다. 즉, 氣(기)의 昇(오를승)·降(내릴강)·出(나가다출)·入(들입) 운동이 정상 상태를 상실한 것을 말한다. 예를 들면, 氣滯(기막힐체), 氣逆(기거스릴역) 氣陷(기빠질함), 氣閉(기닫을폐), 氣脫(기벗을탈) 등의 병리현상이 있다.

---

4) 「素問·六微論旨大論」 "출입운동이 멈추면 神氣(신기)가 없어지고, 승강운동이 멈추면 氣立(기립)이 위태로워진다. 그러므로 출입이 없으면 昇發·成長·壯實·衰老와 滅亡도 없으며, 만약 승강이 없으면 發生·成長·變化·收斂과 閉藏도 있을 수 없다. 따라서 승강출입 운동은 어떠한 유형의 사물에도 없어서는 안되는 것이다."

5) 氣化(기화)는 氣機(기기)의 결과, 즉 기기는 기화의 전제.

- 中氣(가운데중기) : 中焦(중탈초)의 氣(기)를 말한다. 즉 脾胃(지라비밥통위)의 氣(기)로서 소화기계의 기를 일컫는다.

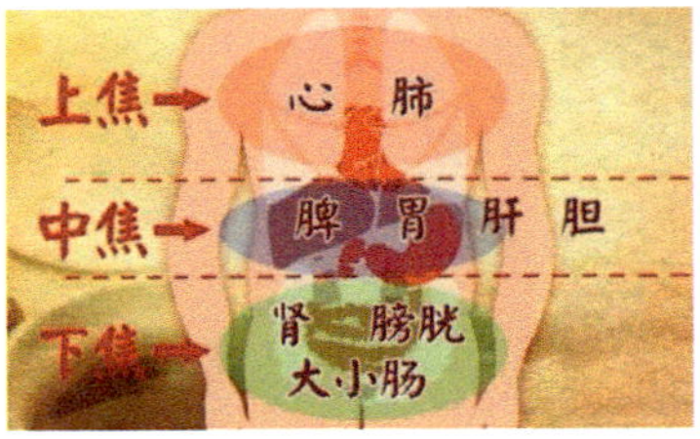

- 血[6](피혈) : 脈(맥맥)속에 흐르는 영양이 풍부한 홍색 액체물질로 인체를 구성하고 생명활동을 유지시키는 기본 물질. 營氣(경영할영기)와 津液(진액진진액) 두 부분으로 구성된다. 전신에 영양과 함께 촉촉한 윤활유의 역할을 한다. 또한 혈액은 정신활동의 물질적 기초가 된다.

- 滋養(불을자기를양) : 에너지를 보충하는 것. 補法(보법)과 같은 뜻이다.

- 滋潤(불을자윤택할윤) : 에너지를 보충하여 촉촉한 윤활유의 역할을 하는 것.

- 濡養(적실유기를양) : 자양과 자윤작용을 합한 표현이다.

- 津液(진액진즙액) : 체내의 일정한 계통을 따라 순환하거나 필요에 의해 분비되는 인체 내의 모든 정상적인 水液(수액)의 총칭.

- 精[7](정밀할정) : 인체를 구성하고 생명활동을 유지시키는 정교하고 미세한 물질로서 음식물을 먹어서 생기는 水穀(수곡식곡)의 정과 자손을 번식시키는 生殖(생불릴.심을식)의 정이 있다.

- 津血同源(진액진피혈같을동근원원) : 혈과 진액의 출처는 모두 음식물에서 얻어지는 미세하고 정교한 물질로서 진액은 혈액 조성의 일부분이며 동시에 양자는 相互化生(상호화생)의 관계이다.

- 精血同源(정밀할정피혈같을동근원원) : 정과 혈은 모두 후천적으로 섭취한 음식의 영양에서 변화 생성된 것으로 양자는 相互化生(상호화생)의 관계이다.

---

6) 현대의학에서 혈액은 적혈구(RBC : 산소와 영양공급), 백혈구[WBC : 防衛(방위)], 혈소판(blood platelet : 지혈)으로 구분하지만 한의학에서의 혈은 적혈구의 공능에 가깝고, 백혈구와 혈소판의 공능은 기의 고섭작용과 방어작용에 포함된다.

7) 「管子」의 醫學思想 精存自生, 其外安榮, 內藏以爲泉原, 浩然和平, 以爲氣淵.淵之不涸, 四體乃固 : 泉之不竭, 九竅遂通". 「管子·內業」(정이 잘 보존되면 스스로 생겨나며, 사람의 외모는 영화로우며 안으로 간직함으로써 샘의 근원이 되고 호연하고 화평하니 기의 연못이 된다. 연못이 마르지 않아서 사지가 견고하고 아홉 구멍이 통하게 된다.)

4 針灸經絡(바늘침뜸구지날경이을락) 이론

- 經絡(지날경이을락) : 經脈(지날경맥맥)과 絡脈(이를락맥맥)의 총칭으로 인체의 기능을 조절하는 특수한 네트워크 체계를 말한다.

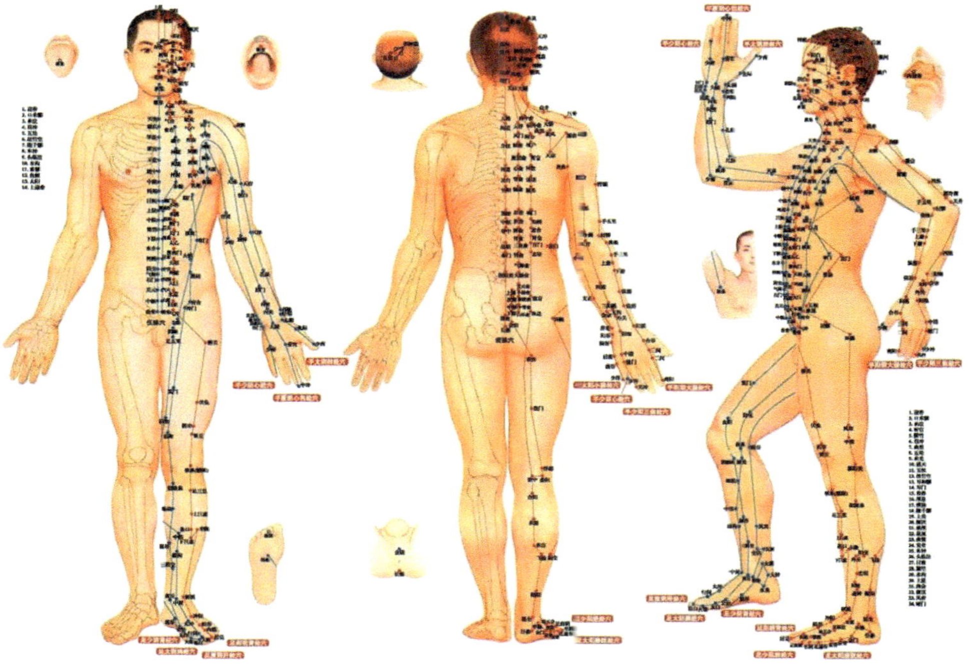

- 經(지날경) : 길, 도로의 뜻으로 전신의 氣血(기혈)을 소통시키고 臟腑關節(오장장육부부관계할관마디절)간의 연락 및 상하, 내외를 소통시키는 통로이다.
- 絡(이을락) : 網路(그물망길로=network). 經脈(지날경맥맥)에서 갈라져 나온 부분으로 비교적 經脈(경맥)보다 가늘고 작으며, 縱橫(세로종가로횡)으로 교차되면서 전신에 퍼져 있다.
- 絡屬(이을락무리.이을속) : 絡(락)은 연락, 屬(속)은 귀속 됨을 말함. 즉, 12경락과 장부의 연락과 귀속의 관계를 말한다.
- 十二正經(십이정경) : 12經脈(경맥), 규칙적으로 氣血(기혈)이 운행하는 주요 통로로서 臟腑(장부)와 직접적인 연락과 귀속의 관계에 있다.

- 陰經(음경) : 臟에 속하며 사지 내측을 순행하는 경맥.
- 陽經(양경) : 腑에 속하며 사지 외측을 순행하는 경맥.
- 奇經八脈(기이할기지날경팔맥) : 비규칙적인 여덟 가지의 맥이다. 12經脈(경맥)을 통솔, 연락, 조절하는 역할을 한다.

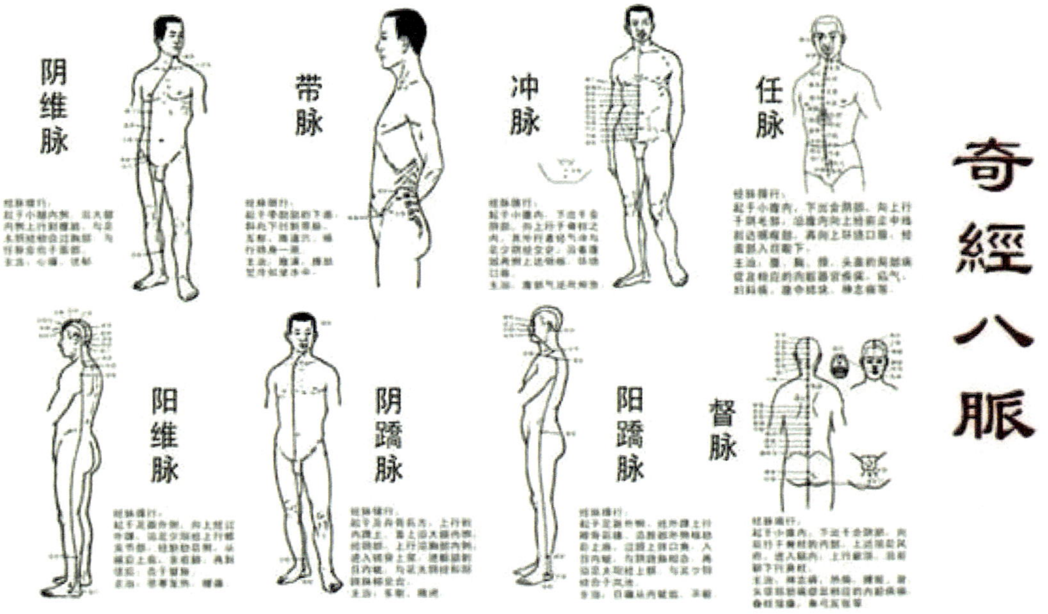

- 骨度分寸法(뼈골법도도나눌분마디. 헤아리다촌법법) : 《靈樞(영추)·骨度(골도)》에서 언급한 방법으로 관절을 기준으로 인체 각 부위의 度數(도수)를 산출하여 인체 각 부위의 長短(길장짧을단), 大小(대소)를 측정하는 방법을 말한다.

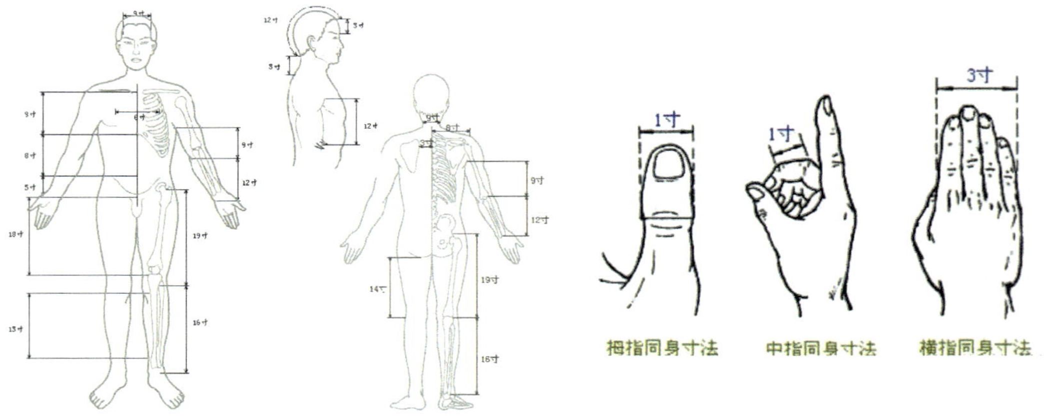

• 灸法[8](뜸구법) : 뜸 뜨는 방법

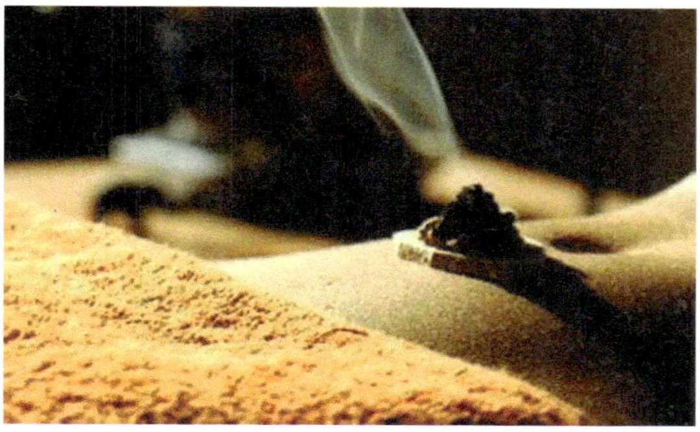

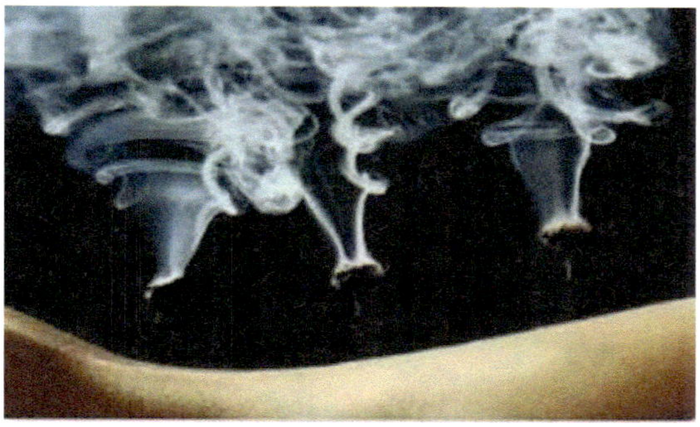

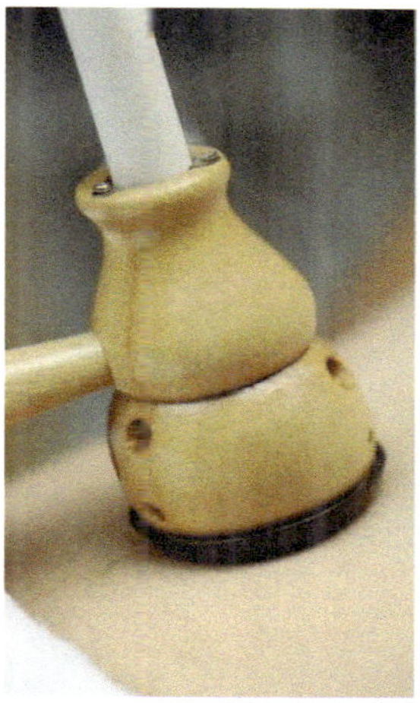

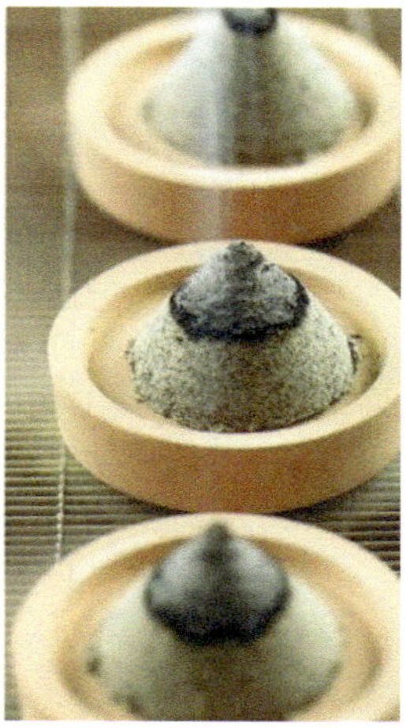

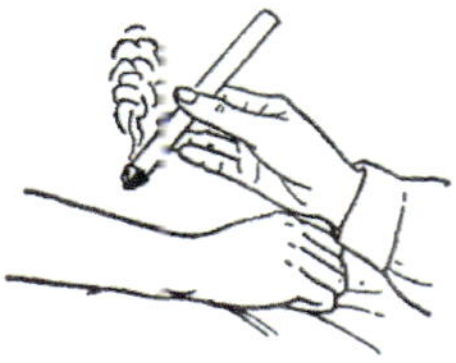

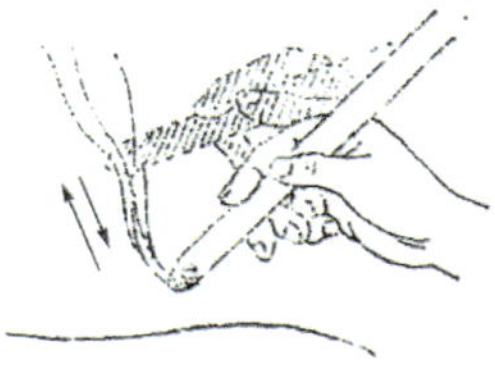

• 撥罐法(다스릴발두레박관법법) : 부항요법이다. 附缸法(붙을부항아리항법)·吸筒療法(마실흡대통통고칠요법)·撥火罐(발화관)이라고도 한다. 관내의 공기압에 의해 피부 충혈, 어혈 등의 부위에 치료 및 예방효과를 위한 치료법이다. 불을 붙인 알코올솜이나 종이를 火罐(화관)속에 잠시 넣은 다음 솜과 종이를 꺼내고 뜨거울 때 일정한 체표 부위에 덮어 씌워 罐內(관내)와 피부를 밀착시킨다. 火罐(화관)이 식으면 속의 공기가 감소하여 압력이 생기므로 피부 표면에 더욱 밀착하게 되면서 피가 몰린다. 일반적으로 관절염, 두통, 요통, 跌打損傷(거꾸러질질칠타덜손상할상 = 타박상), 호흡기질환, 설사, 변비 등의 각종 질병에 적용한다.

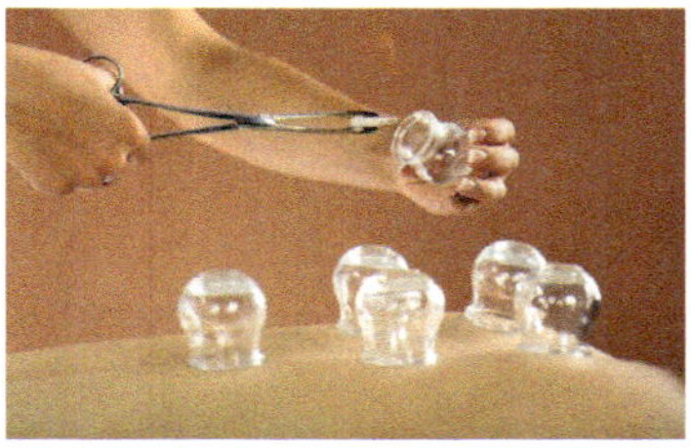

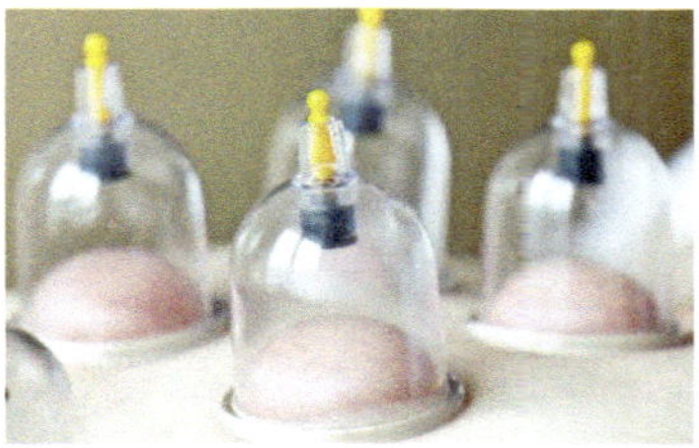

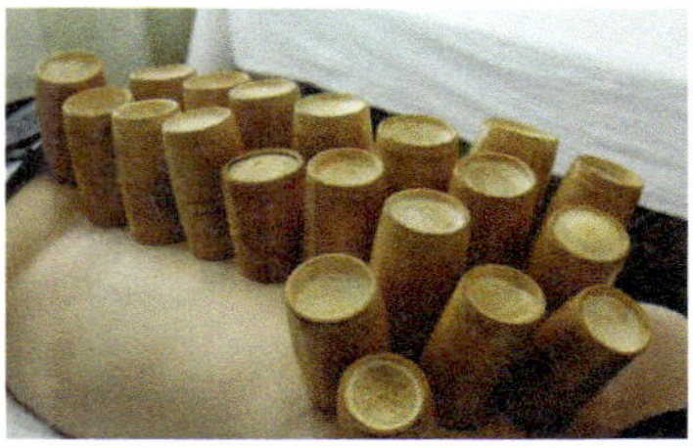

8) 「醫學入門」"藥之不及, 針之不到, 必須灸之"(약과 침이 효과가 없으면 반드시 뜸을 사용한다.)

5 장상학설

• 藏象[9](감출장형상상) : 겉으로 드러난 모습으로 내장의 상태를 해석한다. 한의학이론에서는 흔히 "藏象(장상)" "脈象(맥맥상)" 등의 표현을 사용하는데 이때의 "象(상)"은 인체내부의 정보가 체외로 나타나는 것을 말한다. 예를 들어 텔레비전을 틀게 되면 화면과 함께 소리가 들리게 되는데 이러한 것들을 "象"의 예로 설명할 수 있을 것이다. 이러한 "象"은 전류, 각종 신호, 케이블, 음파 등의 정보가 텔레비전에 종합적으로 표현된 결과라 할 수 있기 때문이다. 인체 외부의 각종 정보를 통해 내부를 이해하는 것으로서 "脈象" 역시 같은 이치라 할 수 있다.

• 藏(장) : 체내의 臟器(오장장그릇기).

• 象(상) : 밖으로 표현되는 생리, 병리 현상.

• 臟腑(오장장육부부) : 한의학에서의 장부는 해부, 생리, 병리학의 개념을 내포한 종합적 개념이다. 따라서 한의학에서 하나의 장부는 인체의 관련 장부계통의 기능을 종합한 개념이다. 해부학적 개념에 기초한 현대의학의 '단일 장부의 개념'과는 명백히 차별화된다.

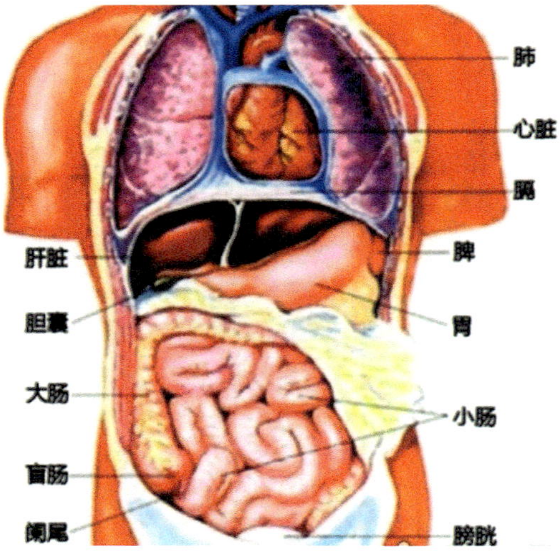

9) "藏之於內而象之於外" "以象測臟" "由外知內" (인체의 외부를 관찰해서 몸 속 장부의 상태를 해석)

• 五臟(오장) : 肝(간간), 心(심장심), 脾(지라비), 肺(허파폐), 腎(콩팥신)을 말한다. 오장은 흉복강 내에 위치하며, 정기를 저장, 분비 혹은 생성하는 장기를 말한다. 한의학에서 말하는 오장은 실질적인 장기는 물론이고 장기의 기능활동과 병리변화를 반영한다. 그러므로 현대 의학에서 말하는 장기와 명칭은 같지만 다른 여러 가지 기능이 있음에 유의해야 한다.

• 六腑(육부) : 月(육질의 장기) + 府(저택, 집, 공간) = 음식물을 담는 곳으로 즉, 膽(쓸개담), 小腸(작을소창자장), 胃(밥통위), 大腸(큰대창자장), 膀胱(오줌통방오줌통광), 三焦(석삼탈초)를 말한다. 육부는 "七衝門(칠충문)"을 통해 전달되는 음식물 경로 중 가장 중요한 장기들이다. 그 중 위, 소장, 대장은 음식물의 전달, 소화, 흡수 및 배설의 통로 역할을 하고, 삼초와 방광은 액체의 전달, 저장 및 배설을 담당하며, 담낭은 담즙을 통해 비장의 음식 소화와 운송을 돕는다.

• 七衝門(일곱칠찌를충문문) : 음식물이 체내에 들어와서 배출 될 때까지 모두 7곳의 주요 부위를 거쳐야 됨을 강조한 것으로 "衝(충)"은 "要衝地(요충지)"를 뜻한다.

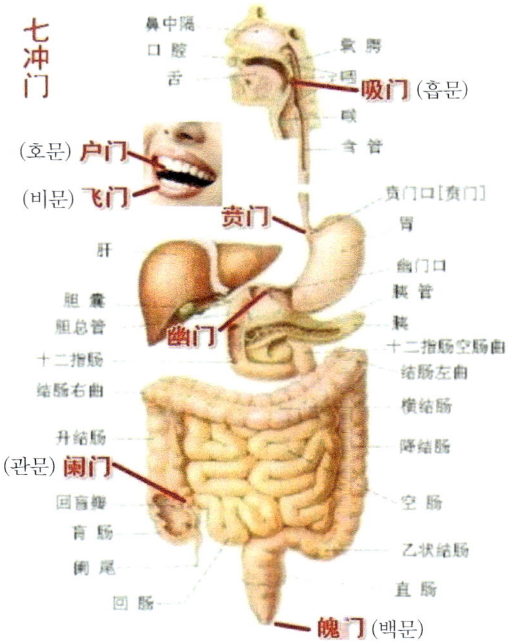

• 飛門(날비문) = (입술) : "飛" 通 "扉"(문짝비) 즉, 門扉(문비 = 문짝)의 뜻으로 음식물의 진입을 컨트롤 하는 곳.

• 戶門(집호문)＝齒(이치) : "門戶"(문호＝출입문)와 같은 뜻으로 음식물을 씹어 체내로 보내는 문같은 곳.

• 吸門(마실흡문)＝會厭(모을회싫어할염＝ 후두덮개) : 호흡기와 식도가 교차하는 곳으로 음식물이 이곳을 통해 식도로 진입.

• 噴門(뿜을분문)＝胃上口(위상구) : 식도와 위가 연결된 부위로 "噴"(뿜을분)과 "奔"(달아날분)은 같은 뜻의 글자. 즉 음식물이 식도에서 위를 향해 나아간다는 뜻.

• 幽門(유문)＝胃下口(위하구) : 위와 소장의 연결부위로 "幽"(아득할, 멀유)는 깊고 심오하다는 뜻으로 음식물이 인체의 장기 중 가장 긴 소장으로 들어감을 뜻함.

• 闌門[10](란문) : 소장과 대장의 경계부위를 말하며 "闌"(가로막을란)은 "攔"(막을란)과 뜻이 통하는 글자. 즉 음식물이 소장에 충분히 머물면서 소화흡수 되도록 제지 또는 억제한다는 뜻.

• 魄門(넋백문) = (항문) : 인체 소화계의 가장 말단부위인 항문을 말한다. "魄(백)"은 "粕"(지게미박)과 같은 뜻의 글자. 즉 인체의 糟粕(지게미조박)을 배설하는 곳을 뜻한다. 魄門(백문)을 열고 닫음은 心神(심신)이 주관하고 前陰(전음)과 마찬가지로 腎(신)으로 열며 음식물 찌꺼기의 배출은 脾主運化(지라비주인주옮길운화), 肺主肅降(허파폐주엄숙할. 정제. 맑다숙내릴강), 肝主疏泄(간간주소통할소샐설)등의 작용과 밀접한 관련이 있다.

• 肝(간간) : 간은 月(肝의 본질이 육질) + 干(방패간). 참견과 관여의 뜻으로 이루어 졌다. 따라서 간장의 특성은 체내 각종 장기의 기능활동에 대한 참견, 관여와 협조로 설명할 수 있는데 이를 '肝主疏泄(간주소설)'이라 하며 '肝藏血(간장혈)'을 통해 '간주소설'을 완성한다. 즉 인간사회의 싸움을 해결하는 방법이 싸움 당사자의 이익을 적절히 만족시켜야 하는 것처럼 장부조직간 분쟁의 핵심은 '혈의 수요'라 할 수 있는데 간은 저장하고 있는 혈을 적절히 조절 및 배분함으로써 각 장부의 소통과 협조 관계

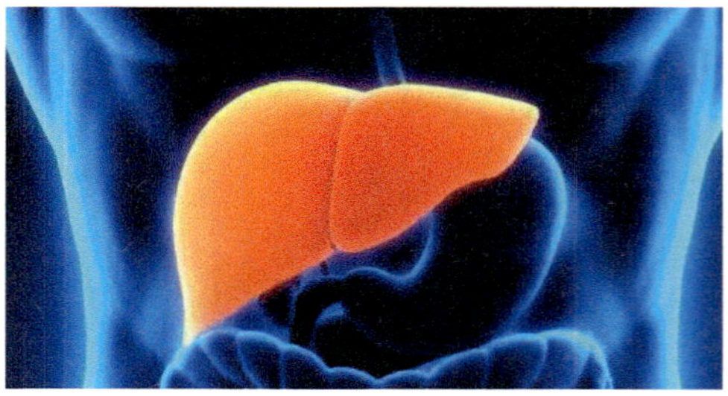

10) '이론생물학저널(Journal of Theoretical Biology)'에 발표된 연구결과, 일반적으로 쓸모 없다고 생각되어 오던 충수가 몸에 이로운 균의 저장고인 것으로 나타났다. 연구팀은 심한 설사 후 대장 내 세균이 사라진 후 충수 속 몸에 이로운 균이 다시 장으로 이주해 장에서 자라면서 인체 기능을 돕는다고 말했다. 연구팀은 그러나 위생 관리 수준이 높은 선진사회에서는 이같은 충수의 기능이 중요하지 않을 수 있는 바 이로 인해 사람들이 충수를 쓸모없다고 생각한다고 말했다. (07.10.23 메디컬투데이)

를 이끌어내고 최종적으로 정서적 쾌적함을 유지시키는 목적을 이루게 된다.

- 肝主藏血(간주감출장혈) : 간은 혈액을 저장하고 출혈을 방지하며 혈량을 조절하는 생리작용이 있다.
- 肝主疏泄(간주소통할소샐설) : 간은 소통을 통해 정서적으로 쾌적한 상태를 유지하는 생리작용으로 기의 운동을 조절하고 혈과 진액의 운행을 촉진시키는 역할을 하는 것.
- 肝主筋(간주힘줄근) : 근육을 주관한다.
- 心[11](심장심) : 인체 장기 중 유일하게 생각으로 컨트롤 할 수 없고 스스로 박동하는 장기로 인체 장기 중 지위가 가장 높다. 인체의 각 장기와 물질을 통솔한다.

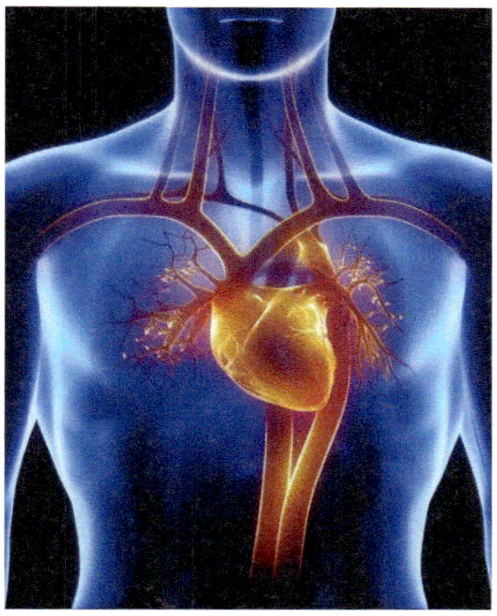

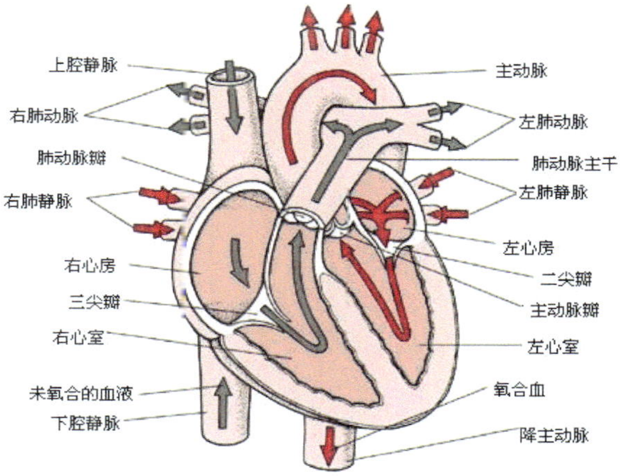

- 心主血脈(심주피혈맥맥) : 心氣(심기)의 推動(밀추움직일동)작용을 통해 혈액이 맥속에서 정상 운행토록 주관하는 작용.
- 心主神志(심주정신.혼신뜻지) = 心藏神(심감출장신) = 心主神明(심주신밝을명) : 인체의 모든 생명활동의 외재적 표현을 지칭하는 것으로 사람의 정신, 의식, 사유, 情志(정지) 활동 등을 지칭한다.

---

11) 五臟 중 肝, 脾, 肺, 腎은 모두 "月"部로 구성되어 있는데 「說文解字」에 의하면 "月"은 "肉" 部에 해당되고, 肉은 형태가 있는 물건이며 동시에 形而下學的 범위에 포함시킬 수 있다. 반면 "心"은 유일하게 "肉" 部가 없고 形而上學的 범주에 포함된다. 五行에 의한 해석에서도 "木, 土, 金, 水"는 모두 형태가 있고 동시에 萬有引力(만유인력)의 향을 받아 아래쪽을 향하고 있지만, 유일하게 "火"는 위쪽을 향하고 있다.

• 神(정신신, 혼신) : 「靈樞·平人絕穀」 神氣(신기)는 水穀精氣(수곡식곡정기)에서 변화 생성된다. 선·후천적 精氣(정기)는 神(신)의 물질적 기초로서 神(신)의 진단 방면에 중요한 참고가치를 지닌다. 神氣(신기)가 충만한 것은 장의 정기가 충만하여 그 기능이 조화로운 것을 반영하고, 神氣(신기)가 흩어지는 경우는 장의 정기가 고갈되어 기의 운동이 쇠퇴함을 반영한다.

• 魂(넋혼) : 정신의식 활동의 일부분으로 「靈樞·本神」에서는 神(신)을 따라 왕래하는 것을 혼이라 함. 즉 "肝藏血(간장혈)"에서 혈은 魂(혼)이 머무르는 곳이라고 한다. 張介賓(장개빈)의 「類經(유경)」에서는 "魂(혼)은 말이 되는데 꿈을 꾸듯 어렴풋하며, 변화하여 정처없이 떠돌아다니는 지경이 되는 이 모든 것을 말한다." 간이 혈을 저장하지 못하거나 肝血不足(간혈부족) 등으로 魂(혼)이 神(신)을 따라 움직이지 않으면 夢遊(꿈몽놀유), 헛소리 등의 증상이 발병한다.

• 意(뜻의) : 「素問·宣明五氣論」에서 "脾(비)는 意(의)를 저장한다" 「靈樞·本神」에서는 "心(심) 속에 기억하여 남겨두는 것을 意(의)라 한다" 脾(비)는 근심이 지나쳐 풀리지 않으면 意(의)가 손상되고, 意(의)가 손상되면 가슴이 답답하고 사지를 잘 움직이지 못하며, 모발에 윤기가 없고 안색이 초췌해지며 봄에 죽는다"고 한다.

• 魄(넋백) : 「靈樞·本神」에서 魄(백)은 청각, 시각, 냉감, 열감, 통감, 가려운 느낌, 신생아의 젖을 빠는 행동 및 우는 행동 등은 모두 본능적 감각과 동작에 속하며 魄(백)의 범주에 속한다. 이러한 기능은 인체 구성물질의 기초인 精(정)과 밀접하다. 精(정)이 충만하면 인체가 건강하여 魄(백)이 온전하고, 魄(백)이 온전하면 감각이 영민하고 동작이 정확하다.

• 志(뜻지) : 의지를 말한다. 王氷(왕빙)은 "몰두하여 바뀌지 않도록 하는 것"이라 해석했다. 「靈樞·本神」에서는 "意(의)를 오랫동안 지니고 있는것"이라 했다.

• 心包絡(심쌀포이을락) : 심포는 심장의 외막으로 기혈이 지나는 통로인 絡脈(락맥)이 연결되어 있어 심포락 이라고 한다. 이것은 심장을 보호하는 역할을 한다.

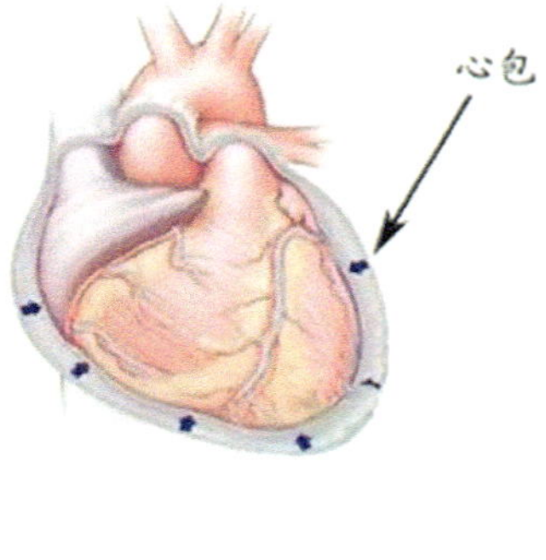

• 脾(지라비) : 인체의 생명활동을 지속시키고 기혈진액의 생성과 변화는 모두 脾胃(비위)의 정상적 작용에 의한 水穀精微(수곡정미)에 의존 하고 있다. 따라서 양식을 관장하는 장기란 뜻이다.

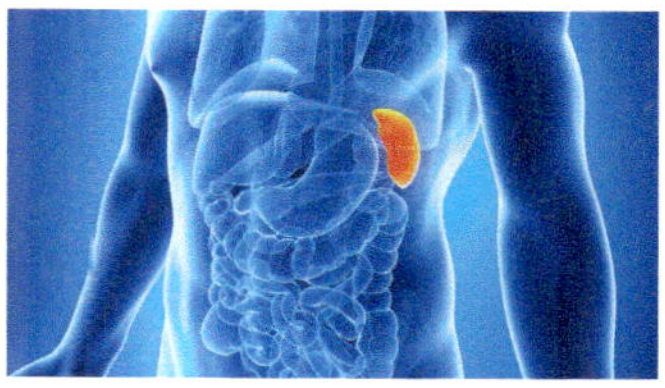

• 脾主運化(지라비주옮길운화) : 運輸(운보낼수)와 消化(사라질소화)를 말한다. 즉, 脾臟(비장)이 음식물 중의 영양물질을 소화흡수시켜 水穀精微(수곡식곡정작을미)로 만듦과 동시에 전신의 각 장부조직으로 퍼트리는 작용을 말한다. 즉, 음식물의 영양성분을 인체에 흡수시켜 이용하고 찌꺼기를 체외로 배출하는 기능을 말한다.

• 脾主昇淸[12](비주오를승맑을청) : 胃主降濁(밥통위주내릴강흐릴탁)과 상대적인 말로서 비장(脾臟)이 음식물의 淸氣(청기)를 心肺(심폐) 등으로 퍼트리는 기능을 말한다.

• 脾主生血(지라비주날생피혈) = 脾主統血(비주거느릴통혈) : 脾臟(비장)은 혈액이 혈맥 이외의 곳으로 일탈하지 않고 脈中(맥중)에서 운행되도록 컨트롤하는 작용을 말한다.

• 肺(허파폐) : 인체 중 국무총리에 해당하는 기관으로 肺는 기체교환의 개념 이외에 대기의 각종 물질 및 온도, 습도, 기압 등과 직접 접촉하는 장기이다.

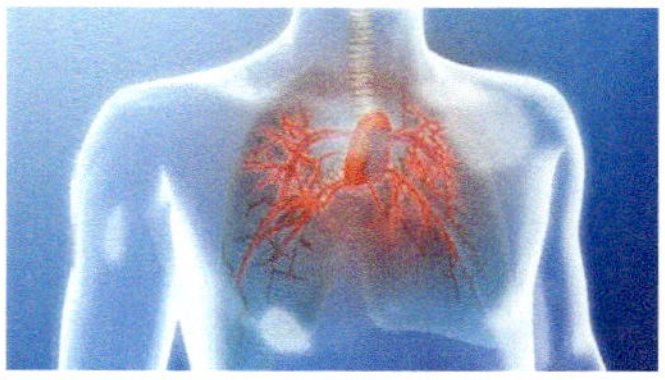

• 肺主氣[13](허파폐주기), 司呼吸(맡을사부를.숨내쉴호마실흡) : 肺(폐)가 호흡과 전신의 기를 주관한다는 것. 즉, 체내의 각종 기의 운동, 영기, 위기, 종기, 원기의 생성과 성쇠는 모두 폐와 밀접한 관계가 있다.

• 肺主宣發(폐주베풀다.널리펴다선필발) : 체내의 濁氣(흐릴탁기)를 배출하고, 津液(진액)과 水穀精微(수곡식곡정작을미) 및 淸氣(청기)를 體表(몸체겉표)로 보내는 작용을 말한다.

---

12) "水穀精微(수곡정미)"의 물질을 心(심)과 肺(폐)로 수송해서 "心主血脈(심주혈맥)"과 "肺朝百脈(폐조백맥)"의 작용을 통해 전신의 조직과 기관으로 보내는 작용을 말하며, 여기서 "淸(청)"은 "淸氣(청기)"를 말한다. 즉 음식물의 소화로 형성된 정교하고 미세한 물질을 말한다.

13) 肺(폐)는 기체교환의 개념 이외에 대기의 각종 물질 및 온도, 습도, 기압 등과 직접 접촉하는 의미를 내포하고 있는데 이 또한 "氣(기)"라 한다. 이것은 '공기, 기체 중의 氣(기)' 또는 '인체의 기본물질에 해당하는 氣(기)'와는 다른 개념에 해당하며 중국 고대 天象學(천상학)에서 말하는 '氣(기)'다. 중국 고대 천문학에서 기후는 5일마다 명백한 변화를 가져온다고 한다. 이때 기후의 최소 변화 단위가 "候(후)"는 (5일)인데, 한의학에서는 "三候爲一氣(삼후위일기)" 즉 "三候(삼후) "(15일)를 "氣"로 불렀다. 즉 매 15일마다 실질적인 기후의 변화가 초래됨을 강조한 것으로 1년 24절기는 여기서 유래되었다. 한의학에서 말하는 "天人合一(천일합일)"의 사상에서 천지변화의 기본법칙은 "氣(기)"에 있다고 보는데 이때 "天人合一"의 가장 밀접한 관련을 맺는 장부기능이 폐이며 그래서 "肺者, 氣之本(폐자, 기지본)"이라 한다. ☞ 「素問·六節藏象論」 "愿聞何謂氣?請夫子發蒙解惑焉. 岐伯曰 : 此上帝所秘, 先師傳之也. 帝曰 : 請遂聞之. 岐伯曰 : 五日謂之候, 三候謂之氣, 六氣謂之時, 四時謂之歲, 而各從其主治焉."

- 肺主肅降(폐주엄숙할.정제.맑다숙내릴강) : 자연의 清氣(청기)를 흡입하고, 津液(진액)과 水穀精微(수곡정미) 및 清氣(청기)를 하강시키는 작용을 말한다.

- 肺主通調水道(폐주통할통고를조수길도) = 肺主行水(폐주행수) : 肺(폐)가 宣發(선발) 肅降(숙강) 작용을 통해 수액을 퍼트리는 작용과 대사작용 중 소통조절 작용을 말한다.

- 肺朝百脈[14](폐아침조일백백맥맥) : 전신의 혈액은 모두 경맥을 통해 肺(폐)로 모인 뒤 기체교환을 거쳐 肺(폐)의 宣發(선발) 작용을 통해 전신으로 퍼지게 되는 일련의 과정을 말한다.

- 肺主治節[15](폐주다스릴치마디절) : 治節(치절)은 관리와 조절의 뜻으로, 인체의 각 장부 조직은 일정한 규칙에 따라 활동하는데 특히 肺(폐)와 心臟(심장)의 협조를 통해 관리 조절된다. 따라서 심장의 역할을 돕고 전신의 氣血津液(기혈진액) 및 각 장부 경락의 생리공능을 조절하는 작용을 말한다.

- 皮毛(가죽피털모) : 피부와 털.

- 短氣(짧을단기) : 호흡이 짧고 지속적으로 이어지지 않는 상태를 말한다.

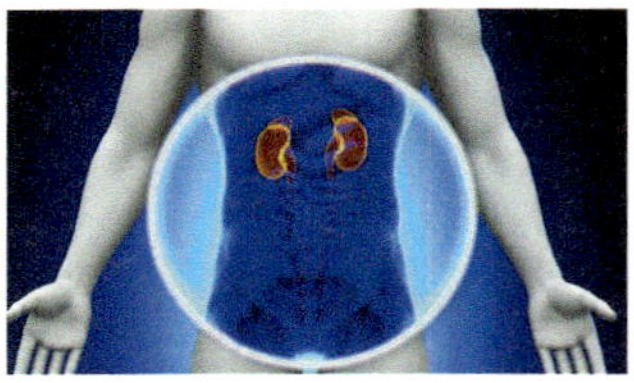

- 腎(콩팥신) : 인체의 정기를 저장하고 성장, 발육, 생식, 노화 등과 밀접한 관련이 있으며 수분대사를 통해 대소변을 주관한다.

- 腎藏精(콩팥신감출장정할정) : 인체의 精氣(정기)를 저장 및 보존하는 기능을 말한다.

- 封藏失職(봉할봉감출장잃을실직분직) : 정기를 저장하고 대소변을 주관하는 신장 기능의

---

14) 혈액순환을 통해 산소를 전신의 조직기관에 공급하는 역할. 특히 "朝(조)"의 의미는 과거 봉건사회에서 諸侯(제후), 大臣(대신)들이 황제를 알현하고 의견을 제시하는 것을 "朝(조)"라고 한다. 이때의 방법은 먼저 모든 제후, 대신들이 조정에 모여 황제에게 절을 한 뒤 각자의 의견을 제시하고 황제는 결정된 사항을 대신들을 통해 각 지방에 전파시킨다. 즉, 인체의 모든 혈맥이 폐로 모여서 기체교환을 통해 산소를 전신의 조직 및 기관에 공급하는 과정을 위의 "朝(조)"에 비유한 것이다.

15) 「素問·靈蘭秘傳論」 "肺者,相傅之官,治節出焉" 心(심)은 혈을 주관하고, 肺(폐)는 기를 주관하는데 기혈을 순환 운행시켜 양분을 운반함으로써 각 장부조직의 기능활동 및 상호관계를 정상적으로 유지하는 것이 肺氣(폐기)의 주요작용이다. 또한 肺의 節氣에 대한 감지능력과 적응능력은 "肺主治節(폐주치절)"의 기능을 결정하는 중요한 요소 중 하나이다. 예를 들면 관절염 환자의 경우 절기가 변할 때마다 통증으로 고생하게 되는데 이는 절기의 변화와 인체의 관절이 밀접한 관련을 갖고 있음을 증명한다. 이 때 폐는 인체의 절기변화를 감지하는 기관 중 하나로서 자신의 상태를 조절함으로써 관절에도 상응하는 치료(관리)의 작용을 하게 된다. 이처럼 관절과 절기가 밀접한 관련이 있으며, 신체적으로 민감한 사람들의 경우 사지가 날씨 변화의 센서역할을 하는 것을 알 수 있다.

조절능력이 상실된 경우로 주로 遺精(남길유정), 滑精(미끄러질활정), 早泄(이를조샐설), 尿失禁(오줌요잃을실금하다. 견디다금), 빈번한 야뇨, 黎明泄瀉(검을여밝을명샐설쏟을사) 등의 증상이 초래된다.

- 腎中精氣[16](콩팥신가운데중정기) : 인체 생명활동의 근본으로 腎(신)의 생리활동의 물질적 기초가 되어 생장, 발육, 생식기능 등을 주관한다. “腎氣(신기)”와 가장 밀접한 인체조직은 骨骼(뼈골뼈격), 치아, 두발이다. 따라서 腎中精氣(신중정기)가 충만한지의 여부는 골격이 튼튼한지의 여부, 치아의 견고함 여부, 두발의 상태 등으로 가늠할 수 있다.
- 天癸(하늘천열째천간계) : 腎中精氣(신중정기)가 왕성하게 발전된 일정한 단계에서 생산되는 일종의 性腺發育盛熟(성선발육성숙)을 촉진시킴과 함께 性機能(성기능)을 유지시키는 물질. 즉 여자의 경우 初經(초경)의 발생과 임신 가능성, 남자의 경우 최초 遺精(유정) 및 생식능력과 직접적인 관계가 있다.
- 腎主水液(콩팥신주인주물수진액) : 신장이 전신의 水液代射(수액대사)를 주재할 뿐만 아니라 腎中精氣(신중정기)의 蒸騰氣化(찔증오를등기화) 공능을 통해 체내 津液(진액)을 퍼트리고, 排泄(밀칠배샐설) 및 津液代射(진액대사)의 평형 유지를 위한 중요한 조절작용을 하는 것을 말한다.
- 腎主納氣(콩팥신주들일납기) : 腎(신)은 肺(폐)가 흡입한 淸氣(청기)를 깊이 받아들임으로써, 호흡이 호흡기 주변에 머무는 것을 방지하고 기체가 신체내외에서 정상교환이 가능하게 한다. 즉 호흡의 일정한 深度(깊을심법도도)를 유지시키는 기능이다.
- 命門(명문) : 생명의 관건이란 뜻으로 선천적인 氣가 저장되어 있는 곳으로 생명의 근원이다.
- 遺精(남길유정) : 성행위 없이 무의식 중에 정액이 흘러 나오는 현상.
- 滑精(미끄러질활정) : 수면상태가 아닌 상황에서 정액이 흘러 나오는 현상.

---

16) 「素問·上古天眞論」“女子七歲, 腎氣盛, 齒更, 髮長; 二七而天癸至, 任脈通, 太衝脈盛, 月事以時下, 故有子; 三七, 腎氣平均, 故眞牙生而長極; 四七, 筋骨堅, 髮長極, 身體盛壯; 五七, 陽明脈衰, 面始焦, 髮始墮; 六七, 三陽脈衰於上, 面皆焦, 髮始白; 七七, 任脈虛, 太衝脈衰少, 天癸竭, 地道不通, 故形壞而無子也. 丈夫八歲, 腎氣實, 髮長齒更; 二八, 腎氣盛, 天癸至, 精氣溢瀉,陰陽和, 故能有子; 三八, 腎氣平均, 筋骨勁强, 故眞牙生而長極; 四八, 筋骨隆盛, 肌肉滿壯; 五八, 腎氣衰, 髮墮齒槁; 六八, 陽氣衰竭於上, 面焦, 髮鬢頒白; 七八, 肝氣衰, 筋不能動, 天癸竭, 精少, 腎藏衰, 形體皆極; 八八, 則齒髮去”

• 淋證(물뿌릴임증상증) : 비뇨기계의 질환으로 감염, 결석, 전립선염 등이 포함된다.

• 六腑(육부) : 月(육질의 장기) + 府(저택, 집, 공간) = 음식물을 담는 곳으로 즉, 膽(쓸개담), 小腸(작을소창자장), 胃(밥통위), 大腸(큰대창자장), 膀胱(오줌통방오줌통광), 三焦(석삼탈초)를 말한다.

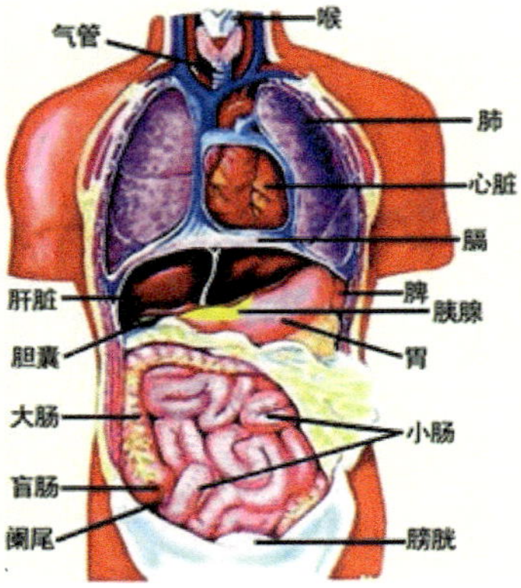

• 膽(쓸개담) : 육부중 유일하게 음식물과 직접 접촉하지 않고 단지 음식물의 소화를 돕기만 하는 곳이라 "淸淨之府(맑을청깨끗할정갈지마을부)"라고도 칭한다.

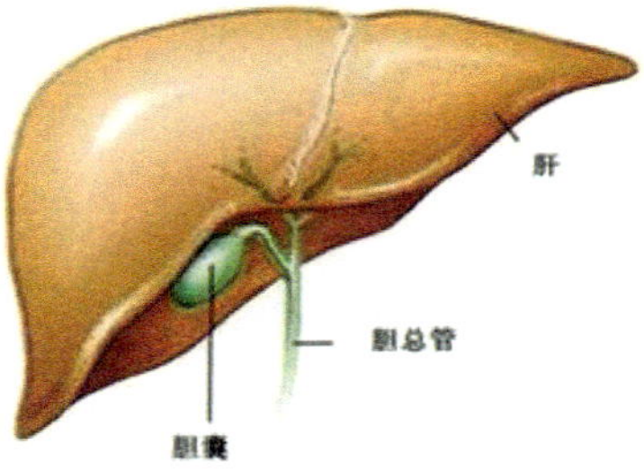

• 膽主決斷[17](담주결단할결끊을단) : 膽囊(담주머니낭)은 인간의 사유능력 중 剛直(굳셀강곧을직), 決斷(결단), 사물 판단, 결정 등을 주재하고 불량한 자극에 대한 저항으로 기혈의 운행과 장부간의 협조를 조절한다.

• 膽汁(담즙즙) : 쓸개즙

---

17) 內經」 "膽者, 中正之官, 決斷出焉" 담(膽)은 결단을 주관하는 기능이 있어 갑자기 일어난 공포심 등의 악영향을 방지하고 제거시킴으로써 인체 기혈의 정상운행을 유지, 제어하여 장부기능의 상호협조를 촉진시키는데 중요한 작용을 함으로 中正之官(중정지관)이라고도 한다. 즉, 우리가 흔히 말하는 용기, 담력, 담대함 등과 가장 밀접한 장부이다.

• 小腸(소장) : 소장은 우리 몸에서 가장 긴 장기로 공장에서 회장까지의 길이는 6.7~7.6 m 정도이며 소장 점막에는 수많은 주름이 있고 그 표면에는 융모가 있다. 소장은 십이지장, 공장, 회장의 세 부분으로 구분되고 C자 모양을 하고 있으며, 담관과 췌관이 합류하는 부분이 존재한다.

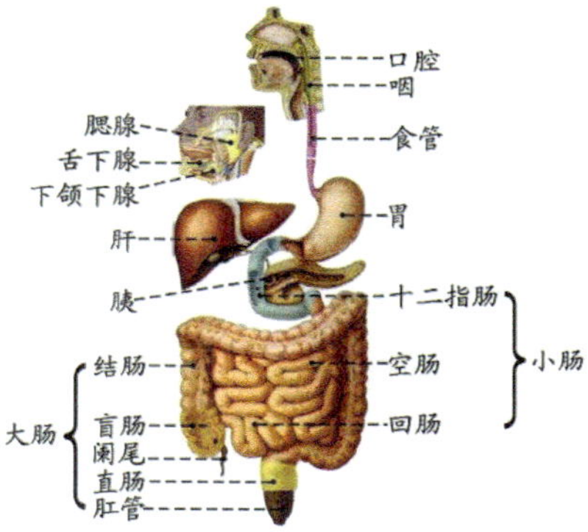

• 受盛化物(받을수성할성될화물건물) : "受(수)"는 "접수"의 뜻, "盛(성)"은 고대 제사에 사용하는 깨끗이 가공한 곡물을 뜻한다. 따라서 "受盛(수성)"은 胃(위)로부터 초보 단계의 소화를 끝낸 음식물을 접수하는 곳이란 뜻을 나타낸다.

• 泌別清濁(분비할비나눌별맑을청흐릴탁) : 위로부터 접수한 음식물을 소장에서 진일보된 소화를 진행시킨 뒤 水穀精微(수곡식곡정작을미)와 찌꺼기로 구분해서 정교하고 미세한 영양물질들은 흡수하고, 찌꺼기는 大腸(대장)으로 수송하는 기능을 말한다.

• 胃(밥통위) : "月(달월)"은 胃(위)의 속성을 나타내고, "田(밭전)"은 胃(위)의 작용을 의미한다. 즉 "田(전)"은 씨앗을 심고 양식을 생산하는 곳으로 인체가 필요로 하는 각종 영양분을 생산하는 곳이 "胃(위)"라는 의미를 내포하고 있다.

• 胃主受納(위주받을수들일납) : "受納(수납)"은 "접수', "용납"을 뜻한다. 즉, 위가 음식물을 받아들이는 기관이란 뜻이다.

• 腐熟水穀(썩을부익을숙수곡식곡) : 음식물이 胃(위)에 체류하면서 胃(위)의 蠕動運動(연동운동)과 위액에 의한 소화를 통해 잘게 잘려서 삭혀지고 익혀져 쉽게 소화흡수 될 수 있도록 돕는 과정을 "腐熟(부숙)"이라 한다. 즉, 胃臟(위장)이 음식물을 흡수해서 초보적인 소화상태인 食糜(식미 = 엷은 죽이나 미음같은 상태)로 만드는 것으로 음식물이 삭혀지고 익혀지는 기능을 말한다.

• 胃主通降(밥통위주통할통내릴강) : 위장이 초보적인 소화 상태인 食糜(식죽.문드러질미)를 小腸(소장)으로 수송하는 기능을 말한다. "通降(통강)"은 두 가지 뜻이 있다. 첫째는 "通暢(통할통통할창)"의 뜻으로 噴門(뿜을.재채기분문)을 통해 胃(위)로 들어온 음식물이 幽門(유문)을 통해 초보적으로 소화된 음식물을 소장으로 전달하는데 이 모든 과정이 반드시 통창되어야 한다. 이 과정에 정체 등의 문제가 발생하면 음식물이 체내에 정체되어 소화불량, 복부 팽만감, 대변 불통, 신트림, 구취 등의 질병이 발생한다. 둘째

는 "下降(하강)"의 뜻이 있다. 噴門(분문)에서 胃(위)를 거쳐 幽門(유문)을 통해 소장으로 이어지는 이 모든 하강과정에 문제가 발생해서 역류하는 상황이 발생하면 구역질, 구토, 신트림, 딸꾹질 등의 질병이 나타난다. 따라서 한의학에서는 胃(위)에 대해 "以降爲和(이강위화=내려보내는 기능이 조화로워야 한다)"라 표현한다.

- 納呆(들일납어리석을매) : 소화불량.
- 惡心(미워할오심) : 구역질.
- 呃逆(딸꾹질액거스를역) : 딸꾹질.
- 胃脘脹悶(밥통위위완배부를창답답할민) : 복부 팽만감.
- 噯氣(트림애기) : 트림.
- 大腸(큰대창자장)[18] : 대장은 음식물의 찌꺼기를 체외로 배출시키는 역할을 하기 때문에 "傳導之官(전도지관)"이라 칭한다. 만약 대장이 대변의 傳導(전도) 및 배설 기능을 상실하게 되면 음식물의 찌꺼기가 체내에 정체되어 변비가 유발될 수 있다.
- 糟粕(지게미조지게미박) : 찌꺼기.
- 傳化糟粕(전할전될화지게미조지게미박) : 大腸(대장)에서 대변의 형성 및 배출되는 것을 말한다.
- 水分吸收(수분마실흡거둘수) : 대장은 소량의 수분을 흡수함으로써 수액대사 조절 기능에 일조한다.

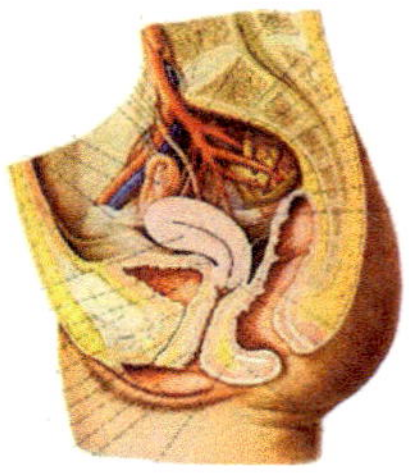

- 膀胱(오줌통방오줌통광) : 소변의 저장과 배뇨를 주관한다. 방광의 소변에 대한 저장과 배설은 신장의 소변에 대한 여과 및 수액의 蒸騰氣化(찔증오를등기기될화) 작용의 정상적 발휘 여부에 의존한다.
- 三焦[19](셋삼탈초) : 삼초는 실제 존재하는 장기가 아니고 단지 氣(기)와 수액이 운행되

18) 우리는 대변이 지나치게 건조해서 배설이 힘들 때 무의식적으로 호흡을 멈추고 복부의 압력을 증가시켜 대변을 배출해낸다. 이처럼 폐의 호흡으로 체내의 기압을 조절 할 수 있게 되고 체내 기압의 변화는 대장의 糟粕傳導(조박전도)기능을 촉진시킨다. 따라서 한의학 이론에 의한 肺(폐)와 大腸(대장)의 상관관계에서는 "肺氣下陷(폐기하함)"의 경우 배변의 횟수가 증가하고, 심지어는 설사가 멎지 않을 정도로 심한 경우가 발생하기도하며 또한 "肺氣不降(폐기불강)"의 경우에는 대장의 전도작용이 부족해서 변비를 유발시키기도 한다.

19) 「難經(난경)」에서는 "有名而無形(유명이무형=이름은 있으나 형태는 없는것)"의 장기로 표현한다. "有名(유명)"은 구체적인 명칭이 있다는 뜻이고, "無形(무형)"은 특정 형태를 구비하지 못했음을 뜻한다. 마치 현대의 도시 지하공간을 지나는 각종 管(관=상하수도, 가스, 전기 등)과 같은 역할에 비유할 수 있다.

는 통로일 뿐이다. 하지만 인체의 부위(상초, 중초, 하초)로 구분하는 경우를 일컫기도 한다.

- 上焦(위상탈초) : 횡경막 이상에서 舌下(혀설하＝혀 밑)까지 [心(심), 心包絡(심장심쌀포이을락), 肺(허파폐), 頭面(머리두얼굴면)]

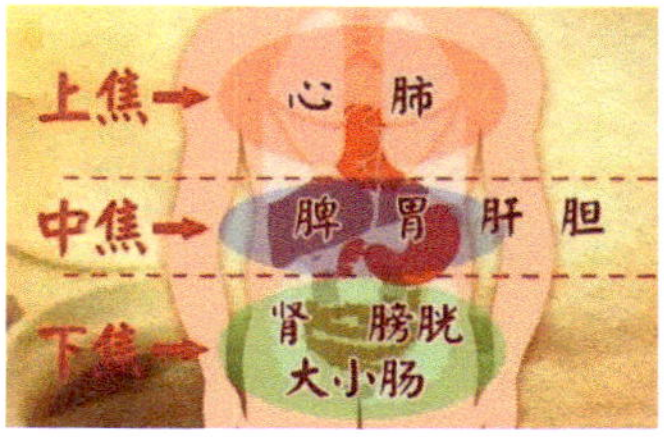

- 中焦(가운데중초) : 횡경막 아래에서 배꼽까지 [脾(지라비), 胃(밥통위), 肝(간간), 膽(쓸개담)]
- 下焦(아래하초) : 배꼽이하에서 二陰(이음 = 전음 + 후음)까지 [腎(콩팥신), 膀胱(오줌통방오줌통광), 大腸(대장), 小腸(소장), 女子胞(여자세포포)]
- 奇恒之府[20](기이할기항상.두루미치다항지마을부) : 膽(담), 脈(맥), 女子胞(여자포), 腦(골뇌), 骨(골), 髓(뼛골수)를 말한다. 즉, 체액을 저장하는 기관으로 臟(오장장)인것 같지만 臟(오장장)이 아니고, 腑(육부부)인 것 같지만 腑(육부부)가 아닌 것이 五臟(오장)과 구별되는 특이 조직이라 "奇恒之府(기항지부)"로 명명했다.
- 女子胞[21](여자세포포)＝胞宮(포집궁)=子宮(자궁) : 月經(월경)을 주관하고 임신과 함께 태아의 성장을 도모하는 여성의 임신 기관이다.
- 腦[22](골뇌) : 생명활동과 감각활동 視(볼시), 聽(들을청), 言(말씀언), 動(움직일동)등을 주재함으로써 생명의 중추적 역할인 의식이 존재하는 곳이다.
- 髓[23](뼛골수) : 뼈속에 가득 들어있는 연하고 누르스름한 물질로 腦髓(뇌수), 脊髓(등골

또한 주요 기능을 토대로 살펴볼 때 현대의학의 임파관이 인체 수액대사와 순환의 주요 통로라면 한의학의 三焦(삼초)는 전신의 임파관 집합체라고 표현할 수도 있을 것이다.

20) 「素問·五臟別論」"腦, 髓, 骨, 脈, 膽, 女子胞, 此六者, 地氣之所生也, 皆藏于陰而象于地, 故藏而 不瀉, 名日奇恒之府." (∵ 모두 땅의 기운을 받아 화생한 것으로 인체의 음정을 저장하는데 마치 땅이 만물을 收藏化生(수장화생)하는 것처럼 저장하되 배출하지 않는 까닭으로 奇恒之府(기항지부)라 명명함.

21) 「婦人大全良方·卷十四」"胞宮, 子宮, 子臟, 子處, 女子胞, 胞臟, 血臟이라고도 한다. 여성에게 월경이 나오게 하고, 임신하여 태아를 기르는 기관으로 奇恒之府(기항지부)에 속한다. 帶脈(대맥) 아래 아랫배의 중간에 위치하며, 앞에는 방광이 있고 뒤에는 직장이 있으며, 아랫부분은 陰道(음도)와 연결되어 있다. 天癸(천계), 衝脈(충맥), 任脈(임맥), 帶脈(대맥)의 공동 작용 하에서 그 생리기능이 완성된다."

22) 한의학 이론에서의 "腦"에 관한 공능은 대부분 오장육부의 공능 속에 분산되어 있다. 뇌에 관한 이론 중 비교적 완전한 것은 청나라 시대의 명의 王淸任(왕청임)이 「醫林改錯(의림개착)」에 묘사한 다음의 표현이다. 「醫林改錯·腦髓說」"靈機記性在腦者, 因飮食生氣血, 長肌肉, 精汁之淸者, 化而爲髓, 由脊髓上行入腦, 名日腦髓; 兩耳通腦, 所聽之聲歸于腦; 兩目卽腦汁所生, 兩目系如線, 長于腦, 所見之物歸于腦; 鼻通于腦, 所聞香臭歸于腦; 看小兒初生時, 腦未全, 囟門軟, 目不靈動, 耳不知聽, 鼻不知聞, 舌不言. 至周歲, 舌能言一二字"

☞ 「本草綱目」"腦爲元神之府":精神意識, 記憶思惟, 視覺器官은 모두 腦에서 비롯된다.

뼈척수), 骨髓(골수) 등으로 구분하며 혈액으로 변화 생성된다.

• 形體[24](모양형몸체) : 광의의 의미로 몸 전체. 즉, 頭面(머리두얼굴면), 頸項(목경목덜미항), 軀幹(몸구줄기간), 四肢(넷사팔다리지), 臟腑(오장장육부부) 등을 지칭한다. 협의의 의미로는 皮(가죽피), 肉(고기육), 筋(힘줄근), 骨(뼈골), 脈(맥맥) 등 五體(다섯오몸체)를 지칭한다.

• 筋(힘줄근) : 관절을 이어주고 운동을 원활하게 하면서 내장을 보호한다.
肝(간간)은 전신의 筋(근)을 주관하는데 筋(근)은 간의 정기에 의해 영양을 공급 받아야만 비로소 활동력을 얻게 된다. 筋(근)의 이완수축 기능에 의해 전신의 관절근육이 움직이게 되므로 "肝主運動(간주운동)" 이라고도 한다. 따라서 肝氣(간기)가 쇠약하면 마비감과 경련 등이 발생한다. 筋(근)의 정수가 체표에 응축되어 나타나는 곳은 爪甲(손톱조갑옷.딱지갑)으로 한의학에서 爪爲筋之餘(조위근지여)"라고 하는 것처럼 인체의 손톱, 발톱은 筋(근)의 연장선상에서 이해하며 손·발톱의 광택, 평탄 여부로 筋(근)의 상황을 판단할 수 있다.

• 脈(맥맥) : 經脈(지날경맥)과 血脈(혈맥) 등을 지칭한다. 기혈운행의 통로로서 혈액 순환을 제약하거나 전신의 정보를 반영한다. 맥의 정수가 체표에 응축되어 나타나는 곳은 얼굴로 이곳은 모세혈관이 풍부해서 얼굴의 色澤(색택)을 통해 脈管(맥관)의 탄성 및 혈액의 충만 정도를 판단할 수 있다.

• 肉(고기육) : 운동을 주관하면서 내장을 보호하고 외부 邪氣(사기)를 방어하는 역할을 한다. 肌(살가죽기)란 肉(육)과 같은 뜻으로 체표에 접하는 근육을 말하며 전신의 운동을 주관하는 조직이다. "脾主肌肉(비주기육)"은 脾氣(비기)가 소화시키고 운반한 음식물의 핵심 영양분에 의해 영향을 받음을 가리킨다. 肉의 정수가 체표에 응축되어 나타나는 곳은 입술로, 입술은 인체 체표에서 유일하게 피부로 덮여있지 않은 곳으로 肌肉(기육)의 영양상황을 가장 잘 파악할 수 있는 곳이다.

• 皮(가죽피) : 肌體(기체)를 보호하고 외부의 邪氣(사기)에 대해 방어하는 역할을 한다. 또한 수액대사의 조절, 체온조절, 호흡조절 등의 역할을 한다. 皮의 정수가 체표에 응축되어 나타나는 곳은 毛(모＝털)로서 皮의 영양상황과 精氣(정기)와의 관계를 파악할 수 있다.

---

23) 「素問·脈要精微論」"頭者, 精明之府" : 諸陽의 神氣는 위로 머리에 모이고, 諸髓의 精은 위로 腦에 모이므로 머리는 精髓神明의 府이다.

24) "心, 其華在面; 肝, 其華在爪, 脾, 其華在脣, 肺, 其華在 毛; 腎, 其華在髮"

• 腠理[25](살결주다스릴리) : 腠(주)는 肌肉(기육)의 紋理(무늬문리 = 결,주름살). 理(리)는 피부의 주름살을 말한다. 皮膚(가죽피피부부), 肌肉(기육), 장부의 紋理(문리 = 결,주름살) 및 피부와 肌肉(기육)을 연결시키는 결체조직으로 체액을 배설시키고 기혈을 소통시키는 창구로서 외부의 邪氣(사기)가 침범하는 것을 막는다.

• 骨(뼈골) : 인체를 지지하고 내장을 보호하면서 운동작용에 협조한다.
腎(콩팥신)은 골격에 영양을 공급하는 기능이 있다 腎(신)이 精(정)을 간직하고 精(정)은 골수를 생성하는데 골수가 충족되면 뼈가 튼튼해지고 생장발육이 원만하게 이루어진다. 骨(골)의 정수가 체표에 응축되어 나타나는 곳은 두발로서 노쇠할 경우 골격이 엉성하고 두발 역시 쉽게 백색이 되거나 윤기가 없어지면서 탈모 등의 현상이 나타나는데 이를 통해 골격의 강건 여부를 판단할 수 있다.

• 官竅[26](기관관구멍규) : 官(관), 機體(기체)상의 특정 공능의 기관으로 예를 들면 耳(귀이), 目(눈목), 口(입구), 鼻(코비), 咽喉(목구멍인목구멍후) 등을 官(관)이라 한다. 竅(규)는 孔竅(공규), 苗竅(묘규)의 뜻으로 내장과 외부세계를 연결하는 창구역할을 말한다. 官竅(관규)는 인체와 자연계의 물질교환의 출입문 역할로서 예를 들면 인체에 필요한 공기, 물, 음식물 등은 입과 코를 통해 체내로 들어오며 인체의 생리활동 과정중에 생산되는 대소변 등의 노폐물은 前陰(전음=생식기)과 後陰(후음=항문)등을 통해 체외로 배출 된다. 고대에 五官(오관)은 耳(이), 目(목), 口(구), 鼻(비), 咽喉(인후)를 지칭했고, 七竅(칠규)는 口(구), 鼻(비2), 目(목２), 耳(이２)를 지칭했다. 舌(혀설)은 원래 竅(규)가 아니지만 한의학의 五臟開竅(오장거규) 이론에서는 "舌爲心之竅(설위심지규)"로 설명된다.

• 開竅(열개구멍규) : 각 장부마다 그 장부의 상태를 나타내는 대표적인 신체 부위가 있는데

---

25) 당나라 시대의 王氷(왕빙)은 「素問·皮部論」의 주석에서 다음과 같이 해석했다."腠理, 皆謂 皮空及紋理也" 肌肉(기육)과 피부의 틈새는 서로 소통되기 때문에 腠理(주리)라 칭한다.

26) 인체는 외부세계와 정보를 교환하는 기관이 있는데 이러한 기관들을 통해 획득한 정보를 토대로 인체는 자신의 精氣(정기) 사용을 부단히 조정한다. 이처럼 외부세계와 정보를 교환하는 기관이 五官(오관)인데 한의학에서는 이들 오관과 장부와의 연계관계를 통칭해서 "五臟開竅(오장개규)" 라고 표현한다. 즉 "心開竅于舌, 肝開竅于目, 脾開竅于口, 肺開竅于鼻, 腎開竅于耳"로 표현한다. 즉 외부세계의 각종 변화에 대한 정보는 五官(오관)을 통해 오장에 전달되고 이에 따라 오장은 각자 상이한 생리변화를 나타내게 된다. 따라서 오장의 기능상태는 五官(오관)을 통해 반영되며, 오관기능의 정상 여부는 五臟精氣(오장정기)의 충족 여부와 밀접한 관계를 갖게 된다. 예를 들면 혀의 미각기능이 감퇴되는 것은 心中精氣(심중정기)가 부족한 표현이며, 눈이 건조하면서 침침한 것은 肝中精氣(간중정기)가 부족한 것이다. 또한 코로 냄새를 맡지 못하는 것은 肺中精氣(폐중정기)가 부족한 표현이며, 청력의 감퇴는 腎中精氣(신중정기)가 부족한 것이다. 즉 "五官(오관)은 오장의 氣(기)를 엿볼 수 있는 곳이다."

이처럼 어떤 장부의 상태가 특정 신체부위에 나타나는 것을 "開竅(개규)"로 표현한다.

- 九竅(아홉구구멍규) : 口(구), 鼻(비 2), 目(목 2), 耳(이 2), 前陰(전음), 後陰(후음)
- 目(눈목) : 시각을 주관한다. 사람의 의식상태를 엿볼 수 있는 곳.
- 舌(혀설) : 미각을 주관한다. 음식을 씹고 삼키며 맛을 느끼는 기관인 동시에 발음에 영향을 주는 곳.
- 口(입구) : 소화가 시작되는 곳으로 호흡과 소리에 관여한다.
- 咽喉(목구멍인목구멍후) : 음식의 섭취와 호흡이 함께 이루어지는 통로 역할을 한다. 咽(인)은 위로는 口(구)와 아래로는 胃(위)와 연결되어 음식물 통로 역할을 한다. 喉(후)는 기체 출입의 통로로서 위로는 鼻(비)와 아래로는 肺(폐)와 연결되어 기체 출입의 통로 역할을 한다. 肺(폐)의 정상여부에 따라 喉(후)에 큰 영향을 미치게 된다.
- 鼻(코비) : 호흡, 후각 및 발음을 주관한다.
- 耳[27](귀이) : 청각을 주관하고 인체의 평형상태[28] 유지에 관여한다.
- 前陰[29](앞전음)＝下陰(하음) : 생식기를 말한다. 배뇨와 생식의 기관이다.
- 後陰[30](뒤후음)＝魄門(넋, 찌꺼기백문) : 항문을 말한다. 대변을 배설하는 기관이다.
- 心腎相交(심장심콩팥신서로상사귈교) : 心(심)은 火(화)에 속하고 神(신)을 저장하며, 腎(신)은 水(수)에 속하고 精(정)을 저장한다. 兩臟(양장)은 서로 상호작용 및 제약의 기능을 함으로써 신체가 정상적인 생리활동을 유지하도록 한다.

---

27) 「景岳全書·卷二十七」"耳(이)는 腎(신)의 竅(규)로서 宗脈(종맥)이 모이는 곳인데 만약 精氣(정기)가 조화롭고 腎氣(신기)가 충만하면 귀가 잘 들리고, 과로로 氣血(기혈)이 손상되어 腎精(신정)이 부족해지면 반드시 청력에 문제가 발생한다. 중년의 사람들이 귀에서 비바람 소리, 매미소리, 파도소리 같은 것이 자주 들리면 모두 腎陰(신음)이 부족하기 때문이다."

28) 평형감각은 內耳(내이＝청각세포와 평형을 조절하는 기관이 있는 속에 있는 귀)에 있는 두 감각기인 평형반(평형으로 생긴 기관으로 속에 림프액이 돌고 있으며 평형상태를 조절함)과 반고리관(반원고리형관으로 역시 평형상태를 조절함)에서 느껴지는 감각이다. 인간을 포함한 거의 모든 동물이 생명유지를 위해 가지고 있는 가장 기본적인 감각 중 하나다.

29) 「素問·厥論」"前陰(전음)은 宗筋(종근)이 모이는 곳으로 太陰經(태음경)과 陽明經(양명경)이 이곳에서 모여 만난다"

30) 「素問·五臟別論」에서 "魄門亦爲五臟使"라고 했다. "魄(백)"은 "粕(박)"의 假借字(가차자＝같은 음의 글자를 빌려 다른 뜻에 사용하는 것)이므로, 魄門(백문)은 즉 粕門(박문＝항문)으로서, 음식물의 찌꺼기가 이곳을 통하여 체외로 배출되므로 붙여진 이름이다. 魄門(백문)의 開闔(개합)은 心神(심신)이 주관하고, 前陰(전음)과 마찬가지로 腎(신)으로 開竅(개규)하며, 음식물 찌꺼기의 배출은 脾(비)의 運化(운화), 肺(폐)의 肅降(숙강) 및 肝(간)의 疏泄(소설)작용과 밀접한 관계가 있다. 魄門(백문)은 음식물의 찌꺼기를 체외로 배출하는 것 외에도 오장의 정상적인 氣化(기화)활동을 돕는다.

6 病因(병 병 인할 인) : 병을 발생시키는 원인

• 外感病因(바깥 외 느낄 감 병 인) : 六淫(여섯 육 음란할 음), 癘氣(창병 려 기) 등.

• 內傷病因(안 내 상할 상 병 인) : 음식, 勞逸(일할 노 편안할 일), 七情(일곱 칠 뜻 정) 등.

• 其他病因(기타병인) : 기생충, 외상 등.

• 不內外因(불내외인) : 병을 일으키는 원인이 내부적인 것도 외부적인 요인도 아닌 것.

• 邪(사악할 사) : 요사스러우며 나쁜 기운으로 사람의 몸에 병을 유발시키는 여러가지 요인을 통칭한다. 正氣(정기)와 반대의 개념으로 각종 발병 요인 및 그 병리적 손해를 가리킨다. 邪氣(사기)가 침입하면 그 氣(기)는 반드시 虛(허)해진다. 외부에서 인체로 침입하므로 外邪(외사)라고도 한다.

• 六淫(여섯 육 음란할 음) : 風(바람 풍), 暑(더울 서), 濕(젖을 습), 燥(마를 조), 寒(찰 한), 火(불 화) 등 外感病邪(외감병사)의 총칭.

• 癘氣[31](창병 려 기) = 疫癘(전염병 역 려) = 毒氣(독 독 기) = 戾氣(어그러질 려 기) : 강력한 전염병의 病邪(병사)를 일컫는다. 일반적으로 발병이 급속히 이루어지고, 질병의 상태가 심각하다. 전염성이 강해서 쉽게 유행하고 감염된 사람들의 증상이 유사하다는 특징을 갖고 있다. 예) 코로나19, 신종플루, 천연두 등.

• 七情[32](일곱 칠 뜻 정) : 喜(희), 怒(노), 思(사), 悲(비), 憂(우), 恐(공), 驚(경) 일곱 가지 정서상태의 변화를 말한다.

• 怒(성낼 노) : 화냄. 怒(노)는 肝臟(간 간 장)의 정기가 외부의 자극 하에 변화 및 반응하는 활동.

• 喜(기쁠 희) : 기쁨. 喜(희)는 心臟(심장)의 정기가 외부의 자극 하에 변화 및 반응하는 활동.

---

31) 「內經」 "避其毒氣(피기독기)" : 강력한 전염병은 그것으로부터 피하는것이 핵심이다.

32) 五臟(오장)이 외부세계의 정보에 따라 수시로 자신의 기능상태를 조정하는 것은 외부세계에 적응함이 목적이다. 정서상태의 변화는 외부세계의 정보에 따른 인체의 정신의식 활동의 결과라 할 수 있다. 이러한 정신의식 활동은 사실 五臟(오장)이 외부세계의 영향 하에 자신의 활동을 조절한 결과라 할 수 있기 때문에 情志活動(정지활동)은 五臟精氣(오장정기)변화의 결과라 할 수 있다. 따라서 과도한 감정 활동은 반드시 인체의 五臟精氣(오장정기)에 영향을 끼치게 된다.

• 思(생각사) : 고민. 思(사)는 脾臟(지라비장)의 정기가 외부의 자극 하에 변화 및 반응하는 활동.

• 憂(근심우) : 근심. 憂(우)와 悲(비)는 肺臟(허파폐장)의 정기가 외부의 자극 하에 변화 및 반응하는 활동.

• 悲(슬플비) : 슬픔.

• 恐(두려울공) : 공포. 恐(경)과 驚(놀랄경)은 腎臟(콩팥신장)의 정기가 외부의 자극 하에 변화 및 반응하는 활동.

• 驚(놀랄경) : 놀람.

• 飮食失調(마실음먹을식잃을실고를조) : 과식 또는 과도한 굶주림 등의 불규칙적인 식사와 불결한 음식섭취 및 편식 등을 말한다.

• 過勞[33](지나칠과일할로) : 육체적, 정신적 과로는 각종 질병의 원인이 된다.

• 過逸[34](과편안할일) = 安逸(편안할안일) : 지나치게 비활동적인 생활은 기혈의 순환장애와 함께 소화기계의 기능 감퇴 등을 초래한다.

• 痰飮(가래담마실음) : 체내의 수액이 代謝(대사) 활동 중의 장애로 인해 체내에 형성된 病理(병리) 산물.

• 瘀血[35](어혈어혈) : 혈액순환의 이상으로 經脈(경맥) 혹은 臟腑(장부)내의 혈액이 막히거나 정체 된 것. 또는 체내에서 혈맥을 일탈한 혈액들이 쌓여 형성된 것.

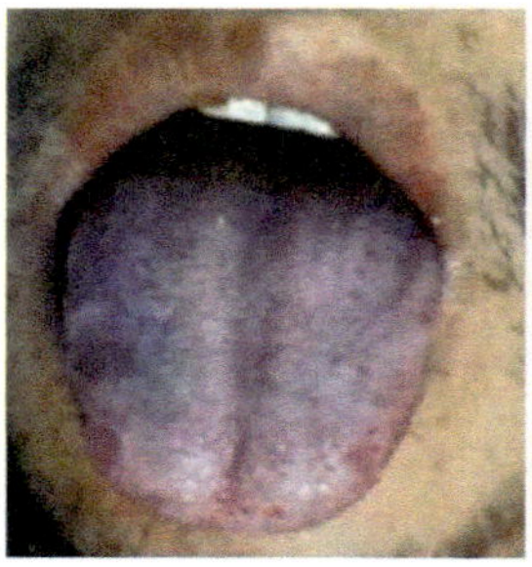

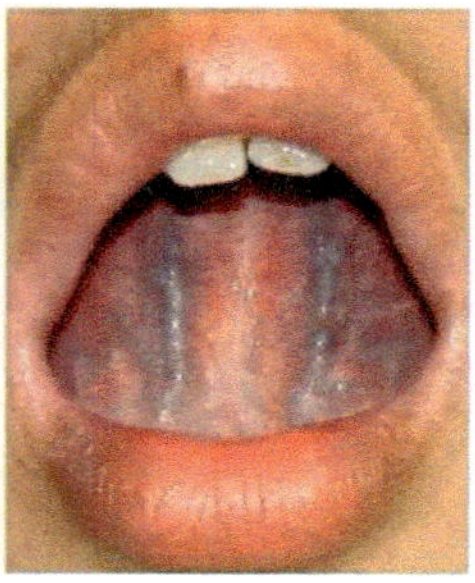

---

33) 「內經」"勞則氣耗" "神疲消瘦"
34) 「內經」"久臥傷氣"
35) 「說文解字」"瘀, 積血也" 즉 "瘀"는 "瘀滯","瘀阻"(막히다)의 뜻이다.

7 治法(다스릴치법법) : 치료방법

• 未病先防[36](아닐미병병먼저선막을방) : 평소 정기를 보강하고 저항력을 증진시켜 외부 병사의 침입을 사전에 예방하는 것.

• 旣病防變(이미기병병막을방변할변) : 질병의 조기 진료 및 치료를 통해 질병의 전변이나 합병증을 차단하는 것.

• 治則(다스릴치법칙칙) : 질병 치료의 법칙(= 총칙)으로 다음과 같은 표현들을 말한다. 治病求本(치병구본), 治標治本(치표치본), 扶正(부정), 祛邪(거사), 陰陽調整(음양조정), 장부기능 조정, 三因制宜(삼인제의) 등.

• 治病求本(다스릴치병병구할구근본본) : 근본적인 病因(병인)에 대한 치료를 말한다.

• 治標(다스릴치표할, 겉표) : 겉으로 나타난 증상 또는 초기의 질병이나 합병증 등의 치료를 말한다.

• 治本(다스릴치근본본) : 병의 본질이나 원인에 해당하는 치료를 말한다.

• 扶正(도울부바를정) : 正氣(정기)를 도와주어 체질을 증강시킴으로써 외부의 邪氣(사기)에 저항능력을 제고시키는 것. 즉, 면역력을 제고시키는 방법을 말한다.

• 祛邪(떨거간사할사) : 祛除病邪(거덜제병사)를 줄인 말로 병을 발생시키는 나쁜 기운인 邪氣(사기)를 제거하고 正氣(정기)를 안정시키는 것.

• 治法(다스릴치법법) : 治則(치법칙칙)의 기초 하에 구체적인 치료방법을 확정하는 것.

• 正治(바를정다스릴치) = 逆治(거스를역다스릴치) : 질병 성질과 반대의 성질로 치료하는 일반적인 치료 원리.

• 寒者熱之(찰한놈자더울열갈지) : 차가운 성질로 인한 질병은 더운 성질의 약으로 치료.

• 熱者寒之(더울열놈자찰한갈지) : 더운 성질로 인한 질병은 차가운 성질의 약으로 치료.

---

36) 「素問·上古天眞論」 "上古之人, 其知道者, 法于陰陽, 和于術數, 飮食有節, 起居有常, 不妄作勞, 故能形與神俱而盡終其天年, 度百歲乃去"

• 實則瀉之(열매실곧즉쏟을사지) : 실증으로 인한 질병은 질병의 원인을 제거하는 것으로 치료.

• 虛則補之(빌허즉보할보지) : 정기의 부족 등으로 인한 질병은 에너지를 보충하는 방법으로 치료.

• 反治(돌이킬반다스릴치) = 從治(따를종치) : 동양의학의 특수한 치료방법으로 질병의 假象(거짓가상)을 좇아 치료하는 방법이다.

• 寒因寒用(찰한인할인찰한쓸용) : 실제로는 더운 것이 원인인 질병이나 겉으로 나타나는 가짜 증상인 차가운 증상에 차가운 약으로 치료하는 것.

• 熱因熱用(더울열인할인더울열쓸용) : 실제로는 차가운 것이 원인인 질병이나 겉으로 나타나는 가짜 증상인 더운 증상에 더운 약으로 치료하는 것.

• 塞因塞用(막힐색인할인막힐색쓸용) : 실제로는 虛症(허증)이 원인인 질병이나 겉으로 나타나는 복부팽만, 尿廢症(뇨폐증), 생리불통 등의 질병을 보약으로 치료하는 방법.

• 通因通用(통인할인통할통쓸용) : 실제로는 체내에 불필요한 음식물의 적체 또는 세균 등의 원인으로 발생한 복부통증, 설사 등의 증상을 通利(통리)의 방법으로 치료하는 것.

• 三因制宜[37](셋삼인할인절제할제마땅의) : 치료시 반드시 준수해야 되는 세 가지 법칙.

• 因時制宜(인할인때시절제할제마땅의) : 치료시 계절과 기후를 포함한 시기의 차이를 고려해서 치료방법을 확정하는 것.

• 因地制宜(인할인땅지절제할제마땅의) : 치료시 지역적 환경의 차이를 고려해서 치료방법을 확정하는 것.

• 因人制宜(인할인사람인절제할제마땅의) : 치료시 사람의 연령, 성별, 체질적 차이 등을 고려해서 치료방법을 확정하는 것.

---

37) 「素問·六元正紀大論」 "用寒遠寒, 用凉遠凉, 用熱遠熱, 用溫遠溫" ☞ 因 : 根據, 時 : 時期不同, 制 : 確定, 宜 : 適當한 方法

四

한의 진단학

1. 한의 진단학 기본용어
2. 팔강변증
3. 기·혈·진액 변증
4. 장부변증
5. 기타 변증

1 한의 진단학 기본용어

• 四診(넷사진찰할진) : 질병을 진단하는 네가지 방법 즉, 望診(바라볼망진), 聞診(들을문진), 問診(물을문진), 切診(진맥할절진)을 말한다.

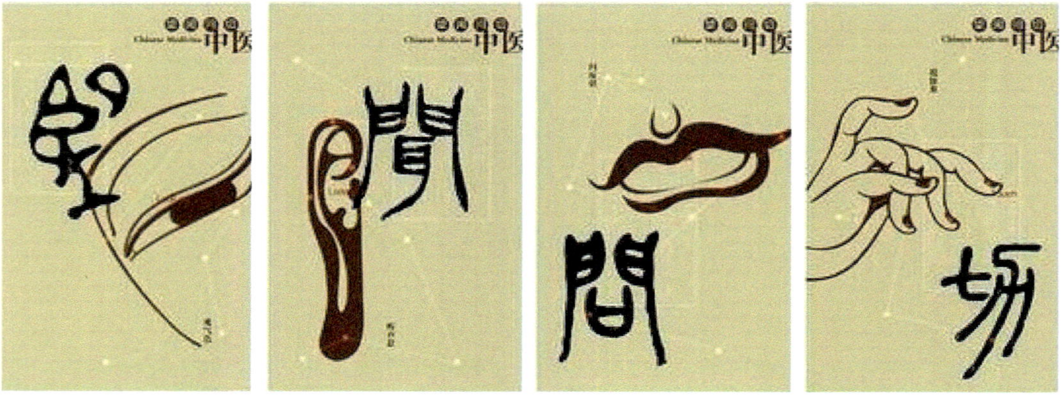

• 望診(바라볼망진찰할진) : 의사가 시각을 이용해 인체의 전신과 국부의 모든 정황 및 그 배출물 등을 관찰함으로써 건강 혹은 질병의 상황을 판단하는 것.

• 望神[38](바라볼망정신신) : 의사가 눈, 의식 상태, 氣色(기색), 표정 및 동태 등을 중점적으로 관찰해서 인체의 생명 및 정신활동 능력 전반에 대해 판단하는 것.

• 戴陽證(이다.만나다대볕양증상증) : 오랜 병력 또는 중병의 환자가 얼굴색이 창백한 상태에서 양볼이 마치 화장한듯 붉은색이 고정되어 있는 모습으로 주로 眞寒假熱證(참진찰한거짓가더울열증상증)의 위중한 상태에서 나타나는 증상을 말한다.

• 除中(덜제가운데중) : 오랜 병력 또는 중병의 환자가 원래는 음식을 먹지 못하는데 갑자기 좋아하는 음식을 찾거나 폭식을 하는 경우를 말한다. 일반적으로 脾胃(지라비밥통위)의 氣(기)가 소멸되기 직전의 상황에서 나타난다.

38) 神(신)은 선·후천적 精氣(정기)및 그 정기에서 변화 생성된 기혈진액을 물질적 기초로 삼는다. 따라서 望神(망신)을 통해 臟腑精氣(장부정기)의 성쇠와 병증의 경중 및 예후를 판단한다.

• 望面色[39](바라볼망얼굴면색색) : 환자의 안색과 광택 여부를 관찰해서 오장육부와 정기의 상태를 판단하고자 하는 것.

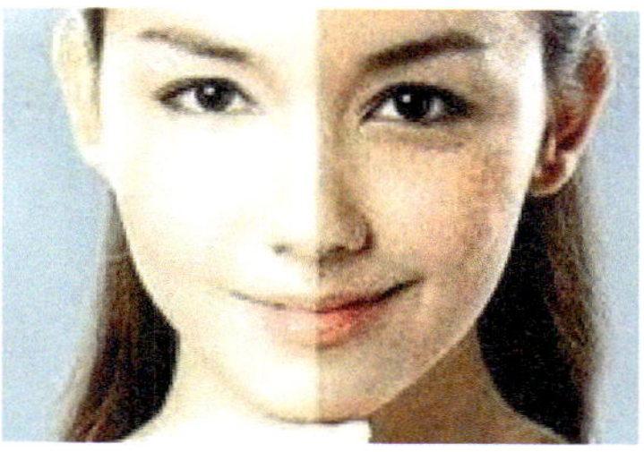 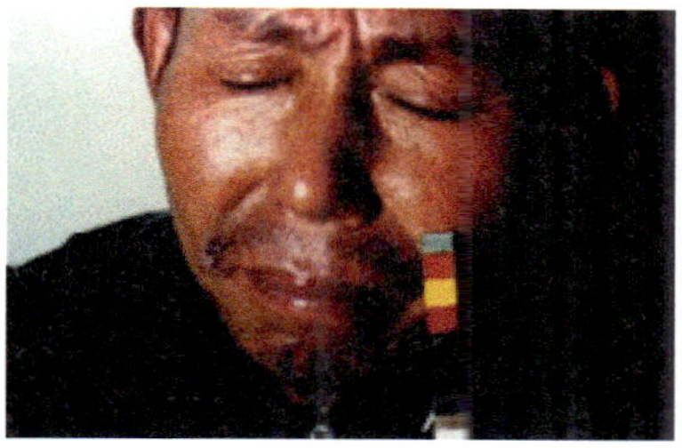 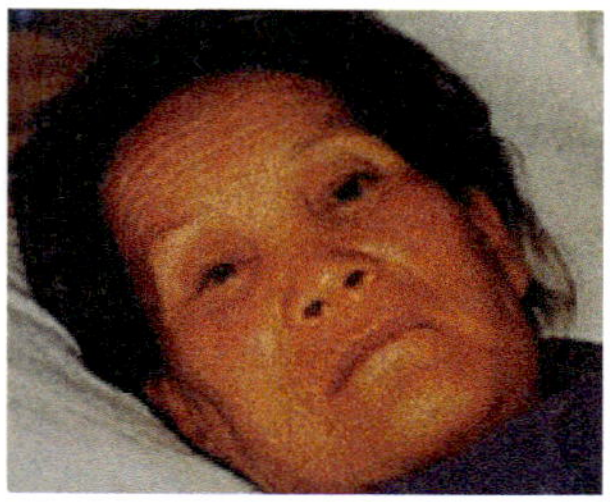

• 常色(항상상색) : 인체가 정상 생리상태에서의 얼굴색과 광택을 말한다.

• 主色(주인주색) : 모든 사람의 얼굴색은 개체마다 특징이 있는데 일생동안 변하지 않는 얼굴 피부색을 말한다.

• 客色(손객색) : 사람과 자연은 불가분의 관계로 생활조건의 변동에 따라 사람의 얼굴색과 피부색이 상응한 변화를 보이는 것.

• 病色(병병색) : 메마른 고목나무처럼 어둡고 광택이 없는 얼굴. 또는 특정 부위에 시기와 생활환경에 어울리지 않는 특별한 얼굴색이 특징적으로 나타나는 경우를 말한다. 병증의 경중에 따라 광택 역시 변화를 보인다. 병색은 다시 善惡(착할선악할, 병들다악)으로 구분한다.

• 善色(착할선색) : 질병이 얼굴의 색택으로 반영될 때 윤기가 나는 경우는 장기가 아직 쇠약하지 않고 병이 비교적 깊지 않은 것을 반영하는 것이다. 주로 질병의 초기, 輕症(가벼울경증상증), 陽證(볕양증상증) 등에 나타나며 예후가 좋다.

• 惡色(악할, 나쁘다, 병들다악색) : 夭色(요절할, 칙칙할요색) 이라고도 한다. 얼굴에 반영되는 색이 메마른 고목처럼 어둡고 광택이 없는 것으로 胃氣(밥통위기)가 얼굴에 반영되지 못하는 것으로 전반적으로 臟器(오장장기)가 쇠약해진 상태로 대부분 위험 징후이다.

• 望形態(바라볼망모양형모습태) : 주로 환자 형체의 강약, 胖瘦(클반-여윌수), 肢體(팔다리지몸

---

39) 氣(기)=陽(양), 色(색) = 陰(음), "色隨氣華(색수기화)", "氣藏則生(기장즉생), 氣泄則死(기설즉사)" 즉, 生氣(생기)를 잃게 되면 어떤 색이든 중병에 속한다. 중국에서는 "顔色(안색)"을 "氣色(기색)"으로 표현하는데, 이때 "氣(기)"는 얼굴의 광택, "色(색)"은 얼굴색을 말한다. 즉 안색과 광택의 여부는 오장육부의 精氣(정기)가 체표에 반영 된 것으로 불가분의 관계에 있다 한국인 정상 面色(면색) : 紅黃隱隱(홍황은은), 明潤含蓄(명윤함축).

체), 체형 등의 상황을 관찰하는 것.

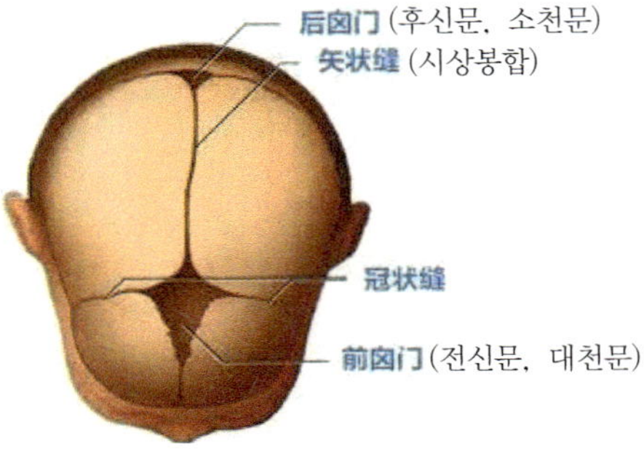

• 囟門[40](정수리신문문) : 신생아 정수리에서 만져지는 연한 조직으로 닫히는 시기 또는 밑으로 움푹 패이거나 돌출되는 융기형 등을 근거로 전반적인 건강상태를 가늠해 볼 수 있다.

• 頸項(목경목덜미항) : 목덜미의 앞과 뒤쪽을 말한다.

• 斜視(비낄사볼시) : 眼偏視(눈안치우칠편볼시), 雙目睛通(두쌍눈목눈동자정통할통), 通睛(통할통눈동자정)이라고도 한다. 그 증상은 양 눈으로 앞쪽을 바라볼 때 한쪽 눈동자가 눈초리 쪽으로 비뚤어진 것인데 이를 神珠將反(정신신구슬주장수장돌이킬반)이라 한다.

• 雙瞼下垂(두쌍눈꺼풀검아래하드리울,늘어질수) = 眼瞼下垂(눈안검하수) = 瞼廢(눈꺼풀검폐할폐) = 上胞下垂(윗상세포포하수) : 윗 눈꺼풀이 아래로 쳐져서 들어 올릴 수 없고 눈동자를 반쯤 가리며, 심하면 검은 눈동자 전체가 가려져 보이지 않기도 한다. 선천적인 원인으로는 발육부진, 후천적인 것으로는 대개 脾虛氣弱(지라비빌허기기약할약), 脈絡失調(맥맥이을락잃을실고를조), 風邪客瞼(바람풍간사할사손객눈꺼풀검) 등으로 야기된다. 이외에 외상, 종류(腫종기종瘤혹류), 매독, 椒瘡(산초나무초부스럼창) 등으로도 야기된다.

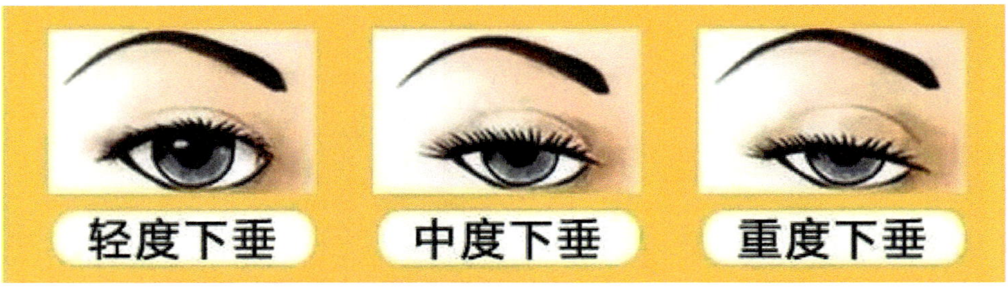

경도하수　　　중도하수　　　중도하수

• 戴眼[41](들다대눈안) : 눈을 위로 치뜨고 눈동자가 돌아가지 않는 것. 대부분 正氣(정기)가 고갈되어 神志(정신신뜻지)가 맑지 못하고 精(정)을 저장하는 氣(기)가 위로 눈에 영양을 공급하지 못하며 太陽脈(태양맥)이 끊어짐으로 인해 발생하는데, 小兒急驚風(소아급할급놀랄경풍), 厥陰風痰閉阻(궐음풍가래담닫을폐막을조) 등의 병증에서도 볼 수 있다.

---

40) 後囟門(후신문) = 小泉門(소천문)은 2~4개월, 前囟門(전신문) = 大泉門(대천문)은 12~18개월 닫히는 것이 정상이다.

41) 「素問·三部九候論」 "足太陽經의 氣가 끊어지면 다리를 屈伸(굴신)하지 못하고 죽을 때 戴眼(대안)이 발생한다"

- 鼻翼煽動(코비날개익부채질할선움직일동) : 콧날이 부챗살처럼 움직이는 것으로 질병 초기의 환자는 邪熱(간사할사뜨거울열)이 폐의 역할을 가로막아 발생하는 것이고, 오랜 질병의 환자일 경우는 肺(폐)의 역할이 끊어지는 징조로 사망에 임박했음을 나타낸다.

- 口脣[42](입구입술순) : 脣口(순구), 飛門(날비문문) 이라고도 한다. 입술을 말하며, 정상 입술색은 홍색이면서 윤기가 있는 것이다.

- 齒齦[43](이치잇몸은) : 이빨과 잇몸을 말한다.

- 牙疳[44](어금니아감질감) : 잇몸이 벌겋게 붓고 짓물러서 아프며 냄새나는 피고름이 흘러나오는 것을 가리킨다.

- 乳蛾(젖유나방아) : 「幼科金針」에서 蛾子(나방아아들자), 乳鵝(젖유거위아), 單雙肉蛾(홑단두쌍고기육나방아)라고도 함. 주로 폐와 위에 열이 쌓인 데다 風邪(풍사)의 침범으로 인해 風熱(풍열)이 다투어 경맥을 따라 상부의 인후로 침입하여 발생한다. 인후 양측의 喉核(목구멍후핵)에서 발생하거나, 한쪽 혹은 양쪽 모두에서 발생하는데 벌겋게 부으면서 아프다. 한쪽에서만 발생하는 경우는 單蛾(홑단나방아)라고 하고, 형태가 마치 나방의 배와 같으므로 이렇게 명명하였다. 증상은 喉核(후핵)의 한쪽 혹은 양쪽이 벌겋게 부어 아프고, 표면에 황백색의 化膿性(화고름농성) 분비물이 생기며, 口臭(입구냄새취), 변비, 舌苔厚膩(혀설이끼태두터울후기름질니)하고 물을 마시기 어려우며 몸에서 한열이 발생한다. 발병이 갑작스러운 경우를 急乳蛾(급할급젖유나방아)라고 하는데, 急性扁桃腺炎(급성편도선염)에 해당한다. 蛾(나방아)가 마치 乳頭(유두)같고 통증이 심하

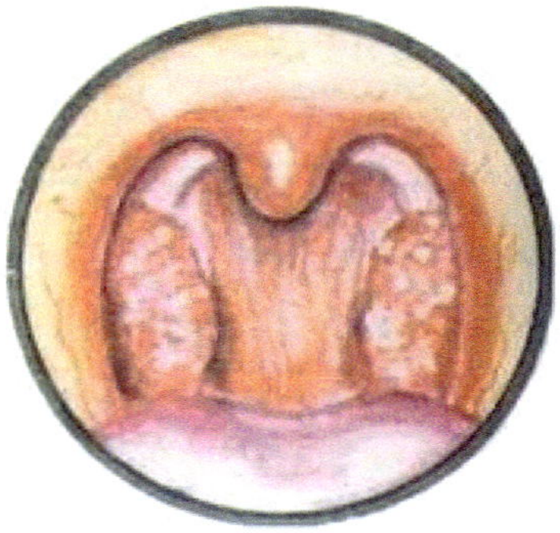

42) 「瘍醫大全·卷十四」 입술이 진한 紅色을 띠면 煩躁渴飲하고, 입술이 붓고 赤色을 띠면 熱이 極盛한 것이며, …입술이 靑色을 띠면 血虛脾寒한 것이다."

43) 치아는 모두 足少陰腎經에 속하는데, 足陽明胃經은 上齒로 들어가고, 手陽明大腸經은 下齒로 들어간다. 齒牙의 潤, 燥, 枯, 澤을 관찰하여 腎液, 胃津의 변화를 파악할 수 있으며, 熱性病을 앓을 때는 특히 주의해서 관찰해야 한다. 「素問·上古天眞論」 "여자는 7세가 되면 腎氣가 차오르기 시작하여 치아가 새롭게 나며 모발도 길게 자라고, …남자는 8세가 되면 腎氣가 차오르기 시작하여 모발이 길게 자라고 치아가 새롭게 난다." 「證治準繩·雜病」 "치아는 상하의 齗(잇몸 은)에 나누어져 있는데, 上齦은 足陽明胃經에 속하고, 下齦은 手陽明大腸經에 속한다."

44) 「儒 門事親·卷五」 "牙疳이란 齲(충치,덧니우)인데, 齲는 잇몸이 짓무르는 것이다." 발병정황에 근거하여 風熱牙疳, 靑腿牙疳, 走馬牙疳의 세 종류로 나누는데, 그 중에서 風熱牙疳이 비교적 흔히 보이고, 靑腿牙疳은 下肢에 청색을 띤 腫塊가 수반되는 까닭에 붙여진 이름이며, 走馬牙疳은 대부분 소아에게 발생하고 발병이 급작스러운 까닭에 走馬라고 한다.

며 寒邪(한사)에 침범 당하면 쉽게 발생하고 잘 낫지 않는 경우를 石蛾(석아)라고 하는데, 만성편도선염에 해당한다.

• 白喉(흰백목구멍후 diphtheria) : 「時疫白喉捷要」에서 白纏喉(흰백얽을전목구멍후), 白菌(흰백세균균) 이라고도 부르는데 일종의 급성전염병이다. 늦가을과 초겨울에 유행하며, 취학 전 아동에게 발병률이 가장 높다. 「重樓玉鑰(중루옥약)」에서는 "어린아이에게 특히 심하며, 전염성이 강하다"고 하였다. 발병 요인은 강력한 유행성 전염병이 코나 입으로 침입하거나, 肺胃(폐위)가 평소 허약한데다 풍열의 침범으로 인해 열독이 인후에 울결되어 발생한다. 그 증상은 목에 통증이 발생하는데, 음식을 삼킬 때 특히 심하고, 한쪽 혹은 양쪽 喉核(목구멍후씨핵)부분에 흰점이 나타나 빠르게 퍼져 乳白色(유백색) 혹은 灰白色(회백색)을 띠면서 주변과의 경계가 뚜렷하고 미끈거리는 白膜(흰백꺼풀막)이 형성된다. 이 白膜(백막)이 빠르게 만연되어 목젖 및 喉關內外(후관내외)에 이르고, 白膜(백막)이 쉽게 벗겨지지 않는다. 만약 긁으면 출혈과 동시에 신속하게 새로운 白膜(백막)이 덮이고 질겨서 긁어도 잘 긁어지지 않으며, 또한 두통, 身痛(몸신아플통), 미열, 寒熱往來(찰한더울열갈왕올래), 乏力(가난할핍힘력), 胸悶(가슴흉답답할민), 煩躁(괴로울번갑갑할조), 구취, 코막힘 등이 수반된다. 만약 白膜(백막)이 퍼져 喉關內(후관내) 혹은 會厭(회염)의 아래까지 이르면 호흡곤란, 鼻煽脣靑(코비부채선입술순푸를청), 心悸怔忡(심장심두근거릴계황겁할정근심할충) 등이 나타난다. 白喉(백후)의 병리는 대부분 陰虛肺燥(그늘음빌허허파폐마를조)에 속하므로 養陰淸肺(양음청폐) 위주로 치료한다. 본증은 전염성이 강하므로 발견 즉시 환자를 격리시켜 소독하고 병세를 보고해야 한다. 백후를 치료할 때 금기사항은 다음과 같다.

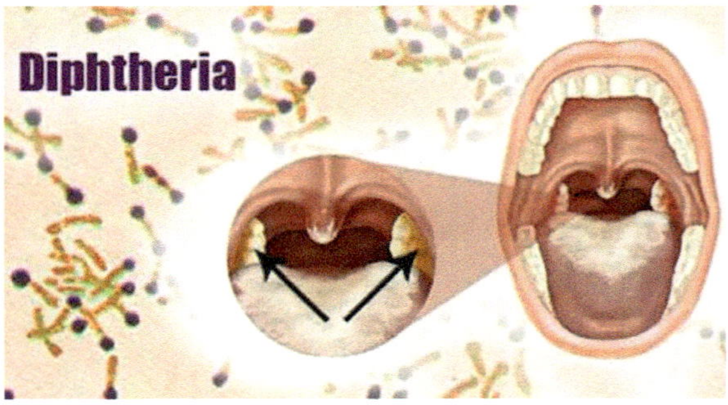

① 昇提涌吐(승제용토)를 금한다.
② 溫散(따뜻할온흩을산) : 신온한 약물로 발한시키는 것을 금한다.
③ 크게 瀉下(쏟을사아래하)시켜 진액을 소모시키는 것을 금한다.
④ 刀針(칼도바늘침)의 사용을 금한다.
⑤ 苦寒(쓸고찰한)한 약물을 써서 燥氣(마를조기)를 돕는 것을 금한다.

• 下肢靜脈瘤(아래하팔다리지고요할정맥맥혹류) : 小腿青筋暴露(작을소넓적다리퇴푸를청힘줄근불끈일어나다.사납다폭드러나다로)로 표현하기도 한다. 정맥이 압박이나 폐쇄에 의한 압박 때문에 혈행장애로 부분적으로 혹처럼 확장되어 있는 상태를 말하며, 식도, 직장, 종아리 등에 많이 발생한다.

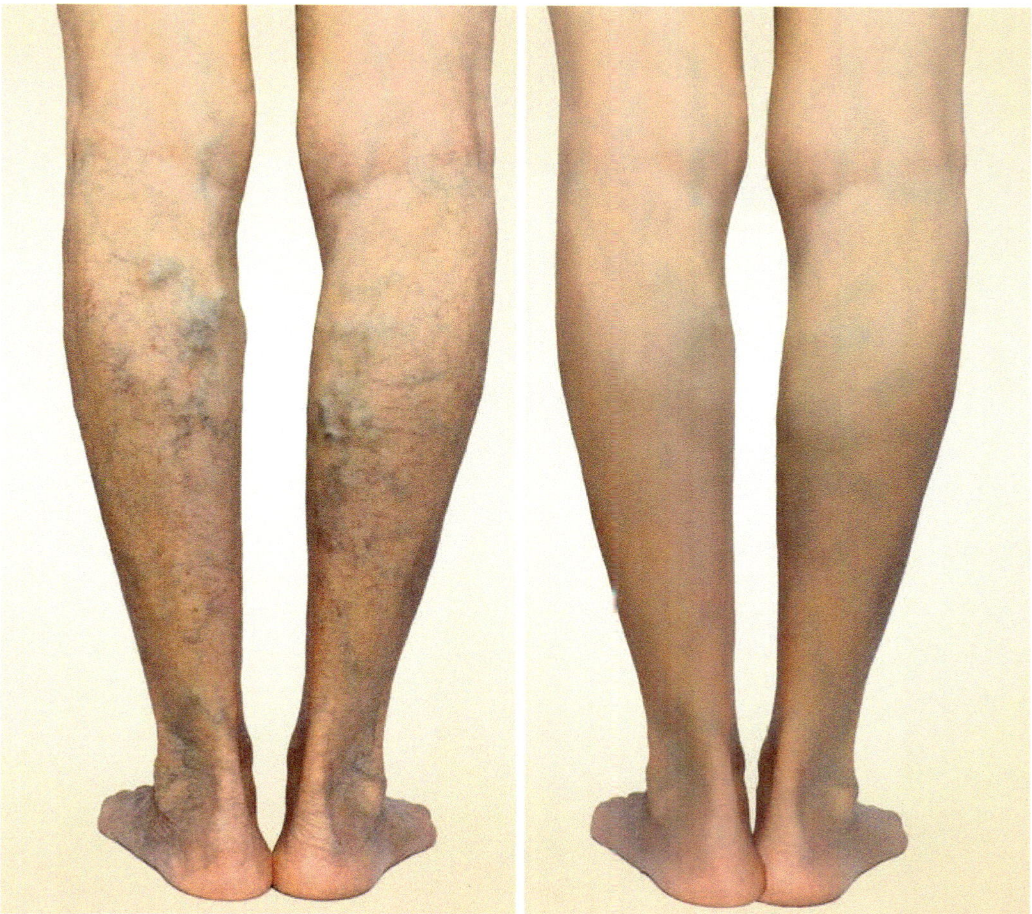

• 皮膚[45](가죽피피부부) : 皮毛(피모)는 폐가 발산하는 衛氣(지킬위기)와 밀접한 관계가 있으므로 위기가 충만하면 피부 표면이 固密(굳을고빽빽할밀)하고 인체의 저항력이 강하여 外邪(외사)가 쉽게 침범하지 못한다. 반대로 衛氣(위기)가 부족하면 皮毛腠理(가죽피털모살결주리)가 허술해져 風寒(풍한)의 邪氣(사기)가 쉽게 침입하므로 호흡기 계통의 질병이 발생한다. 또한 피부 표면이 견고하지 못하면 진액이 쉽게 빠져나가므로 自汗(스스로자땀한), 盜汗(도둑도땀한)등의 증상이 발생하기도 한다.

---

45) 「素問·五臟生成論」 "肺는 皮膚와 相合하며, 그 精華는 毛에 나타난다."

• 五液(다섯오진액) : 汗(땀한), 涎(침연), 唾(침타), 涕(콧물체), 淚(눈물루)

• 涎[46](침연) : 五液(오액)의 하나로 口津(구진)이라고도 한다. 唾(타)와 함께 涎唾(연타) 혹은 唾液(타액)이라고도 한다. 구강에서 흐르는 맑고 묽은 점액으로 군침을 말한다. 구강을 촉촉하게 하고 소화를 돕는 작용을 한다. 涎(침연)은 脾液(비액)이다.

• 唾[47](침타) : 五液(오액)의 하나로 타액(唾液, saliva)이라고도 하며 구강에서 배출되는 포말형 점액으로 침샘으로부터 입 안으로 분비되는 분비액이다. 唾(타)는 腎液(콩팥신액)이다.

• 涕[48](콧물체) : 鼻液(코비액), 鼻涕(코비콧물체)라고도 하며 五液(오액)의 하나로 비강에서 분비되는 점액이다.

• 淚(눈물루) : 오액의 하나로 눈물을 말한다. 투명한 물같은 액체로서 눈을 청결, 윤택하게 하는 작용이 있다. 슬퍼서 우는 것이 아닌데 눈물이 나오는 경우는 대부분 病態(병태)에 속하며, 보통 肝經(간경)과 관련이 있다.

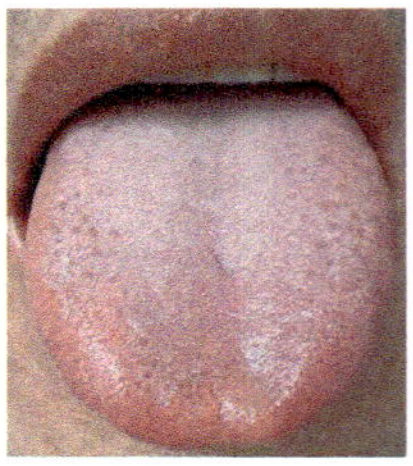

• 舌(혀설) : 혀의 뿌리 부분을 舌本(설본)이라 하고, 혀의 끝부분을 舌尖(설첨)이라 하며, 혀의 양측을 舌旁(설방)이라 하고, 혀 밑의 經筋(지날경힘줄근)을 舌系(혀설이을계)라 하며, 혀의 중간 부분을 舌中(설중)이라 한다. 舌本(설본)은 舌質(설바탕질), 舌體(설몸체)와 같은 뜻이다.

• 舌診(혀설진찰할진) : 혀를 통해 진단하는 것. 정상인의 혀 상태는 淡紅舌(묽을담붉을홍색), 薄白苔(엷을박흰백이끼태)를 말한다.

---

46) 「素問·宣明五氣論」에서 "脾의 液은 涎이다"라고 하였다. 脾胃(비위)가 정상적이어서 진액이 충만하면 口中(구중)이 조화로워 건조하지도 갈증이 나지도 않으며 먹어도 맛을 알 수 있다. 비위가 虛寒(허한)하면 冷涎(냉연)이 솟아나와 맛을 느끼지 못하고 구역질이 나며, 胃火(위화)가 치성하면 涎(연)이 부족해져 입안이 건조하고, 비위에 습열이 있거나 내부에 蟲積(충적)이 있거나 중풍 혹은 癲癎(전간)이 발작하면 口角(구각)에서 涎(연)이 흐른다.

47) 「素問·宣明五氣論」 "唾"는 腎의 液이다." 腎經 중 한 絡脈(락맥)은 위로 舌本(설본)에 이어지고 舌下(설하)의 廉泉穴(염천혈)로 통한다. 腎虛(신허)로 水氣(수기)가 넘치면 唾(타)가 많은데, 타액이 맑고 차다. 腎陰(신음)이 부족하여 虛火(허화)가 上炎(상염)하면 타액이 적어져 인후가 건조하고 입안에서 비리고 짠 맛이 느껴진다.

48) 「素問·宣明五氣論」에서 "心(심)의 液(액)은 汗(한)이고, 肺(폐)의 액은 涕(체)이며, 肝의 액은 淚(루)이고, 脾의 액은 涎(연)이며, 腎의 액은 唾(타)이다." 라고 한다. 鼻竅(비규)는 뇌로 통하므로 뇌에서 스며 나오는 것이 涕(체)라는 견해도 있다. 鼻(비)를 통해서 폐의 상태를 알 수 있는데, 풍한이 폐를 침범하면 코가 막히고 콧물이 흐르는데, 膿涕(고름농눈물체)가 나오는 경우는 한사가 열로 변한 것이고, 鼻淵(코비못연) = 腦漏(뇌뇌샐루) = (축농증)은 대량의 膿涕(농체)가 나오는 것이 주증이다.

• 聞診(들을문진찰할진) : 소리를 듣거나 냄새를 맡아 진단에 참고하는 것이다.

• 喘[49](헐떡거릴천) : 호흡이 가쁜 것을 가리킨다.

• 哮[50](으르렁거릴효) : 「醫學正傳·卷二」 "숨이 가쁘면서 喉中(목구멍후중)에 비오는 소리같은 것이 나는 경우를 哮(효)라고 한다."

• 少氣(적을소기) : 「素問·玉機眞藏論」 호흡이 미약하고 짧으며 말소리에 힘이 없는 것을 말한다. 장기가 허약하거나, 혹은 水飮(수마실음)이 내부에 모여 야기된다.

• 太息(큰태숨쉴식) : 심호흡, 탄식, 한숨을 말한다. 「歎氣(탄식할탄기)라고도 한다. 심호흡을 말하는데 呼氣(숨내쉴호기)를 위주로 하며 한숨이라고도 한다. 숨을 깊이 내쉬는 것으로 평상시 호흡과 맥박의 비율은 1:4이고, 심호흡 시에는 약 1:5가 된다. 이러한 비율의 변화를 맥진에서는 "潤以太息(윤이태식)"이라 한다. 병리적 정황에서는 환자가 자주 한숨을 내쉬는 것을 "善太息(선태식)"이라 하는데, 이는 하나의 증상으로 간담이 鬱結(막을울맺을결)되거나 폐기가 宣發(펼선펼발)하지 못함으로 인해 발생한다.

• 噴嚏[51](뿜을분재채기체) : 재채기. 자극성 기체를 들이마셔 발생하는 일과성 재채기는 정상적인 생리 현상이며, 陽氣(양기)가 조화로워 外邪(외사)에 대항하는 방어성 반응이다.

• 呵欠[52](불다, 내뿜다하하품흠) = 欠伸(흠신) = 呼欠(호흠) : 하품.

• 口氣[53](입구기기) : 입냄새.

• 汗[54](땀한) : 땀.

---

49) 「說文解字」 "喘은 疾息(병질숨쉴식)이다." 疾(질)은 빠른 것을 가리키고, 息(식)은 호흡을 가리키므로 질식이란 호흡이 정상인 보다 빠르고 많음을 나타낸다.

50) 「醫宗必讀·卷九」 "哮(효)는 喘(천)과 비슷하지만 喘(천)처럼 입을 열었을 때 많은 氣(기)가 나오지 않고, 대신 입을 열고 닫을 때 씨근거리는 소리가 난다." 「醫略六書·雜病證治卷十二」 "哮(효)란 가래 끓는 소리와 氣促(기촉)이 항상 발생하는 것인데, 膈(격) 안에 가로막는 氣(기)가 있고 肺中(폐중)에 끈적끈적한 담이 있으며, 肺絡(폐락)에는 또 風寒邪(풍한사)가 있어, 이 세 가지가 기도를 가로막고 다투면서 소리를 내면 哮病(효병)이 발생하게 된다."

51) 「素問·至眞要大論」 "少陰司天의 해에 客氣가 勝하면 코가 막히고 재채기가 난다."

52) 「靈樞·口問」. 피곤함을 느끼면서 허리를 펴고 숨을 내쉬는 것, 즉 하품하는 것인데, 지나치게 피로한 경우에 흔히 발생한다. 자주 하품을 하는 것을 數欠(수흠)이라 하는데, 이는 腎精虧虛(신정휴허), 腎氣不充(신기불충)하여 精(정)이 腎(신)을 滋養(자양)하지 못하는 경우의 표현이다.

53) 「普濟方·五十八卷」 "口臭(입구냄새취)는 대부분 소화불량에 속하는데, 간혹 충치, 구강불결로 인한 경우도 있다. 시큼한 냄새가 나는 경우는 胃(밥통위)에 소화되지 못한 음식으로 인한 것이고, 역겨운 냄새가 나는 것은 胃(위)에 열이 있는 것이며, 썩는 냄새가 나는 경우는 입안에 潰爛瘡瘍(궤란창양)이 있는 것이다."

54) 「靈樞·五癃津液別」 "여름철에 옷을 두껍게 입으면 腠理(주리)가 열리므로 땀이 나온다." 「素問·宣明五

- 二便(이변) : 대변과 소변.
- 月經(달월지날경) : 여성의 생리현상으로 일반적으로 초경은 14세 전후, 폐경은 50세 전후, 임신과 젖을 먹이는 시기를 제외하고 통상 한 달에 1회 3~7일 동안 지속됨.
- 帶下[55](띠대아래하)＝冷(찰냉) : 여성의 자궁경부 점막세포에서 분비되는 점액으로 정상적인 상황에서는 소량의 백색 분비물로서 자궁경과 음부의 滋潤作用(불릴자적실윤작용)을 한다.
- 問診(물을문진찰할진) : 四診(넷사진)의 하나로 질문을 통해 환자의 과거 병력, 발병의 원인, 치료경과, 현재의 자각증상, 식생활 및 생활환경 등을 파악해 진단의 실마리로 삼는 것.
- 十問(열십물을문) : 명나라 시대의 명의 張景岳(장경악)이 처음 제창한 내용으로 환자를 제대로 진찰하기 위해서 반드시 포함시켜야 되는 최소한의 10가지 질문 내용. 寒熱(찰한더울열), 汗(땀한), 便(똥오줌변), 胸腹(가슴흉배복), 聾(귀머거리롱), 渴(목마를갈), 久病(오랠구병병), 病因(병병인할인) 및 服藥(쓸복약) 참고, 부녀 月經(달월지날경) 소아 囟門(정수리신문문).
- 惡寒[56](싫어할오찰한) : 환자의 寒冷感覺(한냉감각)으로 인해 추위가 싫은 것. 이불이나 옷을 이용해도 해결이 안 되는 현상이다. 각종 邪氣(사기)가 체표의 陽氣(양기)를 가로막아 막히거나, 혹은 양기가 부족한 衛弱(지킬위약할약)으로 인해 발생한다. 의복이나 불을 가까이해도 완화되지 않는다.

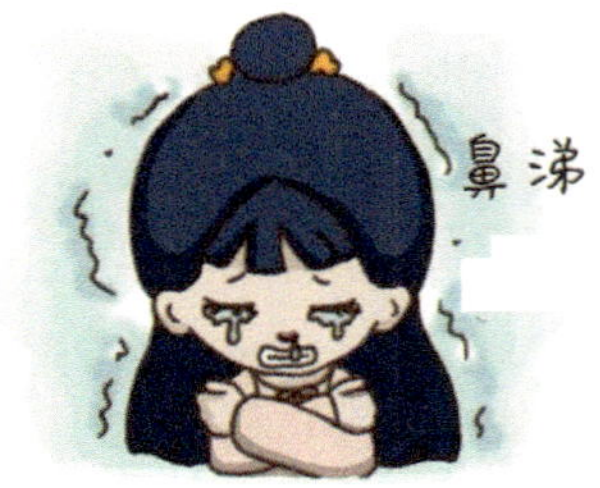

氣篇」 "心爲汗(심위한)" 즉 心血(심혈)은 진액이 변화한 것이고, 汗(땀한)은 진액이 빠져나오는 것이므로 많은 땀은 지나친 열을 해열시키기도 하지만 아울러 氣(기)를 소모시키거나 손상시키므로 결국 진액과 心血(심혈)을 손상시키게 된다.

55) 「素問·骨空論」 여자들의 陰道(음도)에서 흘러나오는 점성 액체인데, 마치 허리띠처럼 끊임없이 이어져 나오므로 "帶下(대하)"라 명명했다

56) 「素問·骨空論」 "風邪(풍사)가 외부에서 침입하면 振寒(진한), 汗出(한출), 두통, 身重(신중), 惡寒(오한)이 발생한다." 「證治彙補(증치휘보)·寒(한)」 "이는 陰陽(음양), 正氣(정기)가 虛(허)한 증세 때문이라 할 수 있다. 惡寒(오한)은 비록 실이나 장막 속에서 불 가까이 있어도 憎寒拘急(증한구급)하며, 심하면 솜털이 곤두서고 치아를 부딪치면서 떠는 것으로, 바람을 만나면 으슬으슬 떨면서 두려워하고 바람이 없으면 안정되어 편안해지는 惡風(오풍)증후와는 다르다."라고 하였다. 본증은 外感惡寒(외감오한), 內傷惡寒(내상오한)의 두 종류가 있다. 외감오한은 感冒(감모), 傷寒(상한), 溫病(온병), 瘧疾(학질) 등에서 나타나고, 내상오한으로는 陽虛惡寒(양허오한), 痰飮惡寒(담음오한), 鬱火惡寒(울화오한) 등이 있다.

• 畏寒(두려워할외찰한) : 寒邪凝滯(찰한간사할사응길응막힐체)의 영향으로 인체의 혈액순환이 감속되면서 신진대사의 억제, 열량발생의 감소, 땀샘 분비의 감소 등과 함께 나타나는 차가운 것을 두려워하는 느낌으로 두 가지 병리정황이 있다. 첫째, 風寒(풍한)등의 邪氣(사기)가 肌表(살가죽기겉표)에 침입하여 衛陽(지킬위볕양)을 가로막아 발생하는 것으로 外感表證(외감표증)의 主症(주증)이며, 둘째, 陽氣(양기)가 허약함으로 인해 衛陽(위양)이 허약해져 肌表(기표)를 溫養(온양)하지 못해 발생하는 것으로 陽虛證候(양허증후)의 하나이다.

• 發熱[57](펼발더울열) : 환자 체온상승 또는 정상 상태에서 환자의 전신 또는 국부의 발열감을 말한다. 일반적으로 "惡寒(싫어할오찰한)"과 "發熱(발열)"은 동시에 나타나기 때문에 "惡寒發熱(오한발열)"이라 한다. 일반적으로 현대의학에서는 세균이나 바이러스에 감염되었을 때 나타나는 증상으로 해석하는데 한의학은 다음과 같이 해석한다. 한의학에서 말하는 "氣(기)"는 인체에 대해 防衛(방위)·毛孔(모공)의 開閉(열개닫을폐)·溫煦作用(따뜻할온따뜻하게할후작용) 등의 기능이 있는데 인체가 외부의 邪氣(사기)에 침범을 받게되면 가장 먼저 "氣(기)"와 대결을 벌이게 되고 이때 "正氣(정기)"가 왕성하게 되면 邪氣(사기)는 인체에 별다른 영향을끼치지 못하게 되면서 병에 걸리지 않게 된다. 하지만 인체가 "正氣虧損(정기이그러질휴덜손)" 또는 특수한 상황(눈이나 비를 맞거나, 차가운 기운에 부적절하게 노출)에서는 氣(기)의 방어작용이 하강하게 되는데 이때 邪氣(사기)의 침범을 받게 되면 邪氣(사기)와 正氣(정기)의 "투쟁"이 시작된다. 이러한 "투쟁" 과정에서 기의 역할인 "溫煦(온후)", "毛孔開閉(모공개폐)" 등의 작용이 장애를 받게 되고 肌表(기표)의 땀구멍이 닫히게 되면서 "惡寒(오한)"이 발생한다. 또한 正氣(정기)와 邪氣(사기)의 투쟁 과정에서 "熱量(열량)"이 발생하게 되는데 이것이 "發熱(발열)"이다.

• 潮熱(조수조더울열) : 발열감이 일정한 시점에 파도처럼 밀려오거나 가중되는 것이다.

• 寒熱往來(찰한더울열갈왕올래) = 往來寒熱(왕래한열) : 갑자기 춥고 더운 증상이 교차해서 발생하는 것인데, 寒(한)과 熱(열)이 서로 번갈아 가면서 하루에 여러 차례 발작하는 것을 가리킨다. 주로 半表半裏症(반반겉표반반속리증), 少陽病(소양병) 및 瘧疾(학질학병질) 등에서 나타난다.

• 自汗(스스로자땀한) : 비수면 상태에서 평소보다 심하게 흘리는 땀으로 활동후 더욱 심

57) 정상인 평균 체온 : 겨드랑이 36.5℃, 口腔(구강) 37.1℃, 肛門(항문) 37.5℃

해진다. 주로 氣虛證(기기빌허증세증), 陽虛證(볕양빌허증세증)에서 나타난다.

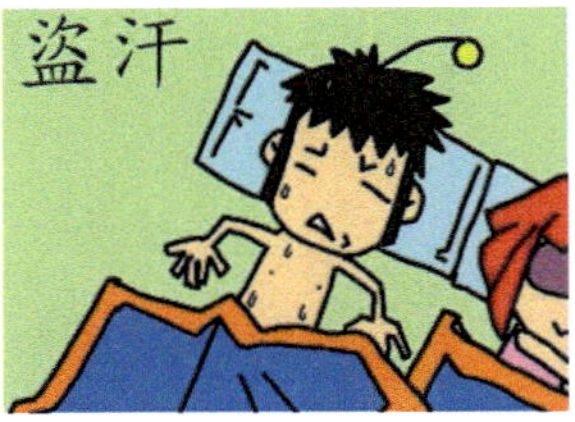

- 盜汗(도둑도땀한) : 수면 시에만 흘리는 땀이다. 주로 陰虛內熱證(그늘음빌허안내더울열증세증), 氣陰兩虛證(기기그늘음둘양빌허증세증)에서 나타난다.
- 戰汗(전한) : 전신에 전율이 발생하면서 갑자기 많은 땀을 흘리는 것이다. 주로 질병 발전의 전환점에서 나타난다.
- 亡陽證(망할망볕양증세증) : 지나치게 많은 땀을 흘려 陽氣(양기)가 모두 빠져나간 상태를 말한다. 주요 증상은 차가운 땀이 비오듯 하면서 동시에 얼굴색이 창백하고 사지가 차가우며 맥은 끊어질듯한 증상이 나타난다.
- 疼痛(아플동아플통) : 몸이 쑤시고 아픈 것으로 그 부위, 성질, 정도, 시간, 喜惡(기쁠희싫어할오) 등은 진단에 중요한 참고자료가 된다.
- 實痛(열매실아플통) : 邪氣(사기)가 왕성해서 발생하는 통증이다. 주로 外邪(외사)의 침범, 氣滯血瘀(기기막힐체피혈어혈어), 痰濁凝滯(가래담흐릴탁엉길응막힐체), 食滯蟲積(먹을식막힐체벌레충쌓을적) 등으로 장부경락의 기의 운동이 장애를 받아 혈액순환의 문제와 함께 나타난다.
- 虛痛(빌허아플통) : 虛證(빌허증세증)에서 발생하는 疼痛(아플동아플통)을 말한다. 疼痛(동통)부위를 누르거나 만져도 통증이 심해지지 않고 오히려 시원한 느낌이 있거나 통증이 경감되는 특징이 있다.
- 頭痛(머리두아플통) : 현기증과 구별되는 증상으로 주로 外感(바깥외느낄감) 두통과, 內傷(안내상할상)두통으로 구분한다.
- 頭暈(머리두어지러울운) : 현기증을 말한다. 주로 자신이나 주위가 빙빙도는 것처럼 느껴지며 심하면 구역질과 구토 등의 증상이 발생하는 것이다. 주로 內傷(안내상할상) 위주의 虛證(빌허증세증)이며 때에 따라서는 두통을 동반한다.
- 脹痛(배부를창아플통) : 가슴이 답답하고 거북하면서 복부 팽만감을 느끼는 일종의 자각증상이다. 腹脹(배복배부를창), 頭脹(머리두창), 脇脹(겨드랑이.옆구리협창) 등이 있다.
- 胸悶(가슴흉답답할민) : 가슴이 막힌듯 답답한 증상을 말한다.
- 心悸(심장심두근거릴계) : 가슴이 두근거리면서 불안해지는 증세를 스스로 조절할 수 없

는 상태를 말한다.

- 驚悸(놀랄경두근거릴계) : 잘 놀라고 가슴이 두근거리면서 쉽게 공포와 불안감에 휩싸이는 증세로 지속시간이 비교적 짧고 상대적으로 가벼운 증세에 속한다.
- 怔忡(두려워할정근심할충) : 심적인 조급함이 극에 달하는 자각증상으로 심흉부에서 배꼽부위까지 躁動(조급할조움직일동)과 불안증상에 휩싸이는 것으로 지속시간이 비교적 길고 상대적으로 심각한 증세에 속한다.
- 脘痞(밥통완뱃속결릴비) : 속이 결리고 불편한 자각증상.
- 身重[58](몸신무거울중) : 몸이 무거워 활동에 제약을 받는 것을 말한다.
- 麻木[59](삼마나무목) : 피부의 감각이 감퇴하거나 소실된 것을 달한다.
- 耳鳴(귀이울명) : 환자의 자각증상으로 매미소리, 개구리 울음소리 혹은 파도 소리 같은 것이 청각을 방해하는 것.
- 耳聾(귀이귀머거리롱) : 청력 감퇴 및 상실을 말한다
- 重聽(무거울중들을청) : 음성의 중복감 또는 청력의 정확도 감퇴를 말한다.
- 目痒(눈목가려울양) : 눈꺼풀, 눈초리 혹은 눈동자의 가려움증이다.
- 目眩(눈목어지러울현) : 사물이 빙빙 도는 것 같고 마치 차멀미 또는 배멀미 같은 현상이 나타나는 것을 말한다. 때로는 눈앞에 파리나 모기가 움직이는 것 같은 飛蚊症(날비모기문증세증) 현상을 수반하기도 한다.
- 目昏(눈목어두울혼) : 사물이 명확하게 보이지 않고 모호하게 느껴지는 증상.
- 雀目(참새작눈목) : 야맹증을 말한다. 낮에는 시력이 정상이나 저녁 무렵부터 사물의 명료하게 파악되지 않는 증상이다.

---

58) 「鲟溪醫述」 "몸이 마치 산처럼 무겁고 몸을 돌리기 어려으며 마비되고 붓는 것은 어떠한 이유인가? ……濕邪(습사)가 肉分(육분)에 있기 때문이다."

59) 「素問病機氣宜保命集」 "麻(마)"란 아프지도 가렵지도 않지만 肌肉(기육) 안에 벌레가 기어 다니는 것 같으면서 눌러도 멎지 않고 긁을수록 심해지는 것이고, "木(목)"이란 아프지도 가렵지도 않지만 눌러도 누르는지 모르며 꼬집어도 감각이 없어 마치 나무토막 같은 느낌이 드는 것이다. 기혈이 모두 허하여 경락을 영양하지 못하거나, 기혈이 凝滯(응체)되거나, 혹은 寒濕痰(한습담)이 脈絡(맥락)에 瘀結(어혈어맺을결)됨으로 인해 발생한다. 만약 痰濕瘀血(가래담습습어혈)을 끼고 있으면 중증에 속하고, 고혈압이 있으면서 엄지와 검지에 麻木(삼마나무목)이 발생하는 경우는 대부분 中風(중풍)의 전조증상이므로 예방치료를 강화해야 한다.

• 岐視(갈림길기볼시) : 하나의 사물이 둘로 보이는 현상이다.

• 口渴(입구마를갈) : 갈증. 한의학에서는 갈증의 여부를 통해 진액의 상태와 陰陽盛衰(그늘음볕양성할성쇠할쇠)및 寒熱虛實(찰한더울열빌허열매실)의 病性(병병성질성)을 파악하는 근거로 삼는다.

• 厭食(싫어할염먹을식) : 다양한 원인으로 식욕을 잃어 음식을 싫어하는 것.

• 消穀善飢(사라질소곡식곡잘하다.착하다선주릴기) : 음식 섭취 후 지나치게 쉽게 소화되고 그에 따라 쉽게 배고픔이 느껴지는 증상을 말한다.

• 嗜食異物(즐길기먹을식다를이만물물) : 쌀, 흙, 종이 등 이상한 것을 먹기 좋아하는 것.

• 失眠[60](잃을실잠잘면) : 不寐(아니불잠잘매) 또는 不眠(불잠잘면) 이라고도 한다.

• 嗜睡[61](즐길기잘수) : 지나치게 잠을 많이 자는 것으로 嗜眠(즐길기잠잘면), 多臥(많을다누울와), 善眠(잘할선잠잘면), 多眠(많을다잠잘면), 多寐(많을다잠잘매)라고도 한다.

• 便秘(똥오줌변숨길비) : 일반적으로 배변이 힘들거나 3~4일 이상 배변활동을 하지 못하는 것을 말한다. 大便難(대변어려울난), 大便不通(대변불통할통), 大便澀(대변힘들.삽)이라고도 한다. "변비"의 핵심 원인은 腸(장)의 "蠕動運動(꿈틀거릴연동운동)"과 "滋潤作用(보탤자젖을윤작용)"의 이상 여부와 밀접한 관련이 있다.

• 泄瀉(샐설쏟을사) : 배변의 횟수가 증가하거나 대변이 지나치게 묽어 심지어 마치 물처럼 쏟아지는 것을 말한다. 단, 진단의 근거는 단순히 배변의 횟수가 증가하는 것이 아니라 대변이 묽은 것이다. 한의학에서는 대변이 묽고 설사 정도가 완만한 것은 "泄(설)"이고, 대변이 마치 물같이 쏟아지는 것을 "瀉(쏟을사)"라고 구분하기도 한다.

• 裏急後重(속리급할급뒤후무거울중) : 배가 몹시 아프면서 때때로 변의가 있고 항문에 묵직한 느낌이 들면서 배변이 시원스럽지 않아 배변 직후 반복해서 화장실을 찾는 증상을 말한다. 주로 痢疾(이질이병질) 환자에게 많이 나타나는 증상이다.

• 癃閉(위독할.느른할융닫을폐) : "융"은 소변이 찔끔찔끔 나와 시원스럽지 않은 증상이고, "폐"는 소변이 나오지 않는 증상이다. 현대의학의 尿豬留(오줌뇨웅덩이저머무를류)와 尿閉

60) 「景岳全書·雜證謨」 "마음이 불안하면 不寐(불잠잘매)가 야기된다. 불안한 까닭은 邪氣(사기)가 요동(實證)하기 때문일 수 있고, 營氣(영기)가 부족(虛證)하기 때문일 수도 있다."

61) 「素問·診要經終論」. 피로하고 권태로우며 잠만 자려 하고, 순식간에 잠드는 증상으로 주로 濕勝(습성), 脾虛(비허), 痰熱(담열) 등으로 인해 야기된다.

(오줌뇨닫을폐)를 모두 포괄하는 개념이다.

• 痛經(아플통지날경) : 생리통을 말한다. 經前腹痛(경전복통), 經行腹痛(경행복통), 月水來腹痛(월수래복통), 經後腹痛(경후복통)이라고도 한다. 매월 월경 기간이나 월경기 전후에 아랫배와 허리에 통증이 발생하는 경우를 말한다.

• 閉經(닫을폐지날경) : 월경이 끊어지는 것을 말한다. 병리성 폐경은 여자의 연령이 만 18세가 넘었음에도 初經(처음초경)이 없거나, 혹은 월경이 있다가 3개월 이상 연속해서 생리가 나오지 않는 경우를 가리킨다. 단 임신, 수유기는 제외한다.

• 崩漏(무너질붕샐루) : 崩中漏下(붕중루하)라고도 한다. 崩(붕)은 생리기간이 아님에도 불구하고 갑자기 陰道(음도)에 대량 출혈이 발생하는 것으로 출혈이 급작스럽고 양이 많아 마치 물줄기와 같은 것을 말하고, 漏(루)는 출혈량은 적지만 출혈이 멎지 않거나 월경기간에 출혈량이 적고 지속적으로 오랫동안 출혈이 계속되어 마치 그릇에서 물이 찔끔찔끔 새는 것과 같은 것을 말한다. 발병 과정 중에서 양자는 쉽게 서로 전화된다. 즉 崩血(붕혈)이 점차 감소하여 漏(루)를 야기하기도 하고, 漏(루)가 발전하여 崩(붕)으로 전화되기도 한다. 따라서 임상에서는 상황이 자주 바뀌어 확연히 나누기가 어렵기 때문에 통상 崩漏(붕루)라고 하며 사춘기와 갱년기 여성에게 많이 발생한다.

• 姙娠惡阻(아이밸임애밸신미워할오막을조) : 임신 중 입덧을 말한다. 厭食(싫어할염먹을식), 惡心(오심), 구토, 심할 경우 반복적인 구토로 인해 음식 섭취가 불가능한 경우도 있다.

• 胎動不安[62](아이밸태움직일동아니불편안할안) : 임신 중 태아의 움직임이 불안한 증상으로 유산의 징조 중 하나이다.

• 惡露(미워할오이슬로) : 신생아 분만 후에 산모의 자궁 속에 남아 있는 혈액과 濁液(흐릴탁진액)을 가리킨다. 일반적으로 산후 2~3주 이내에 완전히 배출된다. 만약 2~3주가 지나도 지속적으로 흘러나오면 그 양의 많고 적음에 관계없이 모두 치료범위에 속한다.

• 切診(진맥할절진단할진) = 脈(맥맥진) = 按診(누를안진) : 四診(사진)의 하나로 맥박의 흐름을 통해 체내의 정보를 읽고 질병치료의 열쇠 역할을 한다.

---

62) 「諸病源候論·卷四十一」 "임신기간 중에 갑자기 胎動下墜(태동하추)하여 허리가 시큰거리고 배가 아프거나, 陰道(음도)에 소량의 출혈이 수반되는 경우를 가리킨다. 대부분 氣虛, 血虛, 腎虛, 血熱, 外傷 등으로 衝·任脈이 견고하지 못하므로 인해 攝血養胎하지 못해서 발생한다."

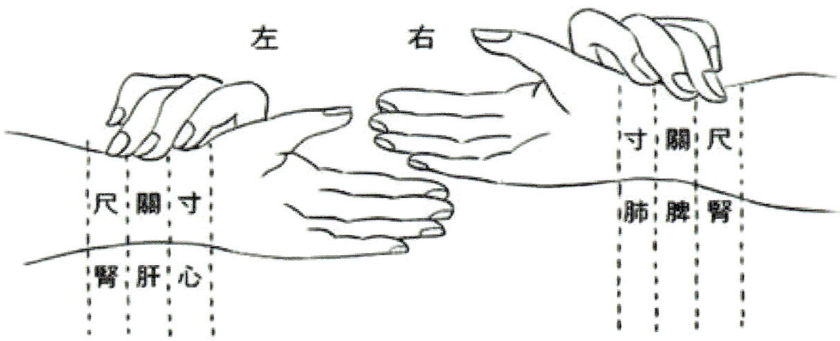

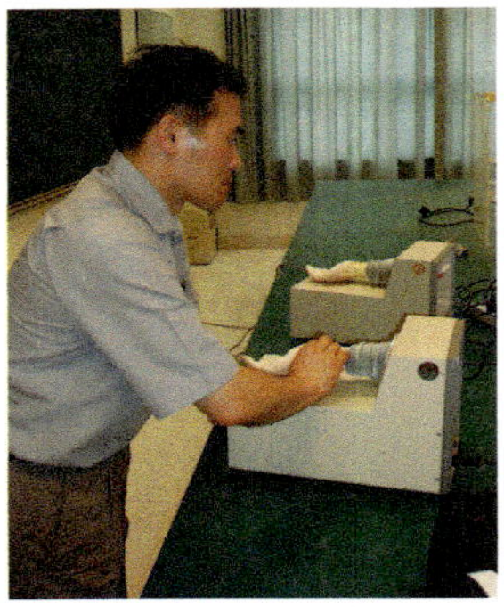

• 按診(누를안진단할진)＝觸診(닿을촉진) : 손으로 체표를 觸(닿을촉), 摸(찾을모), 按(누를안), 壓(누를압)하여 진찰에 필요한 자료를 얻는 것이다. 피부, 수족, 흉복부, 머리, 혈자리 등의 방법을 포괄한다. 이러한 방법을 통해 국부의 冷熱(찰냉더울열), 潤燥(적실윤마를조), 軟硬(부드러울연굳을경), 疼痛(아플동아플통), 痞塊(결릴비덩어리괴) 및 기타 이상 변화 등을 이해함으로써 진단에 참고한다.

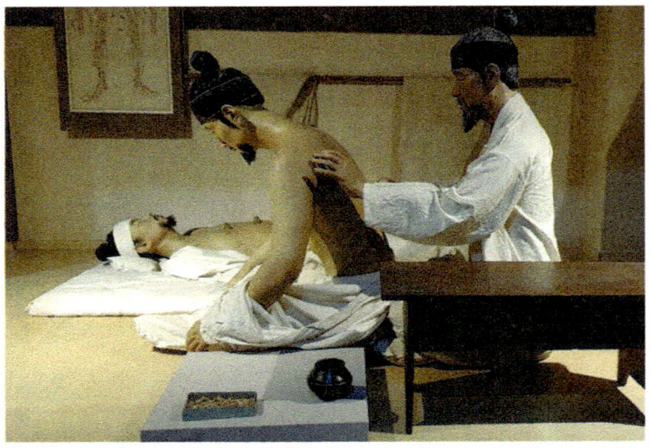

• 正常脈[63](바를정항상상맥맥) : 정상적인 맥을 한의학에서는 平脈(평맥)이라 표현한다. 정상인 호흡의 경우 매회 "呼(숨내쉴호)"와 "吸(마실흡)" 때마다 각각 2회씩 맥박의 박동이 나타난다. 즉 "一呼一 吸(일호일흡)"에 4회의 맥박박동이 나타나는데 이것을 "一息(일숨쉴식)"이라 하며 "一息(일식)" 중간 즉 "呼(호)"와 "吸(흡)" 사이에 1회의 박동이 더해져서 건강한 사람이 완전한 호흡의 과정 중에 발생하는 맥박 박동은 5회가 된다.

• 平脈(평할평맥맥) : 정상맥을 말한다. 한의학에서는 胃(위), 神(신), 根(근)을 갖춘 맥을 말한다.

• 胃(밥통위) : 맥진에서 "胃(위)"는 "胃氣(위기)"를 말한다. "胃(위)"는 음식물을 소화시키는 기관으로서 인체의 기혈이 생성되는 근원이다. 胃(위)가 정상적으로 음식물을 접수하고 소화시킴으로써 인체는 충분한 영양공급을 받게 되는데 이러한 현상을 한의학에서는 "有胃氣"(위기가 있다)라 표현한다. 즉 脈象(맥상)에서 "有胃氣"라 함은 인체의 각종 물질이 충만하고 장부의 기능도 평형·협조의 상태가 원활하게 이루어지고

63) 「內經」에서는 건강한 사람을 "平人(평인)"이라 칭했는데 "平(평)"의 뜻은 곧 "衡也, 不高不低, 不胖不瘦, 不浮不沈, 不快不慢, 不緊不緩, 不軟不硬, 不亢不卑, 不滿不虧"의 상태를 "平(평)"이라 했고 그래서 건강한 사람을 "平人(평인)"이라 칭했다.

있음을 나타내는 것으로 "不大不小(불대불소), 不浮不沈(불뜰부불가라앉을침), 不快不慢(불쾌할쾌불게으를만), 不緊不緩(불긴할긴불느릴완), 不軟不硬(불연할연불굳을경)" 등 부드럽고 박동이 일정한 상태를 유지하는 것을 "有胃氣(유위기)"라 한다. 즉 脈象(맥상)이 "平(평)"의 원칙에 부합하는 것을 "有胃氣(유위기)"라 한다.

- 神(정신신) : 한의학에서는 인체의 생명활동의 총체적 표현을 "神(신)"으로 칭한다. 먼저 "신"은 인체의 각종 물질의 총체적 표현이 종합적으로 체표에 나타나는 것이라 할 수 있다. 이처럼 "脈象(맥상)" 역시 인체의 각종 물질의 상태가 체외로 나타나는 종합적 표현이라 할 수 있기 때문에 부드럽고 규칙적이면서 힘이 있는 상태를 "有神(유신)"으로 표현한다.

- 根(뿌리근) : "根(근)"은 "根本(근본)"의 뜻으로 한의학에서는 腎臟(콩팥신장)의 精氣(정기)가 인체 생명활동의 원동력이자 인체의 근본을 형성하는 것으로 판단하는데, 이때 腎中精氣(신중정기)의 충족 정도가 맥상에 나타나는 것을 "평맥의 根(근)"으로 표현한다. 인체의 상·중·下焦(하초)는 맥박의 寸(마디촌)·關(관계할관)·尺(자척) 三部(삼부)와 대응되는데 腎(신)은 下焦(하초)에 속하므로 맥상에서 腎(신)에 상응하는 것은 "尺部(척부)"로 판단한다. 腎中精氣(신중정기)가 왕성하면 맥상의 尺部(척부)에서 힘이 느껴지는데 이를 "有根(유근)"이라 한다.
  예를 들면 큰 나무의 뿌리와 같은 것으로 뿌리만 손상되지 않으면 설령 枝葉(가지지잎엽)이 시들었다 할지라도 다시 싹이 돋고 생명력을 지속시킬 수 있는 것처럼, 맥상의 根(근)은 질병의 예후를 판단하는데 중요한 근거가 된다. 즉 "有根(유근)"이면 질병이 가볍거나 또는 예후가 좋다고 할 수 있다.

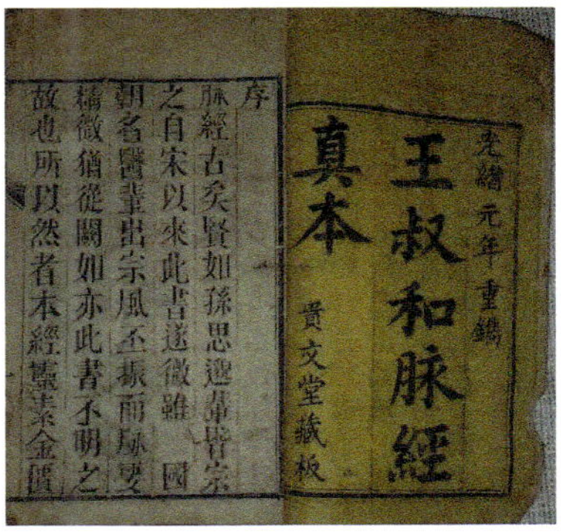

- 脈經(맥맥지날경) : 중국 최초의 脈學(맥학)전문서로서 西晉(서진, 3세기)의 王淑和(왕숙화)에 의해 지어졌으며 24맥을 소개하고 있다.

- 浮脈(뜰부맥) : 손목에 가볍게 올려놔도 맥을 느낄 수 있는 맥박의 상태.

- 沈脈(가라앉을침맥) : 손목에 힘을 주고 눌러야 맥을 느낄 수 있는 맥박의 상태.

- 遲脈(더딜지맥) : 맥박의 속도가 정상보다 느린 맥박의 상태. 일반적으로 한번의 호흡 때마다 4회 이하의 맥박 상태로 1분에 60회 이하를 말함.

- 數脈(자주삭맥) : 맥박의 속도가 정상보다 빠른 맥박의 상태. 일반적으로 한번의 호흡 때마다 5회 이상의 맥박 상태로 1분에 90회 이상을 말함.
- 虛脈(빌허맥) : 맥진시 맥박의 박동에서 無力感(무력감)이 느껴지는 맥박의 상태.
- 實脈(열매실맥) : 맥진시 맥박의 박동에서 힘이 느껴지는 맥박의 상태.

2 팔강변증

八綱辨證(여덟팔벼리강분별할변증세증) : 한의학에서 인체를 진단하는 다양한 방법 중 가장 대표적인 방법 중 하나로 질병의 공통적 성질을 분석해서 陰陽(그늘음볕양), 表裏(겉표속리), 寒熱(찰한더울열), 虛實(빌허열매실)로 구분해서 증상을 변별하고 치료원칙을 확립하는 것이다. 각종 질병에서 나타나는 증상이 복잡하더라도 모두 八綱(팔강)으로 분석하고 연계하면 질병의 속성, 병의 부위, 병세의 경중, 개별반응의 강약을 찾아 낼 수 있는데, 이로써 임상진단과 치료의 근거로 삼는 것이다. 陰陽(음양)은 질병의 분류를, 表裏(표리)는 병변 부위의 깊이를, 寒熱(한열)은 질병의 성질을, 虛實(허실)은 正氣(정기)와 邪氣(사기)의 盛衰(성쇠)를 말한다. 이들 중에서 陰陽(음양)은 八綱(팔강)의 總綱(총강)이자 기타 六綱(육강)을 통솔하는 의미가 있다. 일정한 조건하에서 이들은 相互轉化(상호전화)한다. 예컨대 表(표)에서 裏(리)로 영향을 미치고 裏(리)에서 表(표)로 나오기도 하며, 寒(한)에서 熱(열)로 변하고 熱(열)에서 寒(한)으로 변하기도 하며, 陽(양)에서 陰(음)으로 전화하고 陰(음)에서 陽(양)으로 전화하기도 한다.

- 症狀(증세증형상상) : 환자의 자각증상과 타각증상 등을 말한다.
- 表裏(겉표속리) : 주로 질병 위치의 깊이(淺深얕을천깊을심)와 병세의 경중을 변별하는 것이다.
- 表(겉표) : 주로 외감병 초기 단계로 질병의 위치는 얕은 體表(몸체겉표), 經絡(경락), 肺(폐) 등에 나타난다. 즉 六淫(육음탕할음)의 邪氣(사기)가 皮毛(가죽피털모) 및 口鼻(입구코비) 등을 통해 인체에 침입해서 발생한 초기의 증상으로 질병의 반응이 빠르고 기간은 짧으며 질병의 부위는 비교적 얕은 특징이 있다.
- 裏(속리) : 질병의 위치가 깊은 증상으로 주로 臟腑(오장장육부부), 氣血(기혈), 骨髓(뼈골골수수) 등에 나타난다. 질병의 발전이 완만하고 기간은 길며 질병은 비교적 깊은 곳에 이르러 舌質(혀설바탕질)변화와 함께 沈脈(가라앉을침맥) 등이 나타남.
- 半表半裏(반반겉표반반속리) : 외부의 邪氣(사기)가 내부로 전해지는 과정에서 아직 裏證(리증)에 도달하지 못한 경우, 또는 그 반대의 경우로 裏邪透表(리사투표)의 과정이 있다.
- 寒熱[64](찰한더울열) : 질병의 성질을 변별하는 강령이다.

• 寒熱錯雜(한열섞일착섞일잡) : 寒證(한증)과 熱證(열증)이 뒤섞여 동시에 발생하는 현상으로 다음과 같은 다양한 형태로 나타난다. 上熱下寒(상열하한), 上寒下熱(상한하열), 表寒裏熱(표한리열), 表熱裏寒(표열리한) 등.

• 寒熱格拒(찰한더울열막을격막을거) : 약성의 寒熱(한열)이 병의 성질의 寒熱(한열)에 의해 가로막히는 것을 가리킨다. 예를 들면, 속에 熱(열)이 심한 병증에는 寒凉(한량)한 약물을 사용해 속의 열을 제거해야 하는데, 그 약물을 복용하면 토해서 체내로 들어가지 못하여 약효를 발휘하지 못하는 것이다. 마찬가지로 속에 寒(한)이 심한 병증에는 辛熱(신열)한 약물을 사용해서 치료해야 하는데, 속에 寒邪(한사)가 지나치게 심함으로 인해 辛熱(신열)한 약물을 가로막아 토해내는 것이다. 이러한 상황을 "한열격거"라 하는데, 한열격거를 피하려면 反佐法(되돌릴반도울좌법)을 사용해야 한다.
병리적으로는 陰寒(음한) 혹은 陽熱(양열)이 속에 지나치게 심함으로 인해 밖으로 陽熱(양열) 혹은 陰寒(음한)을 가로막거나, 陰寒(음한)이 하부에 심하여 상부에서 陽熱(양열)을 가로막는 것을 가리킨다.

• 虛實[65](빌허열매실) : 邪氣(사기)가 왕성한 것은 實證(실증)이고, 精氣(정기)를 빼앗겨 부족한 것은 虛證(허증)이다. 병의 정황은 虛證(허증)에서 實證(실증)으로 전변하거나, 實證(실증)에서 虛證(허증)으로 전변한다. 혹은 허증, 실증이 함께 나타나기도 하는데, 임상에서는 항상 陰陽(음양), 表裏(겉표속리), 寒熱(한열) 등의 六綱(육강)과 뒤섞여서 발생한다.
질병의 본질은 크게 두 가지로 나눌 수 있는데 하나는 인체의 기본물질(氣, 血, 元陰, 元陽, 津液 등)이 부족해서 발생하웅 질병(허증)이다. 이는 마치 등잔 속의 석유와 같이 인체를 구성하는 각종 기본물질의 부족 또는 결핍으로 인해 인체의 공능 및 활동이 쇠퇴해 지는 것을 말한다. 또 하나는 인체 내외의 邪氣(사기)가 장부의 기능을 문란하게 하는 것이 주요 원인인 질병(실증)으로 나눌 수 있다. 일반적으로 허증은 氣虛(기허), 血虛(혈허), 陰虛(음허), 陽虛(양허) 등으로 구분하며 그 증상별 표현은 각각의 특성을 내포하고 있다. 실증은 六淫(육음탕할음), 疫癘(염병역창병려), 七情(칠정) 등

64) 「醫學心悟·寒熱虛實表裏陰陽辨」 "病(병)에서의 寒熱(한열)은 모두 口渴(구갈)의 여부, 口渴(구갈)하면서 물을 많이 마시는지의 여부, 음식물 섭취시 따뜻한 것 혹은 찬 것을 좋아 하는지의 여부, 煩躁(번조) 혹은 厥逆(궐역)의 여부, 소변의 많고 적음이나 赤白(적백), 대변의 묽음 및 변비의 여부, 脈(맥)의 느림과 빠름 등을 통해 구분된다."

65) 「素問·調經論」 "百病之生, 皆有虛實" 「醫學心悟」 "病(병)의 虛實(허실)은 모두 땀의 유무, 腹部脹痛(복부창통)의 유무, 脹症(부를창증세증)이 줄어드는지의 여부, 통증 부위의 拒按(막을거누를안)이나 喜按(기쁠희누를안)여부, 병증의 신구, 선천적 기운의 厚薄(후박), 맥의 虛實(허실)로써 구분할 수 있다."

의 원인에 의해 각각의 장부가 스스로의 조절기능을 상실하면서 발생한다.

- 虛實錯雜[66](빌허열매실섞일착섞일잡) : 허증과 실증이 서로 뒤섞여서 발생하는 증후이다.
- 虛實轉化(빌허열매실구를전될화) : 實證(실증)이 오랜 시간이 흐른 뒤 正氣損傷(정기덜손상할상) 등으로 인해 虛證(허증)으로 변화하거나, 虛證(허증)으로 인한 장부공능의 조절기능 상실로 痰(가래담), 血(혈), 水(수) 등이 뭉쳐서 實證(실증)이 나타나는 증상을 말한다.
- 陰虛證(그늘음빌허증세증) : 체내 진액과 精血(정혈)이 부족해 나타나는 병증을 말한다. 대개 眞陰(참진음)이 쇠약해지거나, 열병으로 음액이 손상되거나 또는 만성병으로 음액이 손상됨으로 인해 야기된다. 일반적인 특징은 乾燥證(마를건마를조증)과 함께 상대적인 元陽偏旺(원양치우칠편왕성할왕)으로 인해 潮熱(나타날조열), 盜汗(도둑도땀한), 남자 성욕항진, 遺精(잃을유정할정), 脈細數(맥맥가늘세자주삭) 등의 증상이 나타난다.
- 陽虛證(볕양빌허증세증) : 陽氣(양기)가 허약하여 나타나는 병증을 가리킨다. 만성질환에서 흔히 보이는데 평소에 陽氣(양기)가 허약하거나 病邪(병사)가 양기를 손상시켜 발생한다. 가장 큰 특징은 열량부족으로 사지가 차갑고 추위를 싫어하며 신진대사의 기능 감퇴로 인해 심장박동이 느리고 혈압이 하강하며 기초체온이 저하된다. 또한 안색이 창백하고, 대변이 묽으며 땀이 적거나 거의 흘리지 않고 소화공능의 감퇴와 함께 脈(맥)은 미세하고 약하게 나타난다.
- 亡陰[67](망할망그늘음) : 음혈이 몹시 소모된 위험한 증후이다. 대부분 고열, 땀, 토, 설사, 출혈이나 혹은 기타 만성소모성 질병이 발전되어 발생한다. 임상에서는 몸이 몹시 야위고 피부가 갈라지거나 눈이 쑥 들어가며 정신적으로 조급증과 함께 답답함을 호소하고 심할 경우 헛소리를 하기도 한다.
- 亡陽(망할망볕양) : 땀을 많이 흘려 양기가 빠져나간 병증을 말한다. 많은 땀을 끊임없이 흘려 眞陽(참진양)이 빠져나간 것을 말하며 이 경우 몸이 냉하여 사지에 경련이 자주 일어난다.

---

66) 「景岳全書·卷一」 "實(실)한 가운데 다시 虛(허)가 있고, 虛(허)한 가운데 다시 實(실)이 있는 경우도 있다. 지극히 虛(허)한 병에 도리어 盛(성)한 증상이 나타나고, 크게 實(실)한 병에 도리어 야위는 증상이 발생하기도 하는데 이를 자세히 변별하지 않으면 안된다."

67) 「內經」 "血(혈)이 빠져나간 경우는 땀이 없고, 땀이 빠져나간 경우는 血(혈)이 없다. 혈은 陰(음)에 속하므로 땀을 많이 흘리면 亡陰(망음)이 발생한다.

3 기·혈·진액 변증

[1] 氣病辨證(기병변증)

• 氣虛(기기빌허) : 기가 허약하고 부족해진 것이다. 즉, 장부의 正氣(정기)가 허약해진 것으로 대개 오랜 질병, 중병, 과로 등으로 元氣(원기)가 소모, 손상되어 나타난다. 핵심 증상은 神疲(정신신지칠피 = 정신적인 피로로 지치고 의욕을 잃는것), 乏力(가난할핍힘력 = 체력 부족), 眩暈(아찔할현어지러울운 = 현기증), 自汗(스스로자땀한) 등이다.

• 氣陷(기기빠질함) : 기의 운동이 정상 상태를 상실하면서 氣(기)가 정상적으로 상승하지 못하고 밑으로 빠짐으로 인해 발생하는 병리상태이다. 핵심 증상은 氣虛證(기허증)과 함께 子宮脫垂(아들자집궁벗을탈드리울.기울수), 脫肛(벗을탈항문항), 만성설사, 胃下垂(위하드리울.기울수) 등 內臟下垂(내장하수)의 증상이 나타나는 것이다.

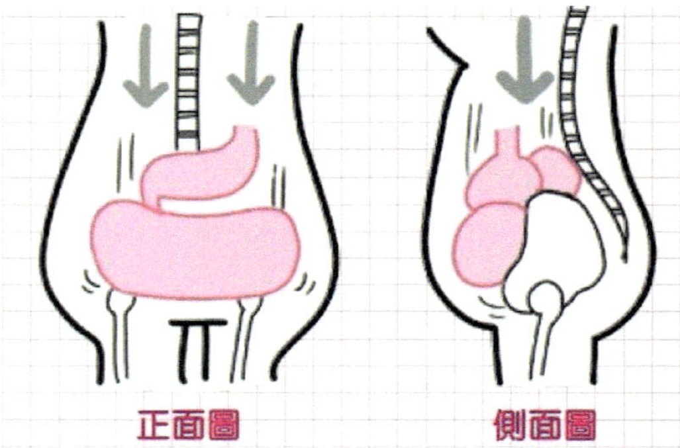

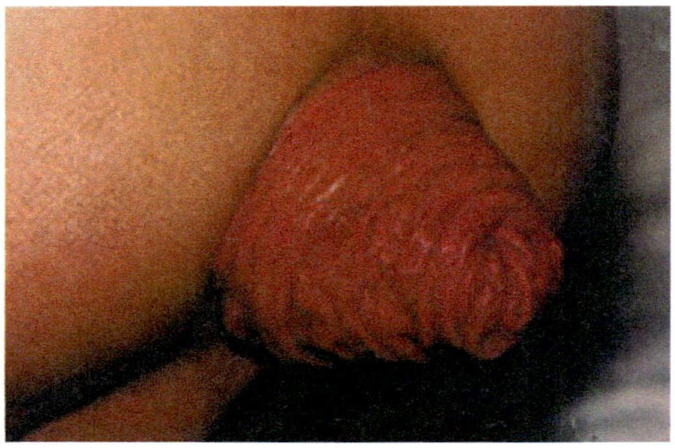

• 氣逆(기거스를역) : 기의 운동이 정상 상태를 상실하면서 氣(기)가 정상적으로 하강하지 못하고 위쪽으로 치고 올라오는 증상으로 주로 氣機上逆(기기상역)을 말한다. 氣逆(기역)은 두통, 현기증, 昏厥(어두울혼그.병명궐) 등의 肝氣上逆(간기상역), 기침, 천식 등의 肺氣上逆(폐기상역), 구역질, 구토, 딸꾹질, 트림 등의 胃氣上逆(위기상역)으로 구분할 수 있다.

• 氣滯(기막힐체) : 장부와 경락의 기의 흐름이 막혀 잘 소통되지 못하는 상태를 말한다. 음식, 邪氣(사기), 스트레스 및 허약한 체질 등으로 야기되며 대표적인 증상은 복부가 더부룩한 거부감과 함께 복부팽만감 및 통증 등이다.

[2] 血病辯證(혈병변증)

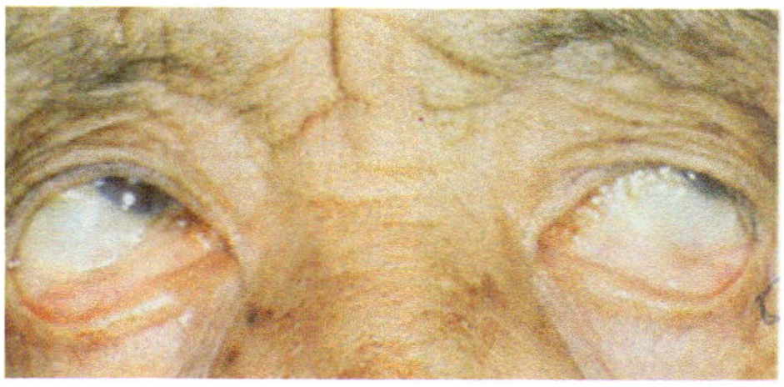

- 血虛(피혈빌허) : 체내의 혈액이 부족하거나 혹은 영양, 滋潤(불을자젖을윤)기능이 감퇴되는 병리변화를 말한다. 주로 出血(출혈), 지나친 스트레스, 기생충 혹은 장부기능의 문제 등으로 인해 발생한다. 핵심 증상으로는 체표의 점막조직 및 손, 발톱의 색이 淡白色(묽을담백색)으로 핏기가 없고 전신에 힘이 빠지는 증상과 함께 현기증, 안색 창백, 불면증, 心悸(심두근거릴계), 팔다리에 麻木感(삼마마무목느낄감) 등이 나타난다. 여성에게는 생리불순이 따른다.

- 血瘀(피혈어혈어) : 혈액 순환이 느려지고 원활하지 못한 병리현상이다. 혈액이 체내에 정체되거나 출혈된 혈액이 조직 내에 정체되어 장부 및 경락의 정상적인 기능에 손상을 초래하는 것을 말한다. 원인은 각종 질병, 타박상은 물론 氣虛(기빌허), 氣滯(기막힐체), 血寒(혈찰한), 血熱(혈더울열), 痰濁(가래담흐릴탁)등이 있다. 증상은 비교적 복잡하게 나타나는데 핵심적인 증상은 고정된 부위의 刺痛(찌를자아플통), 腫塊(부스럼종덩어리괴), 출혈 등이다.

- 血熱證(피혈더울열증세증) : 血分(혈분)에 과도한 열이 있음으로 인해 혈액의 흐름이 가속화되는 병리현상을 말한다. 원인은 외부의 邪熱(사열)이 血分(혈분)에 침입하거나 지나친 스트레스로 인한 화병 등이 있다. 대표적인 증상은 각종 熱象(열상)과 함께 다양한 형태의 출혈이 나타날 수 있다.

- 血寒證(피혈찰한증세증) : 血分(혈분)에 과도한 寒邪(한사)로 인해 혈액의 흐름이 느려지는 병리현상을 말한다. 대표적인 증상은 손발의 국부에 冷痛感(찰냉아플통느낄감)과 함께 피부가 紫暗色(자줏빛자어두울암색)을 나타내며 여성의 경우 생리통과 함께 생리불순이 초래될 수 있다.

[3] 津液辨證(진액변증)

- 傷津(상할상진진) : 체내 진액이 손상되어 건조한것이 특징이다. 일반적으로 건조한 기후 또는 열성병의 과정 중에 고열로 인해 땀이 많이 흐르거나 혹은 燥邪(마를조간사할사)의 침범, 과도한 吐瀉(토할토쏟을사), 多尿(많을다오줌뇨) 등으로 인해 발생하는 증후를 말한다.

- 氣爲血帥(기기위할위피혈장수수) : 氣(기)는 혈액을 推動(밀추움직일동), 統攝(거느릴통잡을.다스릴섭),化生(화생)하기에 “기위혈수”라 한다. 氣(기)는 陽(양)으로 혈액을 운행시키는 원동력이고, 혈액은 陰(음)으로서 물질적 기초가 된다. 따라서 氣(기)가 운행하면 혈액도 순환하고, 氣(기)가 정체되면 혈액순환도 정체된다.

- 血爲氣母(피혈위할위기기어미모) : 혈액이 氣(기)의 물질적인 기초 혹은 氣(기)가 의지하는 근거가 되므로 혈이 虛(허)하면 氣(기)가 부족해지고, 혈이 고갈되면 氣(기)가 탈진되며, 혈이 瘀結(어혈어맺을결)되면 氣(기)가 鬱滯(막힐울막힐체) 된다는 것이다. 따라서 치료시에 補氣(보할보기기)는 항상 補血(보혈)을 고려해야 하고, 行氣通經(다닐행기기통할통지날경)시키고자 할 때는 반드시 散瘀活血(흩을산어혈어살활피혈)해야 하는데 이것이 “혈위기모” 이론에 따른 것이다.

- 津血同源(진진피혈같을동근원원) : 血(혈)과 津液(진액)의 출처는 똑같이 음식물의 핵심영양성분으로 부터 나오고 津液(진액)은 혈액 조성의 일부분이면서 양자는 相互化生(상호화생)의 관계에 있음을 강조한 것이다. 즉 津液(진액)의 소모는 氣血(기혈)의 훼손을 야기하고, 氣血(기혈)의 손상 역시 진액의 부족을 발생시키는데, 예를 들면 대량의 출혈로 인해 체내의 많은 양의 혈액이 감소되면 입이 마르고 건조해지며 소변의 양도 감소하고 변비가 생기는 등 진액 부족으로 인한 제반 증상들이 나타난다.

4 장부변증(臟腑辨證)

[1] 肝과 膽의 辨證

- 肝血虛(간간피혈빌허) : 肝血不足(간혈부족)과 같은 표현으로 간에 저장되어 있는 혈액이 부족하여 발생하는 증후를 말한다. 대표적인 증상은 혈허증의 특징과 함께 脇痛(옆구리협아플통), 손발의 麻木感(삼마나무목느낌감), 경련, 시력감퇴, 야맹증 등이다.

- 肝陰虛(간간그늘음빌허) : 肝陰不足(간음부족)과 같은 표현으로 만성소모성 질환이나 혈액이 肝臟(간간오장장)을 滋養(불을자기를양)하지 못하는 경우와 腎精(콩팥신정)의 부족으로 인해 발생한다. 대표적인 증상은 陰虛證(음허증)의 특징과 함께 脇痛(옆구리협아플통), 手足蠕動(손수발족꿈틀거릴연움직일동), 目乾(눈목마를건 = 안구건조증) 등이다.

- 肝氣鬱結(간간기기막힐울맺을결) : 간의 疏泄(트일소샐설)작용이 막힌 것을 말한다. 즉, 간이 소통을 통해 정서적으로 쾌적한 상태를 유지하고 기의 운동을 조절하며 혈과 진액의 운행을 촉진하는 역할이 막히는 것을 말한다. 주요 원인은 지나친 정신적 자극이나 기타 병사의 침범 등이며, 대표적인 증상은 쉽게 분노하는 것, 탄식, 답답하고 조급한 심리상태, 옆구리가 거북하고 통증을 느끼는 것 등이며 여성의 경우 유방의 팽창감과 통증 및 생리불순 등이다.

- 肝火上炎(간간불화윗상불탈염) : 불의 성질이 위로 올라가는 것처럼 肝(간)의 火氣(화기)로 인해 얼굴이 화끈거리고 붉어지는 등 신체의 상부에 열상이 나타나는 것이다. 주요 원인은 지나친 스트레스로 인한 화병 또는 熱邪(열사)의 침범 등으로 발생한다. 대표적인 증상은 눈이 충혈 되거나 부으면서 통증이 수반되고 耳鳴(귀이울명)의 발생이나 청력감퇴가 나타날 수 있다. 또한 감정적으로 조급함과 함께 쉽게 분노하면서 두통, 현기증 등의 특징이 나타난다.

- 肝陽上亢(간간볕양윗상높을항) : 간의 陽氣(양기)가 지나치게 상승하는 것을 말한다. 주요 원인은 腎水(신수)의 부족으로 肝木(간목)을 자양하지 못하거나 혹은 肝陰(간음) 부족으로 음양의 균형이 상실됨으로 인해 발생한다. 대표적인 증상은 신체 상부에서는 머리, 눈, 귀 등의 부위에 肝火上炎(간화상염)과 비슷한 증상이 나타나고, 하부에서는 허리와 무릎이 시큰거리고 힘이 없어 보행이 자유롭지 못하는 증상이

나타날 수 있다.

- 肝風內動(간간바람풍안내움직일동) : 외감풍사 이외의 풍증은 모두 간풍내동에 속한다. 간풍내동의 핵심 증상은 신체의 현기증, 경련, 動搖(움직일동흔들.오를요) 등이다. 간풍내동은 구체적으로 肝陽化風(간간볕양될화바람풍), 熱極生風(더울열다할극날생바람풍), 陰虛動風(그늘음빌허움직일동바람풍), 血虛生風(피혈빌허날생바람풍) 등으로 나눈다.

- 肝陽化風(간간볕양될화바람풍) : 장시간의 肝腎陰虛(간간콩팥신그늘음빌허)로 인해 음양의 균형이 상실되면서 肝(간)의 陽氣(양기)가 지나치게 성하여 風(풍)으로 변해서 발생한다. 대표적인 증상은 肝陽上亢(간간볕양윗상높을항)의 증상과 더불어 나타나는 中風(중풍)이다.

- 熱極生風(더울열다할극날생바람풍) : 지나친 邪熱(사열)이 營血(경영할영피혈)을 손상시키고 肝經(간간지날경)에 영향을 미쳐 발생한다. 대표적인 증상은 고열과 함께 나타나는 痙症(경련.목뻣뻣할경증세증 = 목덜미와 등이 뻣뻣해지면서 수족이 오그라들고 몸이 뒤로 젖혀지는 증상)이다.

- 陰虛動風(그늘음빌허움직일동바람풍) : 外感熱病(바깥외느낄감더울열병병)의 후기 또는 內傷久病(안내상할상오랠구병병)으로 인해 체내 陰液(그늘음진액)의 손상과 부족으로 인해 발생한다. 대표적인 증상은 手足蠕動(손수발족꿈틀거릴연움직일동 = 손발에 경련이 발생하면서 동시에 무력감이 느껴지는 증상)의 증상이다.

- 血虛生風(피혈빌허날생바람풍) : 급만성출혈의 과다 또는 만성병으로 인한 혈액의 부족 등으로 인해 발생하는 風證(풍증)이다. 대표적인 증상은 手足震顫(수족떨진떨릴전 = 손발이 떨리는 증상), 肌肉瞤動(살기고기육쥐날순움직일동 = 살이 떨리는 증상), 關節拘急不利(관계할관마디절잡을구급할급불리 = 관절의 경련으로 활동에 지장을 초래하는 증상), 肢體麻木(팔다리지몸체삼마나무목 = 팔다리에 감각이 상실되는 증상) 등이다.

- 肝膽濕熱(간간쓸개담습습더울열) : 肝經濕熱(간경습열)이라고도 하며 濕熱(습열)의 사기가 肝膽(간담)에 쌓여 熏蒸(불길훈찔증)되는 증상을 말한다. 주요 원인은 외부의 濕熱(습열)침범, 고열량 음식에 대한 편식, 脾(비)의 소화 및 運輸(돌운나를수) 작용의 상실 등이 장시간 누적되어 熱(열)이 발생하는 것이다. 대표적인 증상은 외음부의 습진과 황달 등이다.

• 膽鬱痰擾(쓸개담막힐울가래담어지러울요) : 膽囊(쓸개담주머니낭)의 기능이 막히고 痰(담)으로 인해 나타나는 제반증상을 말한다. 주요원인은 지나친 스트레스로 인한 간의 疏泄(트일소샐설)기능 상실과 장시간의 痰(담)이 원인이다. 대표적인 증상으로는 失眠(잃을실잠잘면 = 불면증)과 驚悸(놀랄경두근거릴계) 등이다.

[2] 心과 小腸의 辨證

• 心氣虛(심장심기기빌허) : 장부의 기능이 날로 허약해지거나 지나친 스트레스로 인해 심기가 손상되어 발생한다. 대표적인 증상은 氣虛證(기허증)의 제반 증상과 더불어 나타나는 心悸(심두근거릴계 = 공연히 불안하고 가슴이 뛰는 증상)와 胸悶(가슴흉답답할민 = 가슴이 답답한 증상) 등이다.

• 心陽虛(심장심볕양빌허) : 心氣虛(심기허)의 증상과 더불어 각종 寒象(한상)을 수반하는 증상이다. 예를 들면, 안색이 창백하고 팔다리가 차가운 증상 등이다.

• 心陽暴脫(심장심볕양사나울.갑자기폭벗을탈) : 心陽虛(심양허)증상이 더욱 심하여 亡陽證(망할망볕양증세증)을 수반하는 증상이다.

• 心血虛(심장심피혈빌허) : 일반적으로 출혈증이나 지나친 스트레스 또는 혈액 생성능력의 부족 등으로 인해 발생한다. 대표적인 증상으로는 혈허증의 제반 증상과 더불어 나타나는 心悸(심두근거릴계), 怔忡(황급할정근심할충), 불면증, 多夢(많을다꿈몽) 등의 증상이다.

• 心陰虛(심장심그늘음빌허) : 지나친 근심이나 혹은 만성병, 熱病(열병) 등으로 인해 心陰(심음)이 손상됨으로 인해 발생한다. 대표적인 증상으로는 음허증의 제반 증상과 더불어 나타나는 心悸(심두근거릴계), 怔忡(황급할정근심할충), 불면증, 多夢(많을다꿈몽) 등의 증상이다.

• 心火亢盛(심장심불화오를항성할성) : 지나친 스트레스로 인한 火病(화병), 火熱(화열)의 邪氣(사기)에 의한 침범, 장시간 고열량 음식의 섭취와 음주 및 흡연 등으로 인해 心(심)의 火氣(화기)가 지나치게 되는 증상이다. 대표적인 증상은 가슴이 답답하면서 불면증에 시달리거나 피부가 부스럼과 함께 紅腫熱痛(붉을홍부스럼종더울열아플통) 등의 증상이 나타난다. 심할 경우 헛소리를 하거나 미친 증상이 나타난다.

• 心脈痹阻(심장심맥맥저릴비막힐조) : 현대의학의 협심증(心絞痛, 가슴조임증, 앙기나.) 心筋梗塞(심근막힐경막을색), 관상동맥경화증(冠心病) 등과 같은 것이다. 주요 원인으로는

瘀血(어혈어피혈), 痰濁(가래담흐릴탁), 寒邪(한사) 및 몸의 氣의 흐름이 막히면서 발생하는 심장의 이상 증상이다. 대표적인 증상으로는 心悸(심두근거릴계), 怔忡(황급할정근심할충), 심흉부 통증이 견갑부와 등쪽까지 나타나는 방사통이 불규칙적으로 발생하는 것이다.

- 痰迷心竅(가래담미혹할미심장심구멍규) : 痰(담)이 心(竅(심규)를 가로막아 발생하는 증상이다. 주요 원인으로는 체내에 氣(기)의 흐름이 막히거나 濕(습)이 변해서 痰(담)을 형성하는 것, 또는 지나친 스트레스 등이다. 대표적인 증상으로는 의식이 명료하지 못하며 목에서 가래 끓는 소리와 함께 구역질이 심하다. 또한 안색이 검고 탁하며 白膩苔(흰백미끄러울니이끼태) 등의 설태가 나타난다.

- 痰火擾心(가래담불화어지러울요심장심) : 심장의 병은 주로 놀라서 생기는데 사람이 두려운 자극을 받아 氣(기)의 흐름이 막히고 濕(습)이 생기면 이것이 痰(담)으로 변해서 心竅(심규)를 가로막는 증상이다. 주요 원인으로는 과도한 정신적 자극, 지나친 고민과 분노로 인한 화병 또는 外感熱邪(바깥외느낄감더울열간사할사)로 인해 발생한 痰(담)이 원인이다. 대표적인 증상으로는 의식이 명료하지 못하며 목에 가래 끓는 소리와 함께 안색이 붉고, 눈이 충혈되거나 고열의 증세 등이 나타나며 황색의 걸쭉한 가래가 보이고 동시에 黃膩苔(누를황미끄러울니이끼태)가 나타난다. 심할 경우 헛소리와 함께 미친 증상을 보인다.

[3] 脾와 胃의 辨證

- 脾氣虛(지라비기기빌허) : 脾氣不足(비기부족)이라고도 한다. 주요 원인으로는 불규칙한 식생활, 과로, 스트레스 등으로 인해 비위의 기능이 상실되는 것이다. 대표적인 증상으로는 氣虛證(기허증)의 증상과 더불어 納少(들일납적을소 = 식욕부진), 腹脹(배복부를창 = 복부 팽만감), 便溏(변변묽을당 = 묽은 변) 등이다.

- 中氣下陷(가운데중기기아래하빠질함) : 脾氣虛(비기허)의 증상과 더불어 각종 昇擧無力(오를승들거없을무힘력), 久瀉久痢(오랠구쏟을사오랠구설사리) 등의 증상이 나타나는 것이다. 대표적인 증상으로는 內臟下垂(안내오장장아래하드리울수), 대소변의 이상 등이다.

- 脾不統血(지라비아닐불거느릴통피혈) : 脾氣虛(비기허)의 증상과 더불어 혈액의 정상적인 순환에 이상이 생겨 통제가 불가능한 증상이 나타나는 것이다. 대표적인 증상은 출혈이다.

• 脾陽虛(지라비볕양빌허) : 脾胃虛寒(비위허한)이라고도 한다. 脾氣虛(비기허)의 증상과 더불어 장기간에 걸친 차가운 음식의 과도한 섭취 腎陽虛(콩팥신양허) 등이 원인이 되어 나타난다. 대표적인 증상은 체내에 각종 寒象(한상)이 수반되는 것이다.

• 寒濕困脾(찰한습습괴로울곤지라비) : 寒濕(한습)한 기운이 脾臟(지라비장)의 소화기능에 장애를 초래하는 것이다. 주요 원인으로는 무절제한 음식, 차가운 음식이나 과일의 과도한 섭취 습관, 장시간 비를 맞거나 물가에서 생활, 습한 거주지 또는 체내에서 濕(습)의 발생 등이다. 대표적인 증상으로는 濕(습)과 관련된 제반 증상과 더불어 納少(들일납적을소 = 식욕부진), 腹脹(배복부를창 = 복부 평만감), 便溏(변변묽을당 = 묽은 변)과 함께 陰黃(그늘음누를.황달황)이 나타난다.

• 濕熱蘊脾(습열쌓다.모이다온비) : 濕熱(습열)의 邪氣(사기)가 脾臟(비장)에 몰려 발생하는 증상이다. 주요 원인으로는 외부 濕熱(습열)의 침범과 함께 장기간 고열량의 음식과 음주의 습관 등이다. 대표적인 증상으로는 濕(습)과 관련된 제반 증상과 더불어 納少(들일납적을소 = 식욕부진), 腹脹(배복부를창 = 복부 팽만감), 便溏(변변묽을당 = 묽은 변), 熱象(열상)과 함께 陽黃(볕양누를.황달황)이 나타난다.

• 食滯胃脘(먹을식막힐체밥통위밥통완) : 무절제한 음식섭취로 인해 음식이 위에 적체되고 소화되지 못해 윗배가 불러오고 통증, 트림, 구토 등의 증상과 함께 식욕을 잃으면서 舌苔(혀설이끼태)는 厚膩(후니 : 두꺼운 기름끼)의 모습을 띤다. 설사시에는 계란 썩는 냄새가 난다.

[4] 肺와 大腸의 辨證

• 肺氣虛(허파폐기기빌허) : 肺氣不足(폐기부족) 이라고도 한다. 주요 원인으로는 평소 寒溫(찰한따뜻할온)의 조절이 부적절하거나 오랜 기침으로 인해 기가 손상된 것 또는 과로와 스트레스 등이다. 대표적인 증상으로는 氣虛證(기허증)의 증상과 더불어 기침과 호흡곤란 또는 痰(가래담) 등이 나타난다.

• 肺陰虛(허파폐그늘음빌허) : 평소 만성질환으로 인해 몸이 허약해서 과도한 땀을 흘리거나 혹은 熱邪(열사)가 肺陰(폐음)을 소모시킴으로 인해 발생한다. 대표적인 증상으로는 출혈을 포함한 다양한 熱象(열상)이나 乾燥(다를건마를조)한 증상의 陰虛證(음허증) 특징과 더불어 기침과 호흡곤란 또는 痰(가래담) 등이 나타난다.

• 風寒束肺(바람풍찰한묶을속허파폐) : 폐가 風寒(풍한)의 邪氣(사기)에 침범당하므로 인해 발생한다. 대표적인 증상으로는 극심한 惡寒(싫어할오찰한)과 가벼운 發熱(발열) 증상의 表寒證(겉표한증)과 함께 기침과 호흡곤란 또는 寒痰(찰한가래담) 등이 나타난다.

• 寒邪客肺(찰한간사할사손객허파폐) : 寒邪(한사)의 침범으로 인해 발생한다. 대표적인 증상으로는 발열감은 없이 畏寒(두려워할외찰한)의 증상만 나타나는 裏寒證(속리한증)과 함께 기침과 호흡곤란 또는 寒痰(찰한가래담) 등이 나타난다.

• 風熱犯肺(바람풍더울열범할범허파폐) : 風熱(풍열)의 邪氣(사기)에 침범당하거나 또는 風寒(풍한)의 邪氣(사기)가 내부에 막혀 熱(열)로 변함으로 인해 폐의 宣發肅降(널리펴다선펼발엄숙할.맑다숙내릴강) 기능을 상실시키는 것이다. 대표적인 증상으로는 表熱證(겉표열증)과 더불어 기침과 호흡곤란 또는 熱痰(더울열가래담) 등이 나타난다.

• 熱邪壅肺(더울열간사할사막을옹허파폐) : 熱邪(열사)가 폐의 기능을 가로막는 것이다. 주요 원인으로는 熱邪(열사)가 입과 코를 통해 체내로 침범하거나 또는 風寒風熱(풍한풍열)의 邪氣(사기)가 몸속에서 熱(열)로 변해 폐의 기능을 가로막는 것이다. 대표적인 증상으로는 각종 裏熱證(속리열증)과 함께 기침과 호흡곤란 또는 熱痰(더울열가래담) 등이 나타난다.

• 燥邪犯肺(마를조간사할사범할범허파폐) : 燥熱(조열)의 邪氣(사기)가 肺(폐)에 침범하여 발생한다. 대표적인 증상으로는 마른기침과 함께 호흡기가 건조하고 때로는 담에 피가 섞여 나오기도 하며 기침과 호흡곤란 또는 燥痰(마를조가래담) 등이 나타난다.

• 痰濕阻肺(가래담습습막을조허파폐) : 痰濕(담습)이 肺(폐)의 기능을 가로막아 肺氣(폐기)가 肅降(엄숙할.맑다숙내릴강)하지 못하는 증상을 말한다. 주요 원인으로는 肺氣虛(폐기허)의 증상과 함께 오랜 기침과 寒濕(한습)으로 인해 肺(폐)의 기능을 가로막는 것이다. 대표적인 증상으로는 기침과 호흡곤란 또는 濕痰(습습가래담 = 점성이 강한 백색 담), 인후의 가래 끓는 소리 및 가슴의 답답함과 통증 등이다.

• 大腸濕熱(큰대창자장습습더울열) : 濕熱(습열)이 大腸(대장)에 쌓이는 증상을 말한다. 주요 원인은 무절제한 음식섭취와 함께 濕熱(습열)의 사기에 침범당하는 것이다. 대표적인 증상으로는 설사가 끈적끈적한 상태로 赤白色(붉을적백색)이 섞여있고, 심한 설사와 裏急後重(속리급할급뒤후무거울중) 등의 증상이 나타난다.

• 大腸液虧(큰대창자장진액이그러질휴) : 大腸(대장)에 津液(진액)이 부족해 발생하는 증상이

다. 주요 원인으로는 陰血(음혈)이 부족하거나 또는 熱病(열병)으로 인해 津液(진액)이 손상되어 발생한다. 대표적인 증상으로는 건조한 증상, 변비, 구취 및 현기증 등이다.

• 臟虛滑瀉(오장장빌허미끄러질활쏟을사) : 대장의 陽氣(양기)가 쇠약함으로 인해 固攝(굳을고잡을섭) 작용이 감퇴되거나 또는 오랜 설사 등이 원인이다. 대표적인 증상으로는 장시간 과도한 설사와 함께 大便失禁(대변실금) 등의 증상이다.

[5] 腎과 膀胱의 辨證

• 腎氣虛(콩팥신기기빌허) : 체질적인 허약, 과로, 과도한 房事(방방일사), 만성병 등이 원인이 되어 나타나는 증상이다. 대표적인 증상으로는 氣虛證(기허증)의 증상과 더불어 耳鳴(귀이울명), 耳聾(이귀머거리롱), 腰痛(허리요아플통) 및 生殖機能(생식기능)의 문제 등이 나타난다. 특히 탈모, 치아의 흔들림, 요통, 팔다리 무력감 등의 증상 중 최소 세 가지 이상의 증상을 포함하는 경우가 대부분이다.

• 腎氣不固(콩팥신기기아니불굳을고) : 노년의 腎氣虛(신기허)와 유년의 腎氣未充(신기아닐미충만할충), 과도한 房事(방방일사) 또는 오랜 질병으로 인한 腎臟(신장)기능의 이상 등이 원인이 된 腎不藏精(신불감출장정할정)의 병증을 말한다. 대표적인 증상으로는 腎氣虛(신기허)의 증상과 함께 소변이상, 滑精(미끄러질활정할정), 냉대하, 胎動不安(아이밸태움직일동불안), 습관성유산 등이다.

• 腎不納氣(콩팥신아니불들일납기기) : 오랜 기침 및 과로 등으로 폐에서 흡입하는 산소의 일정한 심도유지가 불가능한 증상을 말한다. 주요 원인으로는 오랜 기침과 호흡곤란 및 과로 등이다. 대표적인 증상으로는 腎氣虛(신기허)의 증상과 함께 호흡의 심도가 얕고 특히 呼多吸少(숨쉴호많을다마실흡적을소) 등의 증상이 나타난다.

• 腎陽虛(콩팥신볕양빌허) : 眞陽不足(참진양부족)이라고도 한다. 주요 원인으로는 평소 陽氣(양기)가 부족하거나 고령으로 인한 腎氣虛(신기허), 만성병, 과도한 房事(방방일사) 등이다. 대표적인 증상으로는 陽萎(양시들위), 부종, 설사를 포함한 陽虛證(양허증) 혹은 寒象(한상)이 나타난다.

• 腎陰虛(콩팥신그늘음빌허) : 眞陰不足(참진음부족) 이라고도 한다. 주요 원인으로는 선천적인 부족, 오랜 질병, 과도한 房事(방방일사), 溫燥性(따뜻할온마를조성) 식품의 과다섭

취 등이다. 대표적인 증상으로는 陰虛證(음허증)과 더불어 陽强易擧(볕양굳셀강쉬울이들거), 遺精(잃다.남기다유정할정), 생리불순 등의 생식기능 이상이 나타날 수 있다.

- 腎精虛(콩팥신정할정빌허) : 선천적인 부족, 후천적인 부족, 과도한 房勞(방방힘쓸로), 오랜 질병 등이 원인이다. 대표적인 증상은 아동의 성장발육 부진, 성인의 早老(일찍조늙을로) 현상, 생식기능의 하강 등이다.

- 膀胱濕熱(오줌통방오줌통광습습더울열) : 방광에 과도한 습열이 쌓여 발생하는 증상이다. 주요 원인으로는 濕熱(습열)의 침범, 무절제한 식습관, 체내에서 발생하는 濕熱(습열) 등이다. 대표적인 증상으로는 황색 소변, 舌苔(혀설이끼태)의 黃膩(누를황미끄러울니 = 누런 기름기) 등의 濕熱證(습열증)과 함께 다음의 三大症(삼대증)이 핵심이다. 즉, 尿頻(오줌뇨자주빈 = 빈번한 소변), 尿急(오줌뇨급할급 = 급박한 배뇨감), 尿痛(오줌뇨아플통 = 소변시 통증)이다.

5 기타 변증

• 六經辨證(여섯육지날경분별할변증세증) : 傷寒論(상한론)의 辨證(변증) 방법이다. 六經(육경)은 太陽(태양), 陽明(양명), 少陽(소양), 太陰(태음), 少陰(소음), 厥陰(궐음)이다. 外感熱病(외감열병)의 傳變(전할전변할변) 상황을 결합하여 총괄한 6개의 辨證(변증) 강령으로서 외감열병 과정의 각 단계에서 나타나는 조합적인 證候(증세증상태후)일 뿐 하나의 독립된 병은 아니다.

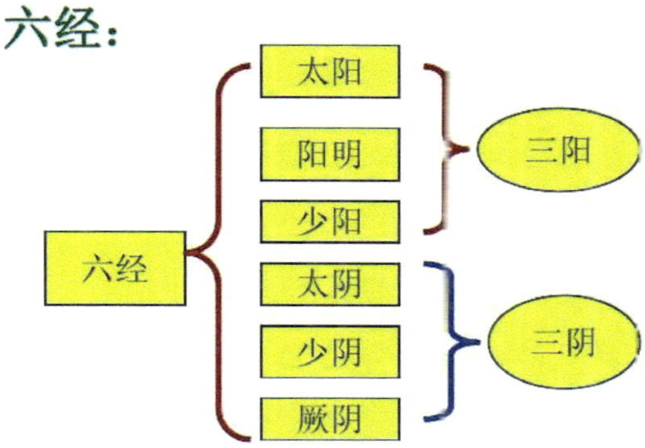

• 衛氣營血辨證(지킬위기기경영할영피혈분별할변증세증) : 청나라 때의 명의 섭천사(葉天士)가 창안한 溫病辨證(온병변증)의 방법이다. 溫病(온병)이 침범한 뒤 발생하는 병리과정은 衛分(위분), 氣分(기분), 營分(영분), 血分(혈분)의 순서에 따라 발전한다는 이론이다.

• 三焦辨證(셋삼탈초분별할변증세증) : 청나라 때의 명의 오국통(吳鞠通)이 선조들의 溫熱病(온열병)에 대한 이론을 토대로 그 傳變(전할전변할변)의 상황을 上焦(상초), 中焦(중초), 下焦(하초) 3단계로 나눈 溫病辨證(온병변증) 방법이다.

五

본초학

1 본초학 기본이론

- 韓藥[68](나라한약약) : 한의학 이론의 기초 하에서 인식 및 사용되어지는 것을 말한다.
- 本草[69](근본본풀초) : 漢(한나라한)나라 시대에 보편적으로 사용된 용어로서 한약의 다양한 출처 중 식물약재의 종류가 가장 많다는 의미와 함께 약초를 연구하는 것이라는 의미로 사용함.

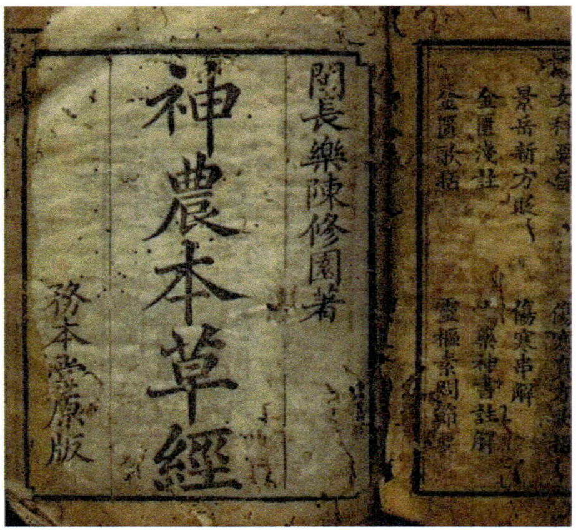

- 神農本草經(정신신농사농근본본풀초지날경) : 東漢(동녘동한나라한)시대 전설상의 인물 神農(신농)씨에 의해 씌어진 현존 최초 약학(본초학)전문서로서 365미의 한약재를 상품(120종), 중품(120종), 하품(125종)으로 나누어 설명하고 있다.

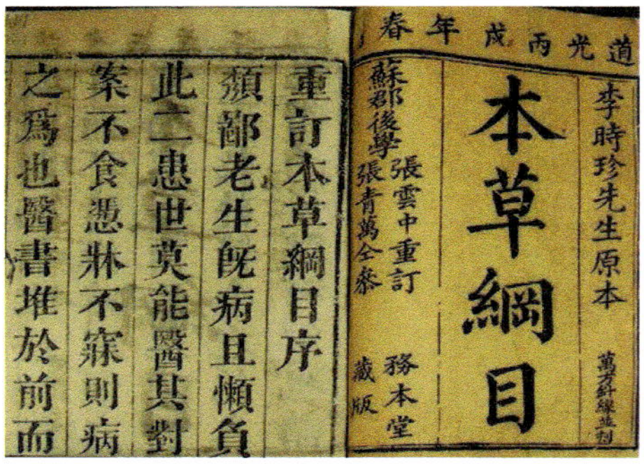

- 本草綱目(근본본풀초벼리강눈목) : 明(명)나라 시대 李時珍(이시진)에 의해 씌어진 본초학 전문서로 1892종의 약재를 당시 세계에서 가장 선진적인 약물 분류법 16綱(강) 60類(류)로 상세히 설명하고 있다.
- 道地藥材(길도땅지약약재목재) : 약재의 지역성이 명확한 우수 약재를 말한다. 예를 들면 川芎(천궁)의 경우 당송시대부터 줄곧 중국 四川省(사천성)뚜장옌 일대에서 재배되어 왔으나 甘肅省(감숙성)으로 이식한 결과 형태와 성분에서 큰 변화가 있었다.

---

68) 중국의 漢(한)나라 초기(BC 168년)에 매장된 長沙(장사) 마왕퇴(馬王堆)고분에서 발굴된 「五十二病方(오십이병방)」에 기재된 한약의 수는 이미 242종(식물약 108종, 동물약 51종, 광물약 20종과 기타약 63종)에 이르렀다. 송나라 시대에는 국가가 전문적으로 관리 운영하는 官藥(관약)으로 취급되었으며, 일반적인 본초는 상대적으로 국가의 규정이 까다롭지 않아 口傳方式(구전방식)으로 후대에 전래되었다.

69) 後蜀, 韓保昇의 「重廣英公本草」 일명 「蜀本草(촉본초)」로 불림. "藥有玉石,本草,蟲獸,而直云本草者爲藥中草類爲最衆也"

• 貯藏[70](쌓을저감출장) : 물건을 쌓아서 간직하여 두는 것. 특히 芳香藥(꽃. 향기방향기향성) 약재의 경우 시간이 지나면 약효가 감소한다. 예를 들면 石菖蒲(석창포)의 경우 1년 후 50%정도 감소하며, 砂仁(사인)), 白荳蔻(백두구)의 경우는 분쇄 후 효과가 급속히 감소한다.

• 藥性理論(약약성품성다스릴이논할론) : 한약재로 사용되는 식물, 동물, 광물 등은 자연계의 기후와 지리적 환경 등의 종합적인 요소에 대항 및 적응하는 과정에서 자연스럽게 외부환경에 대항 또는 적응하는 물질이 형성되었을 것이다. 이처럼 서로 다른 환경에 적응하면서 자연스럽게 형성된 물질들을 인체의 평형상태를 유지하는데 이용하는 것이다. 예를 들면 열대성 식물인 蘆薈(노회)나 仙人掌(선인장) 등은 일반적으로 무더위와 건조한 기후에 적응하는 과정에서 "淸凉(청량)", "滋潤(자윤)" 등의 특성을 내포하게 되는데 이러한 기운을 인체의 과도한 신진대사나 장부활동 또는 지나친 혈액순환 등 인체 기능항진으로 인한 증상이 나타나는 "火熱病(화열병)"을 억제시키는데 사용하는 것이다. 반대로 高寒地帶(고한지대)의 식물(인삼 등)은 인체의 기능이 쇠퇴해지는 虛寒性(허한성)질병에 사용한다.

• 藥性(약약성품성) : 「신농본초경」부터 현재까지 고정적인 정의는 없으며 「本草經集注(본초경집주)」 에서는 功效(공공나타낼효)와 主治(주치)를 말한다.

• 偏性(편성) : 한쪽으로 치우친 성질. "以偏糾偏(이편규편)" 한의학 이론의 지도하에 한 약에 대한 특성 및 작용을 고도로 개괄한 것으로 원래는 功效(공공나타낼효)를 포함하지 않고 四氣(사기), 五味(오미), 歸經(돌아갈귀지날경), 昇降浮沈(오를승내릴강뜰부가라앉을침), 毒性(독독성품성), 補瀉(보할보쏟을사), 滋潤(불릴자젖을윤), 溫燥(따뜻할온마를조), 走守(달릴주지킬수), 猛緩(사나울맹느릴완), 動靜(움직일동고요할정), 剛柔(굳셀강부드러울유) 등의 부분에서만 지칭해왔으나 최근 약전과 교재는 功能(공공능할능), 功效(공공나타낼효)로 표현하고 있다.

• 性能[71](성품성능할능) : 性(성)은 性質(성질), 特性(특성), 特征(특정) 등을 말하고, 能(능)은 功能(공공능할능), 功效(공공나타낼효), 作用(작용)을 말한다. 즉, 약물의 성질과 효능을 개괄한 표현이다.

---

70) 옛 선인들은 "陳久的好藥六味"(오래되면 좋은 약 6종류)로 狼毒, 枳實, 橘皮, 半夏, 麻黃, 吳茱萸를 지칭하고 있다.

71) 淸, 徐靈胎 "性能不能代替功效"(性能理論은 功效를 대신할 수 없다.) 즉, 학습법은 功效(공효)를 위주로 진행하는 것이 정석임을 강조했다.

- 四性(넷사성품성)＝四氣(넷사기기) : "四氣(사기)"라는 용어는 「신농본초경」 序(서)에 처음 출현하는데, 北宋(북송)의 寇宗奭(구종석)이 「本草衍義(본초연의)」에서 "氣(기)"는 냄새의 의미가 강해 性質(성질)의 의미인 "性(성)"으로 바꾸었으나 현재는 "四氣(사기)"와 혼용되어 사용되고 있다.

- 寒(찰한), 凉(서늘할량) : 열성병증을 치료하는 解熱(풀해더울열), 解毒(풀해독독) 작용 위주의 약재 성질.

- 溫(따뜻할온), 熱(더울열) : 한성병증을 치료하는 溫中(온중), 散寒(흩을산찰한), 助陽(도울조볕양)작용 위주의 약재 성질.

- 平性[72](평할평성품성) : 약성의 寒熱(한열)이 명확하지 않은 것으로 비교적 偏性(치우칠편성)이 없는 완만한 성질의 약재를 말한다.

- 五味[73](다섯오맛미) : 한약재의 酸(실산), 苦(쓸고), 甘(달감), 辛(매울신), 鹹(함)의 다섯 가지 맛을 말하며, 약재의 맛이 다르면 작용도 다르다는 의미로 중요한 이론으로 사용되고 있다. 본초학의 性能(성능)에서 말하는 五味(오미)는 약물의 실제 맛만을 이야기하지 않고 약물이 체내에서 補(보할보)·瀉(쏟을사)·散(흩을산)·斂(거둘렴) 등의 각종 작

---

72) "平性(평성)"이라 할지라도 반드시 "偏溫(편온)" 또는 "偏凉(편량)"의 특성을 내포하게 되어 있는 관계로 흔히 본초의 약성을 논할 때 "五氣(오기)"라 하지 않고 "四氣(사기)＝四性(사성)"이라 칭한다. ☞ 「神農本草經(신농본초경)」에서 人蔘(인삼)은 微寒(미한)으로 기록되어 있으나 李時珍(이시진)의 부친 李聞言(이문언)이 溫性(온성)으로 바꿨는데 이에 대해 陳修園(진수원)은 크게 화를 내고 「本草綱目(본초강목)」을 태워버렸다고 함.

73) "味(미)"는 일반적인 "맛"을 이야기하는 것으로 예를 들면 "겨자(芥末)"를 먹을 때 코가 뚫리는 느낌을 받게 되는 것처럼 "辛味(신미)"는 發散(발산)과 開通(개통)작용을 한다. 또한 五行(오행)의 관계에 따라 "酸味入肝(산미입간)", "苦味入心(고미입심)", "甘味入脾(감미입비)", "辛味入肺(신미입폐)", "鹹味入腎(함미입신)" 등의 역할을 하게 된다. 따라서 현재 교재에서 사용되는 五味(오미)는 다음 두 가지 방법이 혼재되어 있다. 첫째,진짜 맛을 근거로 삼은 것으로 주로 초기에 사용하는 약의 종류가 적었던 시기에 사용되었다. 둘째,공효를 위주로 확대해석한 경우로, 예를 들면 山楂(산사)의 진짜 맛은 酸味(산미)가 심하지만 甘味(감미)는 消食(소식)공효와 관련이 있어 교재에서는 두 가지를 모두 사용하고 있다. 즉 약재 원래의 맛과 약재의 성질을 통일한 개념으로 사용하고 있다. 즉, 약재 원래의 맛과 약재의 性能特性(성능특성)에 따른 분류 등이 혼재되어 있다. 따라서 본초학 각론에서 배우는 약재들의 五味(오미)는 총론에서 배우는 것과 많은 모순이 발견되는 이유이다.性能(성능)의 五味(오미)와 性狀(성상)의 五味(오미)가 완전히 일치하지 않는 것이 많고, 가장 큰 문제는 현재의 교재가 한약의 원래 맛 위주로 소개하지 않고 있다는 점이다. 실제로 李時珍(이시진)은 「本草綱目(본초강목)」에서 "선조들이 말하기를 '구충약은 酸苦辛味(산고신미)와 관계가 있다'고 했는데 어떻게 使君子(사군자), 榧子(비자)는 甘味(감미)가 될 수 있는가"라며 "甘也能驅蟲, 此亦異也(단맛 역시 구충작용을 할 수 있다)"라고 하면서 실제로 驅蟲藥(몰구벌레충약약)은 모든 맛이 다 가능하며 맛과 구충약의 필연관계가 없음을 강조하고 있다. 이처럼 한약의 응용 및 처방의 맛 등을 고려할 때 실제의 맛과 공효상의 맛에 대한 혼동으로 인해 연구에 있어서 곤란한 부분이 많음에도 불구하고 현대의 연구는 서양의 실험체계에 의한 실험실 안에서의 이화학적 실험, 미생물 및 동물실험을 통한 연구에만 치우치고 있는 실정이다. 약선요리 등 한약의 역할이 급속히 팽창하고 있는 현 시점에서 한약의 眞味(진미)에 대한 연구는 가장 근본적이고 시급히 해결해야 될 과제라 할 수 있다.

용에 대한 특정성 작용에 대한 반응을 말한다.

- 酸[74](실산) : 신맛을 말한다. 주로 收斂(거둘수거둘렴), 固澁(굳을고떫을.잡을삽) 작용으로 氣血津液(기기피혈진진진액)등의 지나친 분비를 치료하는데 사용된다.
- 苦(쓸고) : 쓴맛을 말한다. 주로 해열, 除濕(덜저 습습), 降氣(내릴강기기)의 효능이 있다.
- 甘(달감) : 단맛을 말한다. 주로 補益(보할보더할익), 緩急(느릴완급할급 = 경련을 멈춤), 鎭痛(진압할진아플통), 약성을 완화하는 효능 등이 있다.
- 辛(매울신) : 매운맛을 말한다. 주로 發散(필발흩을산), 行氣(다닐행기기), 行血(다닐행피혈) 등의 효능이 있다.
- 鹹(짤함) : 짠맛을 말한다. 주로 딱딱한 것을 부드럽게 만들어 해열,鎭靜(누를진고요할정) 등의 작용과 함께 체내 腫塊(부스럼종덩이괴) 등을 치료하는데 사용된다.
- 淡[75](담백할담) : 담백한 맛을 말한다. 주로 濕(습)을 제거하고 이뇨작용이 있다.
- 昇降浮沈[76](오를승내릴강뜰부잠길침) : 본초학에서 약물의 작용방향을 지칭하는 것이다. 昇(오를승)은 "상승", 降(내릴강)은 "하강", 浮(뜰부)는 "발산하여 상행시키는 것", 沈(잠길침)은 "瀉利(쏟을사리)의 방법으로 하행시키는 것"을 말한다.
- 歸經(돌아갈귀지날경) : "歸(귀)는 歸屬(귀속), 到達(도달)의 뜻이며, "經(경)"은 인체 臟腑經絡(장부경락)을 개괄한 표현이다. 즉 약물이 몸 전체에 골고루 영향을 미치는 것이 아니라 특정 장부경락에 선택적으로 작용하는 것을 말한다.
- 藥引[77](약약끌인)=引子藥(인자약) : 引經藥(인경약)을 말한다. 즉, 어떤 약물이 특정 臟腑經絡(장부경락) 및 인체 특정부위에 대하여 특수한 작용을 하여 藥力(약력)을 직접 病所(병병바소)로 끌어들이는 것을 말한다.

---

74) 食慾增進, 淸涼, 止渴, 解熱, 腸內防腐, 收斂, 止瀉, 止血, 止咳平喘, 固精, 縮尿, 止帶 등 대부분의 藥은 酸味 혹은 澁味와 관계있다. 酸味는 生津止渴 (烏梅, 五味子 등)과 酸甘化陰의 작용이 있으나 澁味에는 없다.

75) "淡味甘之餘味" "甘淡并提"

76) 藥性理論을 「神農本草經」에서는 性·味·毒 3방면으로 정리했으나 金元시대 張元素의 「珍珠囊」, 「醫學啓源」 등에서 비교적 체계적으로 昇降浮沈(승강부침)에 대하 논술했다. 「醫學啓源」 "春昇生, 夏浮長, 秋降收, 冬沈藏" ·李時珍 : "酸鹹無昇, 辛甘無降, 寒無浮, 熱無沈"

77) 宋(송)나라 시대부터 시작되었다. 당시 "和劑局(화제국)은 製藥(제약), 惠民局(혜민국)은 賣藥(매약)"을 담당했는데 당시 成藥(성약=丸劑, 散劑 등)은 국가의 전문 취급품목이었다. 그런데 成藥(성약)이 개인별 체질과 질병의 차이를 보정해 줄 수 없는 단점으로 인해 成藥(성약)과 함께 한 두 종류의 약재를 처방해서 그 약을 달인 물로 성약을 복용토록 하는 방법을 말한다. 예) 脾虛患者-四君子湯+陳皮(異功散), 歸脾丸+人蔘. 이런 방법의 유행이 明·淸 이후 湯劑 중심으로 변경되어 오늘날로 이어짐.

- 毒性(독독성품성) : 약물이 기체에 대한 장부조직 손상, 공능장애, 병리변화, 중독, 사망 등의 상해성을 말한다. 한의학에서는 두 가지 의미로 사용되어 왔다. 첫째, 광의의 의미로 약물의 偏性(치우칠편성품성)을 지칭했다. 고대에는 모든 약을 毒藥[78](독독약약)으로 지칭했다. 둘째, 협의의 의미로 약효의 용량과 인체 상해의 용량이 근접해서 인체에 쉽게 상해를 입힐 수 있는 것을 말한다. 오늘날은 주로 협의를 말하며 「神農本草經(신농본초경)」에서 上品(120), 中品(120), 下品(125)도 협의에 따른 구분이다.

- 不良反應(아니불좋을량돌이킬반응할응) : WHO의 정의는 "약물의 상용량 사용시 예측불가의 반응이 나타나는 것"이다.

- 副作用(버금부지을작쓸용) : 약물의 정상 용량 사용시 기대효과와 함께 치료목적 이외의 반응이 나타나는 것을 말한다. 즉, 약물로 인해 인체의 생리적, 생화학적 이상 변화나 또는 기관과 조직의 병리변화와 위해작용이 나타나는 것을 말한다.

- 變態反應(변할변모양태돌이킬반응할응) : 과민반응 및 생리공능의 혼란을 말한다.

- 特異反應(특이할특다를이돌이킬반응할응) : 정상 사용량 이하에서도 부작용이 있거나, 특정 음식의 거부반응 등을 말한다.

- 藥物依存性(약약물건물의지할의있을존성품성) : 약물의 장기 복용후 치료 목적에 도달했지만 심리적 의존성이 있는 경우를 말한다.

- 畸形(불구기모양형) : 특히 임산부의 약물 誤濫用(그릇할오함부로할남쓸용) 및 과용 후 선천성 기형이나 생장발육에 지장을 초래하는 현상이 나타나는 것을 말한다.

- 突變作用(갑자기돌변할변지을작쓸용) : 약물이 세포에 대한 영향으로 유전적 결함을 유발하는 것을 말한다.

- 功效[79](공공드러날효) = 功能(공공능할능 = 작용, 효과) : 현대의 작용과 같은 뜻으로 한의학 이론하에 약물의 치료 및 보건작용에 대한 고도의 개괄적 표현이다.

---

78) 「周禮」 '醫師掌(醫之政令)'에서 "聚毒藥以供醫事"

79) 고대 本草書(본초서)는 백과사전적 의미로 의료작용 이외의 작용까지 언급해 功效(공효)와 主治(주치)를 혼용했으며, 개괄적으로 언급하면 祛邪(거사), 扶正(부정), 臟腑調節(장부조절) 등으로 표현할 수 있다. 최초로 功效(공효)와 主治(주치)에 대한 구분 의도를 나타낸 학자는 명나라 말기 賈九如(가구여)의 저서 「藥品化義(약품화의)」에서 力字(력자)밑에 기재한 내용은 모두 功效(공효)였다. 청나라 시대의 黃宮繡(황궁수)는 「本草求眞(본초구진)」에서 한약의 간접효과를 功效(공효)로 잘못 알고 있는 것에 대한 비판을 제기한바 있다.

- 配伍(짝배섞다오) : 配는 配合(짝배합할합), 組合(조직조합할합)의 뜻을, 伍(오)는 隊伍(무리대섞다오)를 말한다. 즉, 두 가지 혹은 두 가지 이상의 약물을 조합하는 것을 말한다.

- 七情(일곱칠뜻정) : 약물 配伍(짝배섞다오)의 일곱 가지 정황을 말한다. 즉, 單味藥(홑로단맛미약약)의 응용과 약물간의 여섯 가지 배오 관계의 총칭으로 「神農本草經(신농본초경)」 序[80](서)에 처음 나타난다.

- 單行[81](홑로단다닐행) : 單味藥(단미약)으로 질병을 치료하는 것을 말한다.

- 相須[82](서로상모름지기수) = 相需(서로상구할수) : 약의 性能(성품성능할능)과 功效(공공드러날효)가 유사한 약물을 함께 배합하여 원래의 공효를 증강시키는 것이다. 둘의 관계는 평등관계로 볼 수 있다.

- 相使[83](서로상하여금사) : 性能(성능)과 功效(공효)에 일정한 공통점이 있는 두 종류 이상의 약물을 主藥(주약 = 君藥(군약))과 輔佐藥(드울보도울좌약약 = 臣, 佐, 使藥)으로 구분 배합하여 주약의 치료효과를 제고 시키는 것을 말한다. 즉, 둘의 관계는 主次(주차 = 君臣(군신))관계로 볼 수 있다.

- 相畏[84](서로상두려워할외) : 두 종류의 약을 배합했을 경우, 그 중 하나의 약물(A)이 다른 약물(B)에 의해 그(A) 약물의 독성이나 부작용이 억제, 감소되거나 소멸되는 작용을 말한다. 즉, 둘의 관계는 피동관계로 볼 수 있다.

---

80) "藥有單行者, 有相須者, 有相使者 …… 有相反者, 凡此七情, 合和視之"

81) 明. 李時珍 "單方不用輔"(간단한 처방은 보조약의 배합이 불필요)·明. 陳嘉謀 「本草蒙筌」 "單行者不與諸藥共劑而獨能攻補也"(單行은 기타약을 배합하지 않고 단득으로 祛邪 혹은 補虛하는 것)
五代(殘唐時期) 韓保昇의 「蜀本草」에 「本經」의 七情에 대한 藥數를 통계한 기록에 의하면 "單行者有七十一種"이라고 기록하고 있다. 單味藥(단미약)이라면 365味 모두 사용할 수 있는데 왜 71종만 국한했을까? 하는 의문을 갖을 수 있다. 또한 「本經」과 동일한 시기의 책인 「漢書」에 "帝分遣使者,微服單行"이라는 기록이 있는데 分別派遣(분별파견)은 2개 이상일 때 사용하는 단어이고, 單行은 암행어사 간에는 서로 연락할 수 없음을 뜻하며, 微服(미복)은 서로의 신분을 알 수 없는 것을 말한다. 즉 황제가 암행어사 임무수행자들이 서로 알 수 없도록 각각의 암행어사를 파견했다는 기록이다. 이와 같은 기록에서 유추할 수 있는 점은 첫째, 韓保昇은 「本經」 원문을 봤을 가능성이 있다는 점이다. 하지만 지금은 「蜀本草」 역시 유실되고 다른 책의 인용기록을 통해 전해지고 있다. 들째, 單行의 뜻은 황제가 암행어사를 독립해서 파견해 보내듯 한 장의 처방에 사용되는 약재들은 각각의 역할이 있음을 뜻한다고 이해할 수 있다. 하지만 현재의 공통된 해석은 단일 약재의 사용으로 해석함이 옳다.

82) 明. 李時珍, "相須者,同類不可離也"(性能과 功效 등이 유사한 약을 함께 사용하면 일반적인 효과 이상의 증강된 효과가 발휘된다.

83) 相須(상수)는 主次(주차)관계가 불명확하다. 하지만 相使(상사)는 主次가 명확하다. 즉 相須와 相使藥의 공통점은 약효의 증강이고, 차이점은 主次가 분명한지의 여부이다.

84) 李時珍 "相畏者, 受彼之制也"(자신의 毒·副作用을 상대방에 의해 제약 당한다.) 예) 生半夏畏生薑, 生天南星畏生薑 生半夏와 生南星의 독성은 生薑에 의해 감소 및 제거됨.

• 相殺[85](서로상감할쇄) : 하나의 약물(B)이 다른 약물(A)의 독·부작용을 소멸 또는 감소시키는 작용을 말한다. 즉, 둘의 관계는 主動關係(주동관계)로 볼 수 있다.

• 相惡(서로상미워할오) : 두 종류의 약물을 배합, 응용했을 경우 한 종류의 약물이 다른 종류의 본래 약효를 저하 또는 상실시킬 수 있는 것을 말한다.
첫째, 작용 부위는 동일한데 藥性(약성)은 반대인 경우. 예) 黃芩惡生薑 : 黃芩-淸肺熱, 淸胃熱, 生薑-溫肺, 溫胃
둘째, 작용 경향이 반대인 경우. 예) 發汗藥과 止汗藥, 瀉下藥과 止瀉藥, 利尿藥과 縮尿藥, 止嘔藥과 涌吐藥, 祛邪藥과 扶正藥 등의 관계. 牡蠣惡麻黃, 赤石脂惡大黃, 牛黃惡龍骨, 人蔘惡萊菔子 등이다.

• 相反[86](서로상돌이킬반) : 두 종류의 약물을 배합했을 경우 상호작용으로 인해 독성반응이나 혹은 극심한 부작용을 발생시키는 것을 말한다. ⇒ 十八反 참조.

• 禁忌(금할금꺼릴기) : 동일 처방에 동시에 사용할 수 없는 약을 말한다.

• 十九畏[87](열십아홉구두려워할외) : 한약재의 배오를 금기하는 일종으로 일부 약물은 다른 약물의 억제를 받아 그 독성이나 효능이 감소되고, 심지어 효능을 완전히 상실하기도 한다. 이것은 옛사람들의 경험으로 일부는 실제 임상의 상황과 부합되지 않는 것도 있어 지속적인 연구가 필요하다.

• 用量[88](쓸용양량) : 성인이 건조한 飮片(마실음조각편)을 탕제로 끓여 하루에 복용해서 효과를 볼 수 있는 약의 양을 말한다.

• 給藥途徑(주다급약약길도지날경) : 약의 투약경로를 말한다. 대부분 口服(입구쓸복)을 통해 소화계통으로 흡수되며 일부 국부적인 응용방법으로는 孔竅粘膜(구멍공구멍규끈끈할점막막), 鼻腔(코비속빌강), 眼藥(눈안약약), 陰道(그늘음길도), 直腸(곧을직창자장), 舌下含化(혀

85) 李時珍 "相殺者, 制彼之毒也"(상대방의 독성을 충분히 제약) 예) 生薑能殺生半夏毒, 生薑能殺生天南星毒. 生薑은 生半夏와 生南星의 독·부작용을 소멸, 감소시킨다. 相畏(상외)와 相殺(상쇄)는 어느 것이 주체인가에 따라 결정된다. 대부분 한쪽이 毒副作用(독부작용)의 약물이고 다른 쪽은 無毒(무독)의 약물이지만 쌍방 모두 毒副作用(독부작용)의 약물을 사용하는 경우도 있다. 이 경우 서로를 감소시킨다.

86) 十八反 : 甘草反甘遂, 大戟, 芫花, 海藻 / 烏頭反貝母, 半夏, 栝樓, 白蘞, 白及 / 藜蘆反玄蔘, 沙蔘, 丹蔘, 人蔘, 細辛, 芍藥

87) 相畏의 畏(외)가 아니라 서로 배오하게 되면 독성이 발생할 수 있어 19종의 배오금기 약으로 규정하고 있는 것을 말한다. "十八反"과 "十九畏"는 엄격하게 배오금기로 규정하고 있지만 고대 임상처방 중에는 함께 사용한 예도 찾아 볼 수 있다. 예를 들면 "海藻玉壺湯"의 경우 海藻와 甘草를 동용했다.

88) "中醫不傳之秘在用量"

설아래하머금을함될화), 注射劑(물댈주쏠사약지을제) 등의 방법이 있다.

- 劑型(약지을제모형형) : 약의 형태를 말한다. 질병의 원인 및 특징, 투약의 목적 등에 따라 달라 질 수 있다.

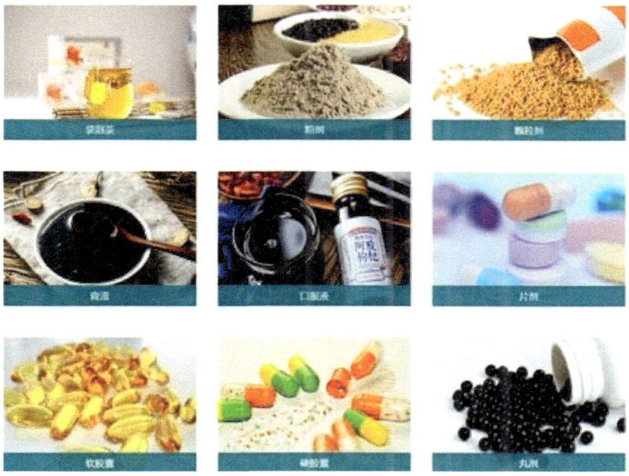

- 浸泡(잠길침거품포) : 약을 끓이기 전 온수에 30분 정도 담가둠으로써 약효가 쉽게 전출되도록 하는 것을 말한다.

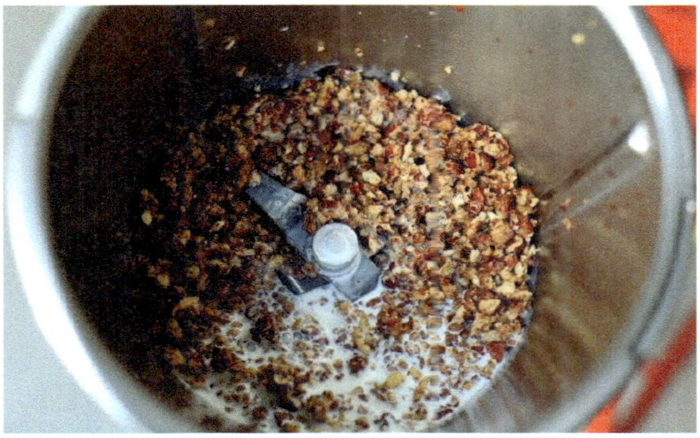

- 煎煮法[89](끓일전삶을자법법) : 약을 끓이는 방법을 말한다.

89) 淸, 徐靈胎「醫學源流論」: "煎藥之法, 最宜深講, 藥之效不效, 全在乎此"

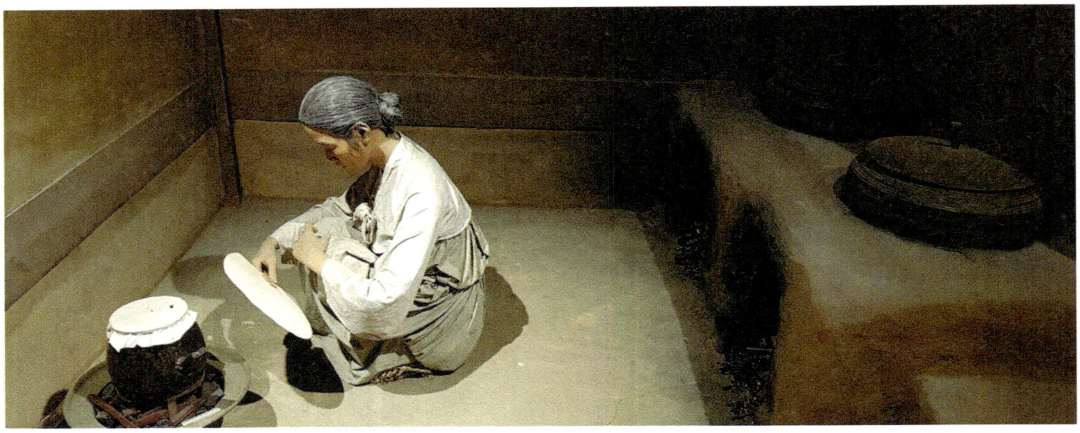

- 先煎[90](앞선끓일전) : 약을 끓일 때 일부 약재를 먼저 끓이는 것을 말한다. 주로 毒性藥(독독성품성약약), 鑛物藥(쇳돌광물건물약약), 貝殼類(조개패껍질각무리류) 등이다.

- 後下[91](뒤후아래하) : 약을 끓일 때 일부 약재를 불을 끄기 직전에 투입해 짧은 시간동안 끓이는 것을 말한다. 주로 芳香性(향기방향기향성품성), 揮發性(날다휘필발성품성) 약재 등이다.

- 包煎[92](쌀포끓일전) : 약재를 끓일 때 별도로 포장해서 끓여야 되는 것을 말한다. 주로 약재가 너무 가벼워 포말과 함께 밖으로 유출 가능성이 있거나 작은 종자류 또는 미세한 毛狀(털모형상상)을 함유하고 있어 복용하기 곤란한 약재들에 사용한다.

- 別煎[93](나눌별끓일전) : 약재를 끓일 때 본 약재와 달리 별도로 끓이는 것을 말한다. 주로 귀중한 약재에 사용된다.

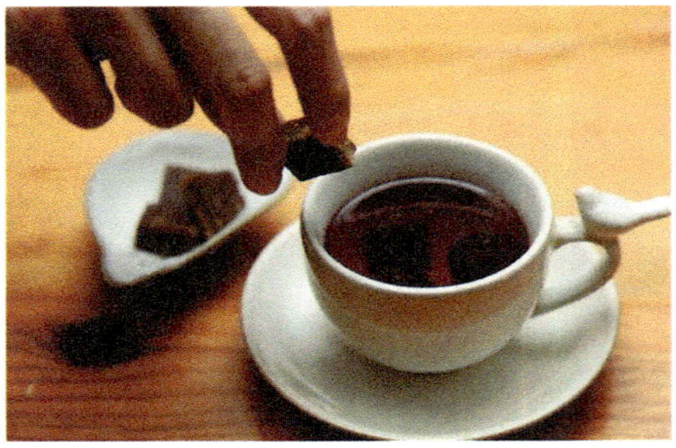

- 烊化[94](녹일양될화) = 溶化(녹을용될화) : 약재를 끓일 때, 먼저 다른 약물을 끓인 후 약즙에 넣고 약간 가열하거나 또는 끓인 약이 뜨거울 때 넣어 용해시켜 사용하는 것을 말한다. 阿膠(아교), 飴餹(이당), 蜂蜜(봉밀) 등은 점성으로 인해 용기에 잘 달라붙어 탈 뿐만 아니라 다른

90) 麻黃, 石膏, 附子, 石決明, 牡蠣, 龍 骨, 龜板, 鼈甲 등
91) 薄荷, 大黃, 砂仁, 白豆蔻, 草豆蔻, 肉桂 등
92) 海金沙, 旋覆花, 葶藶子, 車前子, 辛夷, 鵝膽子, 五靈脂, 蒲黃 등
93) 山蔘, 人蔘 등
94) 阿膠, 鹿角膠, 龜板膠, 鷄血藤膏 등

약물의 유효성분이 용해되는데 영향을 미치기 때문에 양화의 방법을 사용한다.

• 泡服[95](거품포쓸복) : 휘발성분의 약재 또는 쉽게 용출되는 약물로서 용량이 비교적 적지만 오래 달이면 효과가 상실되는 약물을 뜨거운 물에 담가 사용하는 것이다.

• 沖服[96](화할. 빌충쓸복) : 일부 약재의 경우 달이ㅈ 않고 먼저 그릇에 담아 두었다가 약을 달인 약즙을 부은 다음 잘 섞어서 복용하는 것을 말한다. 주로 액체나 분말 형태의 약재에 사용한다.

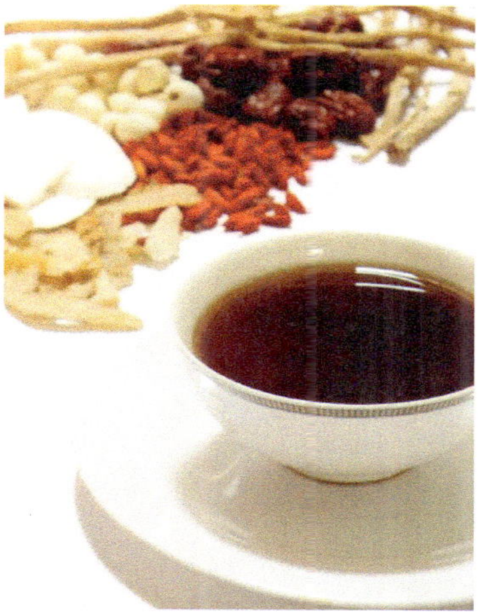

95) 肉桂, 藏紅花 등
96) 芒硝, 沈香, 竹瀝 등

2 본초학 각론

- 解表藥[97](풀해겉표약약) = (祛風藥[98]없앨거바람풍약약) : 주로 땀을 배출시켜 表(겉표)에 침입한 邪氣(간사할사기기)를 제거하는 약물을 말한다. 주로 表證[99](겉표증세증)을 제거하는 것을 주요 공효로 삼는 약으로 해표약의 味(맛미)는 맵고, 性能(성품성능할능)은 發散(필발흩을산)위주이며 肌表(살가죽기겉표)의 邪氣(사기)를 발산 혹은 땀으로 해결한다. 表證(표증)은 風寒(바람풍찰한)과 風熱(바람풍더울열) 두 종류가 있다.

- 發散風寒[100](필발흩을산바람풍찰한) = 散寒解表(흩을산찰한풀해겉표) = 辛溫解表(매울신따뜻할온풀해겉표) : 風寒(풍한)으로 인한 頭風(머리두바람풍), 두통, 코막힘, 피부 가려움증 등의 증상에 사용하며 일반적으로 진통과 風濕(풍습)을 제거하는 공효를 겸한다. 발산풍한약의 性味(성미)는 辛溫性(신온성)이 명확한 관계로 한기를 몰아내는 작용이 있어 주로 表寒證(표한증)을 치료한다.

- 發散風熱(필발흩을산바람풍더울열) = 疏散風熱(흩을소흩을산바람풍더울열)=疏風熱(흩을소바람풍더울열)=散風熱(흩을산바람풍더울열)=辛凉解表(매울신서늘할량풀해겉표):風熱表證[101](바람풍더울열겉표증세증) 혹은 風熱感冒(바람풍더울열느낄감무릅쓸모) 등의 증상에 사용한다. 일반적으로 表(표)에 침입한 풍열의 邪氣(사기)에 대해 땀을 통해 해열작용과 함께 두통과 인후통 및 가려움증을 멈추게하고 透疹(투진) 등의 작용이 있다. 發散風熱藥(필발흩을산바람풍더울열약약)의 性味(성미)는 辛寒凉(매울신찰한서늘할량)의 약성으로 表熱證(표열증)을 치료한다.

- 清熱[102]藥[103](맑을청더울열약약) : 清解裏熱(맑을청풀해속리더울열) 즉, 체표가 아닌 몸 속

---

97) 解表(해표)=發表(발표)=疏表(소표)=發散表邪(발산표사)=疏散表邪(소산표사)

98) 發散風寒藥(발산풍한약)중 溫性(온성)이 약해서 祛風(거풍)위주인 것은 祛風解表藥(거풍해표약)으로 부르기도 한다.

99) 주로 惡寒(오한), 발열, 두통, 身痛(신통), 無汗(무한) 혹은 有汗(유한), 脈浮(맥부) 등의 증상이다.

100) 風寒表證(풍한표증) : 惡寒重, 口不渴, 頭痛, 舌苔薄白, 脈浮緊 등.

101) 惡寒(微)發熱(重),頭身疼痛輕, 目赤痒痛, 咽喉痒痛, 舌尖紅, 苔薄黃 등.

102) 清泄裏熱

103) 清熱藥은 약성이 寒涼한 관계로 清熱瀉火, 燥濕, 涼血, 解毒, 清虛熱 등의 공효를 갖고 있으며 주로 外感熱病, 高熱煩渴, 濕熱泄痢, 溫毒發斑, 癰腫瘡毒 및 陰虛發熱 등에 사용한다. 清熱藥은 「內經」 "熱者寒之" 및 「神農本草經」 "療熱以寒藥"의 원칙에 입각해 사용하는 약물이다. 상대적인 분류법은 清熱瀉火, 清熱燥濕, 清熱涼血, 清熱解毒, 清虛熱로 분류하며 일부 책은 清氣分熱, 清臟腑熱, 清熱明目藥, 清

의 열을 해열시키는 작용위주의 약물로 주로 裏熱證(속리더울열증세증)을 치료한다.

- 衛分證[104](막을위나눌분증세증) : 溫熱病(따뜻할온더울열병병) 초기의 단계를 말한다. "衛(위)"는 "방위"의 뜻이고 "分(분)"은 "부위"의 뜻이다. 즉 외부사기로부터 인체를 방위하는 부위라는 뜻으로 전쟁에 비유하면 첫 번째 방어선의 개념이다. 동시에 땀구멍을 열고 닫아 인체의 열량에 대한 생산과 발산의 평형조절을 하는 역할을 맡고 있는데 외부사기의 침입으로 이러한 기능을 상실하게 되면서 나타나는 溫熱病(온열병)의 초기 유형을 말한다.

- 氣分證[105](기기나눌분증세증) : 溫熱病(따뜻할온더울열병병) 두 번째 단계를 말한다. 즉 첫 번째 단계의 邪氣(사기)가 속으로 들어가면서 열로 변하는 단계를 말한다.

- 營分證[106](경영할영나눌분증세증) : 溫熱病(따뜻할온더울열병병) 세 번째 단계를 말한다. 대개 氣分證(기기나눌분증세증)에서 전변되거나 衛分證(위분증)에서 逆轉(거스를역전할전)된 것이다.

- 血分證[107](피혈나눌분증세증) : 溫熱病(따뜻할온더울열병병) 마지막 단계를 말한다. 온열병

暑熱 등으로 구분한다.

104) "衛分證(위분증)"의 단계에서 핵심은 땀구멍이 막혀 기혈운행이 원활하지 못함으로 인해 발생하는 것으로 치료 역시 이 부분을 해결하는 것이다. 즉 寒邪(한사)로 인한 경우는 "散寒發汗(산한발한)", 熱邪(열사)에 의한 경우는 "淸熱發汗(청열발한)", 濕邪(습사)에 의한 경우는 "祛濕發汗(거습발한)" 등의 방법으로 최대한 빠른 시간 내로 치료한다.

105) "氣"는 元陰(원음)과 元陽(원양)의 상호작용에 의해 발생되는 일종의 물질로 인체의 신진대사와 장부운동 및 열량 발생의 근원으로 한의학에서는 "氣主煦之"라고 표현한다. 만약 邪氣(사기)가 氣의 기능을 문란하게하면 氣의 운동이 빨라지면서 인체의 신진대사기능의 항진과 함께 열량의 발생도 대폭적으로 증가하게 되는데 이런 현상을 "氣分證(기분증)"이라 한다. 따라서 "氣分證"의 단계에서 핵심은 "신진대사 항진", "체내 열량발생의 과다"라고 할 수 있는데, 이때의 온열병 치료에서는 이미 邪氣(사기)의 성질은 큰 의미를 갖지 못하며 단지 寒凉(한량)한 淸熱瀉火(청열사화)계통의 약재들을 이용해서 신진대사의 평형을 회복시키는데 주력해야 한다.

106) "營"은 "영양, 滋潤(자윤)"의 뜻이다. 인체 내의 영양과 자윤 작용을 하는 물질들은 元陰(원음), 진액, 혈액 등의 액체물질들인데 만약 "氣分證(기분증)"에서의 신진대사 항진 상태가 제압되지 못한 상태로 지속되면 인체의 액체물질들은 다음과 같은 영향을 받게 된다.
첫째,혈액의 운행속도가 과속되고
둘째,元陰(원음)과 진액이 과도하게 소모되는 것이다. 예를 들면 솥에 차가운 물을 넣고 끓일 때 물 분자의 운동이 가속되면서 수증기가 생성됨과 동시에 솥데 물의 양은 점차 감소하게 되는 것처럼 "營分證(영분증)"에 이르게 되면 혈액운행의 항진현상과 함께 元陰(원음)과 진액의 과도한 소모를 초래하게 된다. 따라서 元陰虧耗(으뜸원그늘음이그러질휴줄모)는 元陽(원양)에 대한 제약기능의 감소로 이어져 저열이 멎지 않고, 夜熱早凉(야열조량), 手足蠕動(손수발족꿈틀거릴연움직일동), 脈細數(맥세삭)등의 허열증상을 수반하게 되고, 津液虧耗(진액휴모)는 口乾咽燥(입구마를건목구멍인마를조), 肢體乾瘦(팔다리지몸체마를건파리할수), 舌上(설상) 少津(소진)등 세포의 탈수증이 나타난다. 한의학에서의 치료방법으로는 체내의 여열을 제거하고, 혈액운행의 항진을 억제시키며 과도한 熱邪(열사)로 인해 손상된 물질을 자양해주는 방법으로 치료한다.

107) 한의학에서는 "血熱妄行(피혈더울열망령될망다닐행)"이라 칭하기도 하는데 이때 혈액이 熱邪(열사)에 의해

의 가장 심각한 상태로 위의 세 단계에서 제대로 억제되지 못해 혈분증에 이르게 되면 혈액중의 각종 세포성분들은 혈맥속을 안정적으로 흐르지 못하고 혈관 밖으로 "溢血(넘칠일피혈)" 됨으로써 피부 표면에 紫黑斑疹(자주빛자검을흑얼룩반홍역진) 등이 형성되거나 또는 뇨혈, 변혈, 衄血(코피뉵피혈), 吐血(토할토피혈) 등의 증상이 나타난다.

- 清熱瀉火[108](맑을청더울열쏟을사불화) : 清熱(청열)의 일종으로 장부와 경맥의 火熱(화열)을 제거하고 속의 열을 제거하는 방법이다.
- 清熱燥濕[109](맑을청더울열마를조습) : 清熱(청열)의 일종으로 熱邪(열사)와 濕邪(습사)를 제거하는 것을 말한다.
- 清熱凉血[110](맑을청더울열서늘할량피혈) = 凉血(량혈) = 清血熱(청혈열) : 清熱(청열)의 일종으로 營分(경영할영나눌분)과 血分(피혈나눌분)의 열을 제거하는 것이다.
- 清熱解毒(맑을청더울열풀해독독) : 熱毒(열독) 혹은 火毒(화독)을 치료하는 것을 말하며 여기서 毒(독)은 火熱壅盛(불화더울열막을옹성할성)에 의한 것을 말한다.
- 清虛熱[111](맑을청빌허더울열) : 陰液(그늘음진액)의 부족으로 인한 발열을 치료하는 것이다. 주로 肝腎陰虛(간간콩팥신그늘음빌허)로 인한 陰虛內熱(그늘음빌허안내더울열) 및 온열

"煎熬(전오)" 되는 상황이 지속되면서 수분의 감소와 더불어 혈액은 점점 더 점도를 높여가면서 끝내는 혈액의 정체가 형성된다. 온열병이 이 단계에 이르게 되면 주로 출혈과 血瘀(혈어)가 병존하는 현상이 나타나게 된다. 따라서 치료 역시 혈액순환의 항진을 억제함과 동시에 혈액의 점도가 증가하는 것을 개선시키는 방향으로 진행한다.

108) 온열병의 氣分熱證(기분열증)과 내과 잡병 중 장부의 氣分熱證(기분열증) 치료 공효에 대한 통칭이 清熱瀉火(청열사화)이다. 熱(열)은 火(화)에서 생산되는 관계로 결국 동일한 邪氣(사기)에 의한 동일한 병리증상을 말하는 것으로 이론상 清熱(청열)과 瀉火(사화)는 같은 뜻으로 강약과 경중을 구분할 필요는 없다. 온열병의 氣分熱證(기분열증)은 고열이 있고 내과 잡병 중 心熱證(심열증), 肺熱證(폐열증)처럼 장부의 열증은 고열이 없는 것이 핵심적 차이다.

109) 주로 濕熱證(습열증)에 사용하며 주요 증상은 頭身重痛, 肢體困倦, 口渴不欲飮, 舌苔厚膩 등이다. 胃腸 방면에는 瀉痢, 濕熱痢疾, 腹瀉, 脘腹痞悶, 腹脹, 痞滿 등에 사용한다. 肝膽 방면에는 濕熱內盛이 원인이 된 熏蒸肝膽, 肝汁이 肌膚로 外溢한 皮膚發黃, 爪甲發黃, 眼鞏膜發黃 등의 濕熱黃疸에 사용한다. 下焦濕熱 방면 에는 小便黃赤短少, 淋澁疼痛, 点滴不通, 点滴難盡 등 濕熱 淋證에 사용하며 현대의 尿路感染, 腎盂腎炎, 膀胱炎, 尿道炎, 前立腺炎 등을 포함한다. 기타 濕熱證으로는 피부 濕熱瘡疹, 濕疹, 특히 熱과 穢濁으로 인해 분비물이 많은 습진, 습창 등에 사용한다. 그밖에 濕痺로 인한 貫節紅腫疼痛 및 濕熱白帶 등에 사용한다.

110) 대부분 甘苦鹹寒(감고함한)한 약재를 사용하여 營分(영분)과 血分(혈분)의 實熱證(실열증)을 제거하는 작용을 한다.

111) 清虛熱藥(청허열약)은 다음 사항에 주의해야 한다.
첫째, 한의학에서는 氣虛·血虛·陰虛·陽虛 모두 발열 증상의 발생이 가능하다. 따라서 金元時代 溫補陽藥을 사용한 "甘溫除熱"의 방법이 있는 것처럼 清虛熱藥은 陰虛(음허) 이외에는 사용할 수 없다.
둘째, 清熱瀉火, 清熱解毒, 清熱凉血, 清熱燥濕 등은 熱邪에 대항하는 裏熱證(이열증) 중에서 實證(실증)을 치료하는 것이고, 清虛熱藥은 邪氣(사기)에 대항하는 것이 아닌 虛證(허증)을 치료하는 것이다.

병 후기의 증상을 치료한다.

- 瀉下藥[112](쏟을사아래하약약) : 설사를 포함해서 배변활동을 원활하게 하는 약물을 말한다.

- 攻下藥(칠공아래하약약) : 사하작용이 潤下藥(젖을윤아래하약약)보다 강한 것을 말한다. 즉 배변 촉진, 체내 邪氣(사기)의 배출, 해열 등의 목적으로 사용한다. 따라서 일부 책에서는 苦寒攻下藥(쓸고찰한칠공아래하약약)이라고 표기하기도 한다.

- 潤下藥[113](젖을윤아래하약약) : 장속이 지나치게 건조해서 나타나는 변비에 장속을 윤활하게 만들어 설사를 유발시키지 않으면서 배변활동이 원활하도록 촉진시키는 방법이다.

- 峻下逐水藥[114](높을준아래하쫓을축물수약약) : 설사시키는 작용이 강렬한 약재를 활용해서 설사시키는 방법인데, 正氣(정기)가 아직 허약하지 않은 경우에 사용한다.

- 祛風濕藥[115](없앨거바람풍습습약약) : 風濕(풍습)의 邪氣(사기)를 제거하고 풍습으로 인해 발생한 병증을 치료하는 약물을 말한다. 주로 肌膚(살가죽기피부부), 경락의 風濕(풍습)을 제거하고 동시에 일부 약물은 舒筋(편안할서힘쓸근 = 근육을 편안하게 하는 것), 通絡(통할통이을락), 止痛(그칠지아플통) 및 强筋骨(굳셀강힘쓸근뼈골)작용을 한다.

- 祛風濕止痛藥(없앨거바람풍습습그칠지아플통약약) : 祛風濕(거풍습)과 함께 기타 통증에 대해 직접적인 鎭痛(누를진아플통) 효과가 있는 약을 말한다. 감기에서의 頭身痛(머리두몸신아플통), 齒痛(이치아플통) 등은 물론 타박상, 胃痛(밥통위아플통) 등에 쓰이는 것으로 직접적인 鎭痛(누를진아플통) 효과가 있다.

---

112) 瀉下通便(사하통변) 위주의 공효로 변비 및 기타 裏實積滯證(이실적체증)을 치료하는 약물을 말한다. 일부 책은 瀉下藥(사하약)의 정의를 腹瀉(복사), 滑利大腸(활리대장), 배변촉진 등을 유발하는 약물이라고 설명하고 있다. 하지만 사하약이 腹瀉(복사)를 유발시킨다는 것은 정확한 표현이라 할 수 없다. 만약 약을 복용하고 설사는 하지 않지만 대변의 주기가 단축되는 경우도 사하약의 범주에 포함된다. 또한 큰 변화 없이 배변이 순조롭게 진행된다면 그것도 사하약의 범위에 속한다.

113) 대장 중에 津液虧耗(진액휴모)로 인해 대변 장애가 발생할 때 사용한다. 따라서 신체의 허약으로 인한 津血虧虛(기혈휴허)와 관련이 있어 노인, 해산모, 久病體虛者(구병체허자), 熱病(열병) 傷陰者(상음자) 등에게 적합하다. 일반적으로 식물의 종자 위주로 사용되며 장에 수분이 증가되고 동시에 장벽에 경미한 자극을 줌으로써 장의 蠕動作用(연동작용)이 증가되어 배변이 원활해진다. 지방유는 湯劑(탕제)로 사용할 경우 효과가 떨어진다. 따라서 丸劑(환제)로 다용하는데 특히 蜜丸劑(밀환제)를 많이 사용한다.

114) 峻下(준하)는 설사 시간이 가장 길고, 복용 후 1~3시간 후 복부 통증과 함께 구역질, 설사 등의 증상이 출현한다. 일반적으로 복용 후 늦어도 4시간 이내에는 설사가 발성된다. 따라서 체내에 과도한 水濕邪氣(수습사기)를 대변을 통해 해결할 때 사용한다.

115) 왜 祛風寒濕(거풍한습)이라 하지 않고 祛風濕(거풍습)이라 했나? 寒濕痹(한습비)와 濕熱痹(습열비)가 있는데 두 가지에 모두 포함되는 것은 風濕(풍습)이다. 즉 行痹, 着痹, 寒痹(痛痹), 熱痹의 공통은 풍습이며 따라서 祛風濕藥(거풍습약)으로 명명한다

• 祛風濕舒筋活絡藥(없앨거바람풍습습편안할서힘쓸근살활이을락약약) : 舒筋(편안할서힘쓸근)은 주로 경락과 筋膜(편안할서막막)의 문제로 인해 발생하는 근육경련, 관절의 屈伸不利(굽을굴펼신아니불이로울리), 脚轉筋(다리각구를전힘쓸근 = 쥐 나는 것), 口眼歪斜(입구눈안비뚤왜비낄사), 중풍 후유증, 項强(목항강할강), 吐瀉轉筋(토할토쏟을사전할전힘쓸근), 脚氣(다리각기기 = 하지 마비감, 통증과 함께 무력감을 느끼는 것) 등에 사용한다. 活絡(활락)=通經絡(통할통지날경이을락)=通脈絡(통할통맥맥이을락)은 經絡(경락)과 脈絡(맥락)이 순조롭게 통하지 않는 것이 주요 원인으로 이로 인해 발생하는 麻木(삼마나무목), 偏癱(치우칠편사지틀릴탄), 口眼歪斜(입구눈안비뚤왜비낄사) 등에 사용한다. 실제로 임상에서 舒筋(편안할서힘쓸근)과 活絡(살활이을락)을 구분해서 사용하는 것은 쉽지 않다. 따라서 많은 약의 공효가 겹치게 됨에 따라 습관적으로 舒筋活絡(편안할서힘쓸근살활이을락)이라 부른다.

• 祛風濕强筋骨藥(없앨거바람풍습습굳셀강힘쓸근뼈골약) : 風濕痹症(바람풍습습저릴비증세증)과 동시에 肝腎虧虛(간간콩팥신이그러질휴빌허), 筋骨痿軟(힘쓸근뼈골저릴위연할연) 등의 증상이 수반될 때 사용하는 것이다. 주로 오랜 질병과 허약한 체질로 인한 扶正祛邪(도울부바를정없앨거간사할사)의 방법으로 補肝腎(보할보간간콩팥신)과 祛邪(거사)를 동시에 고려할 때 사용한다. 즉, 肝主筋(간간주인주힘쓸근), 腎主骨(콩팥신주인주뼈골)의 이론에 입각해서 補肝腎(보할보간간콩팥신)을 통해 强筋骨(굳셀강힘쓸근뼈골)을 진행시키는 원리이며 그래서 强筋骨(굳셀강힘쓸근뼈골) 혹은 補肝腎强筋骨(보할보간간콩팥신굳셀강힘쓸근뼈골)로 표현하기도 한다.

• 芳香化濕藥116)(향기방향기향될화습습약약) : 향기가 좋고 濕(습)을 제거하는 기능이 뛰어난 약으로 水濕117)(수습)의 병증을 치료하는 약물을 말한다. 濕(습)을 제거하고 脾臟(지라비오장장)의 기능을 원활하게 해주는 약물 위주로 구성되어 있다.

• 利水滲濕藥118)(이로울이물수스밀삼습습약약) : 체내에 적체된 水濕(수습)을 소변을 통해 배출시키거나 濕邪(습습간사할사)를 천천히 삼투시켜 체외로 배출하는 약물을 말한다. 엄밀한 의미에서 利水(이수)는 강한 이뇨작용, 滲濕(삼습)은 약한 이뇨작용이라 할 수 있다.

---

116) "以氣用事"(芳香氣味가 효과를 발휘하는데 중요한 변수)

117) 濕濁中焦(습탁중초)로 인한 복부팽만감(기의 운동이 막힘), 體倦(체권), 惡心嘔吐(오심구토), 口甘多涎(구감다연), 食少便溏(식소변당), 舌苔厚膩(설태후니), 혹 白膩(백니) 등에 사용한다. 그밖에 濕溫(습온), 暑濕(서습), 脾虛生濕(비허생습)의 증상에도 사용하며 行氣(행기)효과를 겸하는 경우가 많다.

118) "濕爲水之漸,水爲濕之積". 水濕(수습)배출의 공효와 함께 주로 小便不利, 水腫, 淋病, 痰飮, 濕溫, 黃疸, 濕瘡 등 水濕(수습) 병증을 치료한다.

- 溫裏藥(따뜻할온속리약약) = 祛寒藥(없앨거찰한약약) : 溫熱(따뜻할온더울열)한 약으로 裏寒證[119](속리찰한증세증)을 치료하는 방법을 말한다. 즉, 裏熱證(속리더울열증세증)에 사용하는 淸熱藥(맑을청더울열약약)과 상대적인 개념이다.

- 理氣藥(다스릴이기기약약) : '理氣(이기)'는 調理氣機(고를조다스릴리기기틀기)를 줄인 말로써 기의 운동에 문제가 발생해서 나타난 병증들을 순조롭게 회복시키는 약물을 말한다. 즉, 氣陷(기기빠질함), 氣滯(기기막힐체), 氣逆(기기거스를역), 氣脫(기기벗을탈) 등에 모두 해당하는 의미이나 대부분은 기의 순환을 원활하게 하는 行氣藥(다닐행기기약약)과 같은 의미로 사용한다.

- 消食藥[120](사라질소먹을식약약) : 소화약과 같은 듯이다. 주로 消食化積(사라질소먹을식될화쌓을적)의 공효를 갖고 있는 약물로서 음식의 적체에 대한 소화를 촉진시키는 것 이외에도 대부분 식욕을 증진시키는 작용을 구비하고 있다.

- 驅蟲藥[121](몰구벌레충약약) : 체내의 기생충을 마비시킨 후 장의 연동작용에 의해 신체 밖으로 몰아내는 약을 말한다. 殺蟲藥[122](죽일살벌레충약약)과는 다른 개념이다.

- 止血藥(그칠지피혈약약) : 체내외의 출혈을 억제시키는 작용을 하는 약물로 각종 출혈증에 사용한다.

- 收斂止血(거둘수거둘렴그칠지피혈) : 邪氣(간사할사기기)가 없는 상태 혹은 약한 邪氣(사기)의 虛證(허증)에 강력한 수렴성을 이용해서 지혈시키는 약물을 말한다.

---

119) 한의학에서 裏寒證(리한증)은 表寒證(표한증)이외의 증상을 말하며, 裏熱證(리열증) 역시 表熱證(표열증)이외의 증상을 말한다. 寒證(한증)의 발생은 外來(외래)와 內生(내생)이 있는데 여기서 소개하는 것은 주로 溫中藥(온중약)을 사용하는 것이다. 裏寒證(리한증)은 오장육부에 모두 발생가능하다. 공효에 溫裏散寒, 散寒止痛, 祛寒止痛 등이 있으면 그 속에는 溫中散寒, 溫中止痛, 溫經散寒, 溫經止痛 등의 뜻을 포괄하고 있는 것이다. 상당수 약들은 단지 溫中이라고 썼을 뿐 散寒止痛, 祛寒止痛, 溫裏止痛 등을 기록하지 않는다. 때로는 직접 溫中 혹은 溫中止痛으로 기록하기도 하지만, 대부분은 溫中과 溫經을 포함하고 있기 때문이다. 구체적으로 溫中과 溫經을 언급했을 경우에는 언급한 단어(작용)에 중점을 두고 이해하면 전반적인 약재의 중심을 파악 할 수 있다.

120) 食積으로 인한 脘腹脹滿, 噯氣呑酸, 惡心嘔吐, 大便失宮 및 脾胃虛弱, 소화불량 등의 증상에 사용한다.

121) 구충약은 주로 장의 기생충병 및 각종 蟲證(충증)으로 인해 배꼽 주위의 복통, 嘔吐涎沫(구토연말), 식욕감퇴 혹은 善飢多食(선기다식), 嗜食異物 (기식이물) 등의 증상과 함께 항문, 코, 귀부위의 가려움증 등의 증상이 나타난다. 일반적으로 기생충 환자는 面色萎黃(면색위황), 形瘦腹大(형수복대) 혹은 浮腫乏力(부종핍력) 등의 증상을 수반한다.

122) 주로 외용약으로 피부, 陰道炎(음도염) 등에 대한 살균작용에 사용하며 경구투여하지 않음.

• 凉血止血[123](서늘할양피혈그칠지피혈) : 淸熱凉血(맑을청더울열서늘할양피혈)작용을 겸한 지혈약을 사용해서 지혈시키는 것을 말한다.

• 化瘀止血(될화어혈어그칠지피혈) : 만약 단순하게 活血化瘀(살활피혈될화어혈어) 작용만 강조하면 출혈이 더 심해질 수 있다. 혈관이 瘀滯(어혈)로 막혀 혈액순환이 장애를 초래하게 되고 국부적으로 정체되면 蒲黃(포황), 五靈脂(오령지) 등의 약물을 사용해서 해결하는 원리이다. 즉 상하수도가 막히면 압력에 의해 수도관이 파괴되어 瘀滯出血(어혈어막힐체나가다출피혈)이 발생하게 되는 원리와 같다고 할 수 있다. 따라서 瘀血(어혈)이 출혈의 원인이 될 때 사용한다.

• 溫經止血(따뜻할온지날경그칠지피혈) : 지혈과 溫裏藥(따뜻할온속리약)의 공효를 동시에 내포하고 있지만 지혈작용이 강하지는 않아 주로 기타 지혈약들과 함께 사용한다. 반면 辛溫(매울신따뜻할온), 辛熱(매울신더울열)의 특성은 비교적 강해서 溫裏藥(따뜻할온속리약)으로 사용하는 것은 가능하다.

• 活血祛瘀藥[124](살활피혈없앨거어혈어약약) : 주로 血脈(혈맥)을 소통시키고 瘀血(어혈어피혈)을 제거해서 혈액순환을 촉진시키는 작용의 약재로 일반적으로 "活血藥(활혈약)"으로 부른다.

• 化痰[125]止咳平喘[126]藥(될화가래담그칠지기침해평할평숨찰천약약) : 痰(가래담)을 삭히고 기침을 멈추며 호흡이 원활하도록 하는 약물을 말한다.

• 安神藥[127](편안할안정신신약약) : 정신불안, 불면증, 心悸(심장심두근거릴계) 등의 증상을 치

123) 여기에 해당하는 것은 온병의 熱入營血(열입영혈)이 아니고 잡병 중 血熱妄行(혈열망행)의 출혈증에 사용하는 것을 말한다.

124) 活血化瘀(활혈화어)를 간단히 活血(활혈), 化瘀(화어), 消瘀血(소어혈) 등으로 표현하기도 하며, 活(활)을 行(행)으로 바꿔 사용하기도 한다. 또한 동사 化(화)를 消(소), 散(산), 祛(거), 行(행)으로 변화시켜 표현하기도 하며 破瘀(파어), 逐瘀(축어) 등은 약효의 강도가 강함을 나타내는 표현이다. 活血祛瘀藥(활혈거어약)은 주로 行血(행혈), 散瘀(산어), 通經(통경), 利痹(이비), 消腫(소종) 및 定痛(정통)등의 공효를 가지고 있어 혈액순환의 장애 및 瘀血阻滯證(어혈조체증)등에 많이 사용된다.

125) "化痰"의 "化(화)"의 의미는 과거 수돗물이 없었을 때 항아리 속에 혼탁한 물을 담아 그 속에 明礬(명반)을 넣으면 잠시 후 물이 맑게 정화되는데 이때의 명반처럼 탁한 것을 분해 및 침전시키는 작용을 한 약에서는 "化(화)"로 표현한 것이다. 일반적으로 化痰藥은 止咳, 平喘의 공효가 있으며 止咳平喘藥 역시 化痰의 효력이 있다. 임상에서 化痰藥은 주로 痰多咳嗽, 痰飮氣喘 또는 咯痰不爽의 증상에 사용하며, 止咳平喘藥은 內傷(내상) 또는 外感(외감)으로 인한 咳嗽와 천식에 사용한다. 한의학에서는 癲癇驚厥, 癭瘤瘰癧, 陰疽流注 등 이러한 증상은 모두 痰(담)과 밀접한 관련이 있는 것으로 해석하고 있다.

126) 平喘藥으로 가장 이상적인 약재는 麻黃(마황)이다. 또한 收澁藥(수삽약)중에도 平喘(평천)효능을 지니는 약재가 많지만 대부분 收澁藥(수삽약)에 포함된 약재들은 虛證(허증)에 사용한다. 반면 이곳에 속한 약재들은 주로 實證(실증)에 사용되는 약재들 위주이다.

127) 한의학의 "心藏神(심장신)"의 이론에 의해 安神藥(안신약)은 주로 心經(심경)에 영향을 미치며 "肝藏魂

료하는 약물을 말한다.

- 重鎭安神藥(무거울중누를진편안할안정신신약약) : 안신약에는 주로 광물약과 식물의 종자류가 많은데 각각의 용도는 광물약의 경우 "質重性降(바탕질무거울중성품성내릴강)"의 성질로 인해 주로 重鎭安神(중진안신)으로 표현한다. 즉 형상의 質(바탕질)이 重(무거울중)한 것과 관련해서 명명한 공효로 광물, 화석, 갑각류 등이 해당되며 일반적으로 용량을 증가시키고 久煎(구전)한다.

- 養心安神藥(기를양심장심편안할안정신신약약) : 종자류는 "質潤性補(바탕질젖을윤성품성보할보)"의 특성으로 인해 일부 약은 滋養(불릴자기를양), 補虛(보할보빌허) 작용을 겸하고 있는데 이런 약을 養心安神藥(양심안신)이라 하며 人蔘(인삼), 麥冬(맥동), 百合(백합) 등도 이에 해당한다.

- 平肝息風藥(평할평간간꺼질식바람풍약약) : 肝陽(간간볕양)이 지나쳐 발생한 內風(안내바람풍)으로 인한 신체의 搖動(흔들요움직일동)을 치료하는 약물이다.

- 慢驚風(느리다만놀랄경바람풍) : 소아가 장기간의 吐瀉(토할토쏟을사) 등으로 인해 脾胃(지라비밥통위)가 허약해진 상태에서 발생하는 경기를 말한다. 주로 발병이 완만하고 열이 나지 않으며 때때로 근육 경련이 빈발한다.

- 開竅藥[128](열개구멍규약약) : 사기가 심규를 가로막아 발생하는 의식이 혼미한 증상을 치료하는 약물을 말한다.

- 通竅(통할통구멍규) : 發散風寒(필발흩을산바람풍찰한)의 방법으로 코가 막히는 것을 해결하는 것을 말한다. 이때는 개규라 하지 않고 通竅(통할통구멍규), 開通鼻竅(열개통할통코비구멍규), 通鼻竅(통할통코비구멍규)라고 한다.

- 開噤(열개입다물금) : 口噤(입구입다물금)을 치료하는 방법을 말한다.

(간장혼)"의 이론에 따라 肝經(간경)과도 일정한 관련이 있다. 안신약은 주로 心氣虛(심기허), 心血虛(심혈허), 心火盛(심화성) 및 기타 원인으로 인한 心神不寧(심신불녕 = 불면증 등 가벼운 증상) ⇒ 心神失常(심신실상 = 정신이상 및 간질 등 심한 증상)⇒ 心神失用(심신실용 = 昏厥(혼궐), 神昏(신혼), 譫語(섬어)등 가장 심한 증상), 心悸怔忡(심계정충), 失眠多夢(실면다몽) 및 驚風(경풍), 癲癎風狂(전간풍광) 등의 증상에 사용한다.

128) 開(타개, 소통), 竅((孔공), 孔竅(공규)), 痰迷心竅(담미심규) 등 邪氣閉阻(사기조폐)의 상태가 되면 神志昏迷(신지혼미), 인사불성 등의 증상이 발생하며 이때는 心竅通暢(심규통창)의 방법으로 心主神志(심주신지)의 상태를 정상으로 회복시켜 민첩성을 유지할 수 있도록 해야 한다. 즉 한의학에서 이야기하는 개규약은 心竅(심규)를 말하며 心竅閉阻(심규조폐)를 치료하는 약재들의 경우 대부분 방향성이 강해서 芳香開竅(방향개규)라 한다.

- 利尿(이로울이오줌뇨), 通便(통할통변변) : 대소변을 치료하는 방법을 말한다.

- 補虛藥[129](보할보빌허약약) : 보허약이라 함은 인체에 필요한 영양물질을 보충함으로써 신진대사가 원활하도록 돕고, 면역력을 높이는 동시에 각종 허약함으로 인한 증후를 제거시킬 수 있는 약물을 말한다. 일반적으로 補益藥(보할보더할익약약), 補虛藥(보할보빌허약약), 補養藥(보할보별양약약)은 동일한 개념이며 증상별 구분은 氣虛(기기빌허), 血虛(피혈빌허), 陰虛(그늘음빌허), 陽虛(볕양빌허) 등 네 종류로 구분한다. 또한 임상에서 補氣藥(할보기기약약)과 補陽藥(보할보볕양약약), 補血藥(보할보피혈약약)과 補陰藥(보할보그늘음약약)은 자주 相須(서로상모름지기수)관계로 사용된다.

- 補氣藥[130](보할보기기약약) : 氣虛(기기빌허) 병증에 사용하는 약물을 말한다.

- 補陽藥[131](보할보볕양약약) = 補腎陽(보할보콩팥신볕양 위주) : 陽氣(양기)가 부족한 병증에 사용하는 약물을 말한다.

- 補血藥[132](보할보피혈약약) : 血虛(피혈빌허) 병증에 사용하는 약물을 말한다.

- 補陰藥[133](보할보그늘음약약) : 陰虛(그늘음빌허) 병증에 사용하는 약물을 말한다.

---

129) "體虛才補". "正氣虛也", "精氣脫則虛"

130) 장부별 氣虛證(기허증)
  1) 補脾(脾氣虛) : 식욕부진, 脘腹虛脹, 大便溏薄, 體倦神疲, 消瘦浮腫, 面色萎黃, 臟器下垂, 소화흡수 공능 하강 등.
  2) 補肺(肺氣虛) : 聲音 및 호흡무력, 肺屬表, 表虛出汗, 易感外邪 등
  3) 補心(心氣虛) : 心悸, 불면 등
  4) 補腎(腎氣虛) : 尿頻, 遺尿, 遺精, 滑精, 帶下, 虛喘(腎不納氣) 등.

131) 공효가 너무 많아서 主次(주차)를 쉽게 구분할 수 없다. 많은 약재들의 兼治作用을 잘 활용해서 다양한 증상에 응용해야 된다. 주로 腎陽不足으로 인한 怯寒肢冷, 腰膝痠軟, 性慾淡漠, 陽萎早泄, 宮冷不孕, 尿頻遺尿 등의 증상과 呼多吸少, 咳嗽喘促, 眩暈耳鳴, 鬚髮早白, 筋骨痿軟, 小兒發育不良, 囟門不合, 齒遲行遲 및 衝任失調, 崩漏不止, 帶下淸稀 등의 증상에 사용한다.

132) 補血(養血) 心肝血虛로 인한 面色萎黃, 脣爪蒼白, 眩暈耳鳴, 心悸怔忡, 失眠, 健忘症, 혹 月經愆期, 月經量少色淡, 또는 閉經, 脈細弱 등 증상에 사용한다.

133) 補陽이 주로 補腎陽을 말하는 것은 溫裏藥에서 배운 나머지를 언급한 것이기 때문이지만 補陰藥은 補腎陰만을 이야기하는 것이 아니고 전체 陰虛證에 대한 것이다. 즉 오장육부가 모두 연관되며 한의학적 의미에서 인체의 陰液은 크게 "濡潤作用"과 "陽氣制約(陽氣不偏亢)"의 두 가지 작용이 있다. 만약 陰液虧耗의 상태가 발생할 경우 첫째, 濡潤作用이 불가능해 짐으로써 건조, 內燥, 口乾, 舌燥, 大便乾, 毛髮乾燥 등의 증상이 수반된다. 둘째, 陽氣를 적절히 제약하지 못함으로 인해 虛熱內生의 상태에 직면하게 된다.이러한 상황을 각각의 장부 생리공능과 연결해서 해석하고 치료하는데 응용하는 약재가 補陰藥의 역할이라 할 수 있다. 장부별로는 다음과 같은 특징이 있다.
  1) 肺陰虛(폐음허) : 鼻乾燥, 咳嗽, 喘
  2) 心陰虛(심음허) : 心悸, 失眠
  3) 脾胃陰虛(비위음허) : 口渴, 脘腹痞悶, 腸燥便秘
  4) 肝腎陰虛(간신음허) : 虛火內生, 骨蒸潮熱, 盜汗, 視力減退, 眼目乾澁 등

- 收澁藥[134)](거둘수잡을삽약약) : 신체에 유익한 물질인 氣血津液(기혈진액)을 심하게 소모시키는 滑脫不禁(미끄러질활벗을탈아니불누르다. 억제하가금)의 증후에 사용하는 약재들로 이루어져 있다. 收斂固澁(거둘수거둘렴굳을고잡을삽)작용 위주의 약재로 이루어진 것으로 收澁藥(거둘수잡을삽약약) 또는 固澁藥(굳을고잡을삽약약)이라 칭한다.

- 涌吐藥[135)](샘솟을용토할토약약) : 주로 구토를 유발시키는 작용의 약물을 涌吐藥(샘솟을용토할토약약) 또는 催吐藥(재촉할최토할토약약)이라 부른다.

- 外用藥[136)](바깥외쓸용약약) : 일반적으로 외용위주로 사용되는 약재를 말한다.

- 攻毒(칠공독독) : 邪毒(간사할사독독)을 제거하는 방법을 말한다. 즉, 瘡癰腫痛(부스럼창악창옹부스럼종아플통) = 熱毒(더울열독독), 邪毒(사악할사독독), 蟲蛇咬傷(벌레충뱀사물다교상할상) 등에 以毒攻毒(써이독독공공독독)의 의미로 사용하는 약물을 말한다.

- 殺蟲(죽일살벌레충) : 주로 외용약으로 체표의 기생충, 疥蟲(옴개벌레충 = 옴) 등의 증상에 살균작용을 하는 것을 말한다.

- 去腐(갈거썩을부) : 肌體(살가죽기몸체)의 부패한 조직을 제거하고 상처를 쉽게 아물도록 하면서 새살이 돋아나도록 하는 것을 말한다.

- 斂瘡(거둘렴부스럼창) : 瘡癰(부스럼창악창옹)의 膿(고름농)이 깨끗해진 뒤로 육아조직이 빨리 생성 될 수 있도록 하는 것을 말한다. 즉, 斂瘡生肌(거둘렴부스럼창날생살가죽기)를 말한다.

[1] 부록 : 본초명(뜻과 음)

---

134) 李時珍 "脫則散而不收, 故用酸澁藥, 以斂其耗散."
收澁藥(수삽약)의 性味(성미)는 대부분 "酸澁(산삽)"으로 斂汗, 止瀉, 固精, 縮尿, 止帶, 止血, 止嗽 등의 작용을 함으로써 久病體虛, 正氣不固로 인한 自汗, 盜汗, 久瀉, 久痢, 遺精, 滑精, 遺尿, 尿頻, 久咳虛喘 및 崩帶不止 등의 滑脫不禁 증후에 적용한다.

135) 「內經」"在上者涌之" 즉 인체 상부(咽喉, 胸脘 등)의 유독물, 宿食(숙식), 痰涎(담연) 등은 모두 吐法을 응용함으로써 祛邪治病의 목적에 도달할 수 있다. 따라서 잘못 복용한 독극물이 몸으로 흡수되지 않고 아직 胃(위)에 있을 경우나, 宿食 정체로 소화되지 못한 음식이 腸脘部에 도달해서 脹痛을 유발하기 전, 또는 痰涎壅盛으로 호흡장애를 유발 할 경우와 癲癎發狂 등의 증상에 모두 涌吐藥(용토약)을 사용할 수 있다.

136) 외용약의 공효는 解毒消腫, 化腐排膿, 生肌斂瘡, 殺蟲止痒 등으로 癰瘡瘍, 疥癬, 外傷, 蛇蟲咬傷 및 五官疾患 등에 사용한다.

六

포제학

1 포제학 기본이론

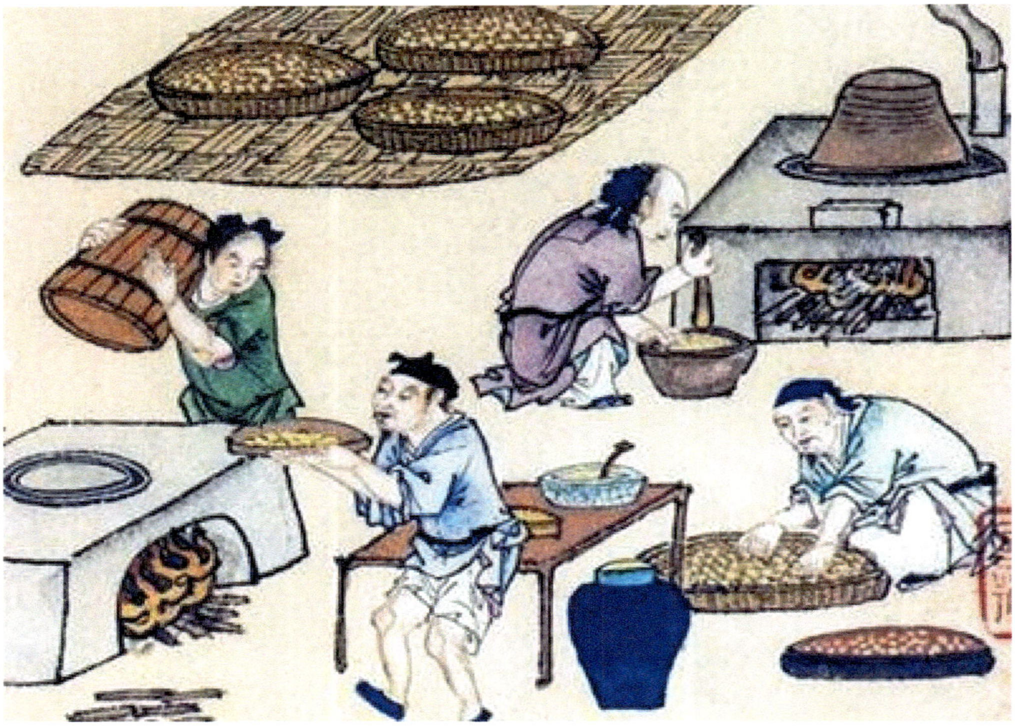

- 炮製(구울포지을제)＝修治(익힐수다스릴치)＝炮炙(구울포구울자)＝法製(법법지을제)：약물의 치료효과를 임상에 안전하게 적용시킴과 동시에 일정한 품질로 안전을 보증하도록 가공하는 것을 말한다. 즉, 약물을 의료·조제·製劑(지을제약지을제) 등의 수요에 의거하여 가공처리 하는 방법의 총칭이며, 약물의 整形(가지런할정모양형)·잡질의 제거·가열처리·보조물(鹽·酒·醋·蜜 등)의 첨가·精製(정할정지을제) 등을 포함한다. 과거에는 合藥(합할합약약), 製藥(지을제약약), 治製(다스릴치지을제), 修製(익힐수제지을) 등의 용어도 사용했다.

- 飮片(마실음조각편)＝咀片(씹을저조각편)：약재를 깨끗이 씻어 절제(切製：片, 絲, 塊, 段 등의 형상) 가공하여 전탕(煎湯)과 복용에 편리하도록 만든 것이다. 음편은 임상치료와 약물배합의 수요에 부응하고 용약(用藥), 품질, 표준을 보증하여 임상에서 안전성과 유효성을 보장하는 것이다.

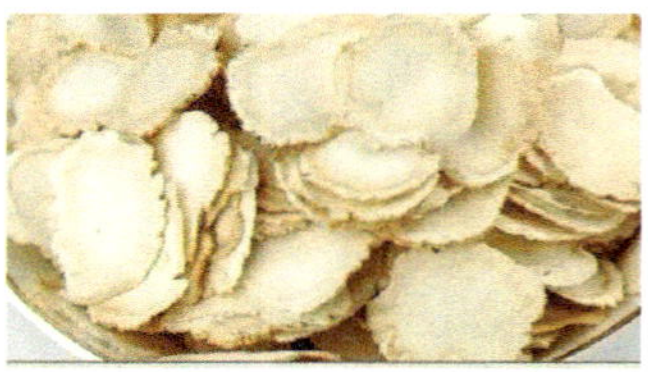

• 淨製(깨끗할정지을제) : 원래의 약재에 섞여 있는 각종 잡질과 비약용 부분을 제거하고 또한 동일한 약재에서도 약용부위별로 구분을 명확히 함으로써 쉽게 치료목적을 달성하고 의료사고를 예방하도록 처리하는 것을 말한다.

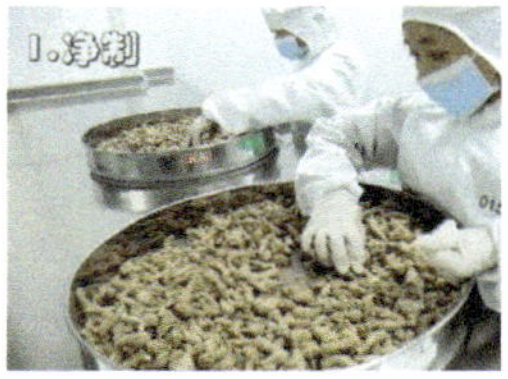

• 切製(끊을절지을제) : 약재 절제의 목적은 煎藥(끓일전약약)의 품질을 제고시키고 각종 포제 및 配方(짝배모방)에 유리하도록 하기 위함이다. 특히 약재 절제 전 潤泡(젖을윤거품포) 등 軟化操作(연할연될화잡을조지을작)시 수분함량의 처리와 飮片(마실음조각편)의 두께, 건조 등에 특히 주의해야 한다.

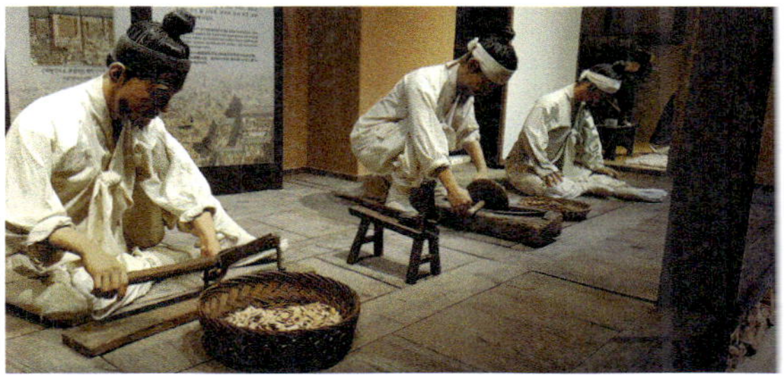

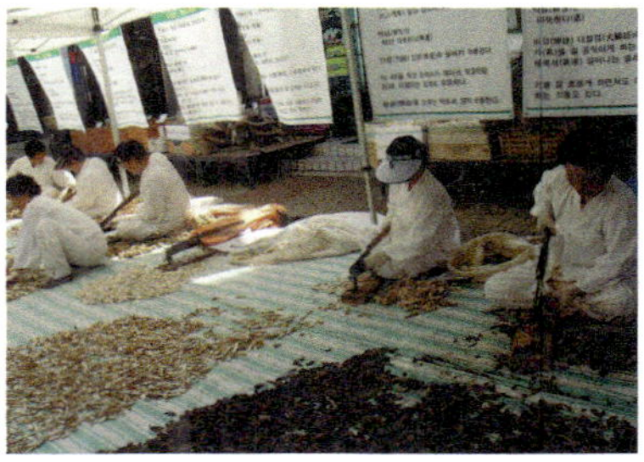

• 炒製[137])볶을초지을제) : 약재를 솥에 넣고 필요한 만큼 볶는 것을 말한다.

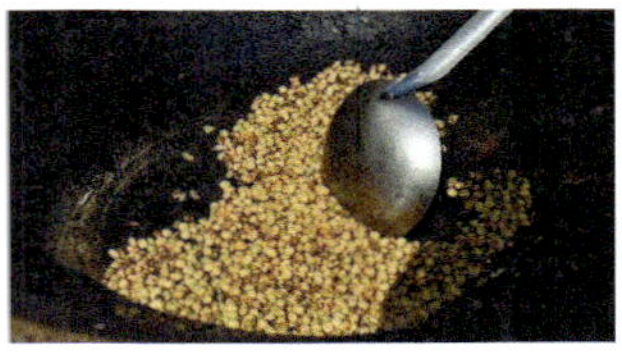

• 煅製[138](쇠불릴단지을제) = 火煅(불화쇠불릴단) : 약물을 불에다 직접적으로 벌겋게 달구거나, 혹은 耐火性(견딜내불화성품성) 용기에 약물을 넣고 간접적으로 달구어 그 질을 바삭바삭하고 부드럽게 만드는 것을 말한다.

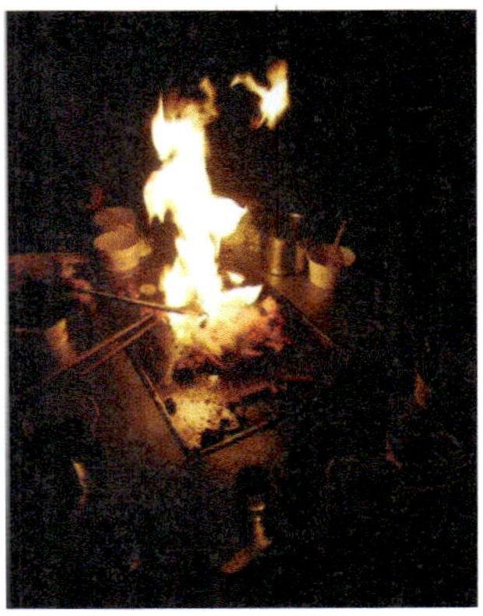

• 輔料製(보할보헤아릴료지을제) : 약재에 일정한 재료를 더해서 포제를 실시하는 것을 말한다. 輔料製(보할보헤아릴료지을제)를 통한 포제를 통해 발생하는 약의 性味(성미) 功效(공효), 作用趨向(작용취향), 歸經(귀경), 毒副作用(독부작용) 등 모든 방면의 변화를 이용해서 임상효과를 최대한도로 제고시킨다.

---

137) 炒製(볶을초지을제)는 약재의 偏性(치우칠편성품성)억제, 탕약의 煎出(끓일전나가다출)효과 제고, 矯臭矯味(바로잡을교냄새취바로잡을교맛미), 복용의 편의성 등 임상효과를 제고시킨다.

138) 주로 광물약, 동물의 갑각 및 화석류 약물을 쉽게 분쇄시키고 약효전출이 용이하도록 함으로써 효과를 제고시킨다.(白礬 煅製 후 燥濕 및 수렴작용 증강, 自然銅 煅製 후 전출효과 증강)

• 反製(되돌릴반지을제) : 약재의 지나친 편성을 교정하는 포제 방법을 말한다.

• 從製(좇을종지을제) : 약재의 특정 性味(성미)를 강화시키는 포제 방법을 말한다.

• 灰分(재회나눌분) : 약재에 포함된 불순물을 말한다. 흙이나 먼지, 모래 등 무기물 회분의 측정은 포제품의 순도측정에서 품질보증에 중요 의의를 지닌다.

• 蟲蛀(벌레충벌레먹을주) : 약재가 벌레의 영향으로 품질이 손상되는 것을 말한다. 오염, 중량 감경, 발열, 곰팡이 발생, 변색, 變味(변할변맛미), 유효성분 상실 등으로 품질에 절대적인 영향을 초래한다. 특히 전분, 糖(엿당), 지방, 단백질 성분의 약재에 피해가 가장 크다.

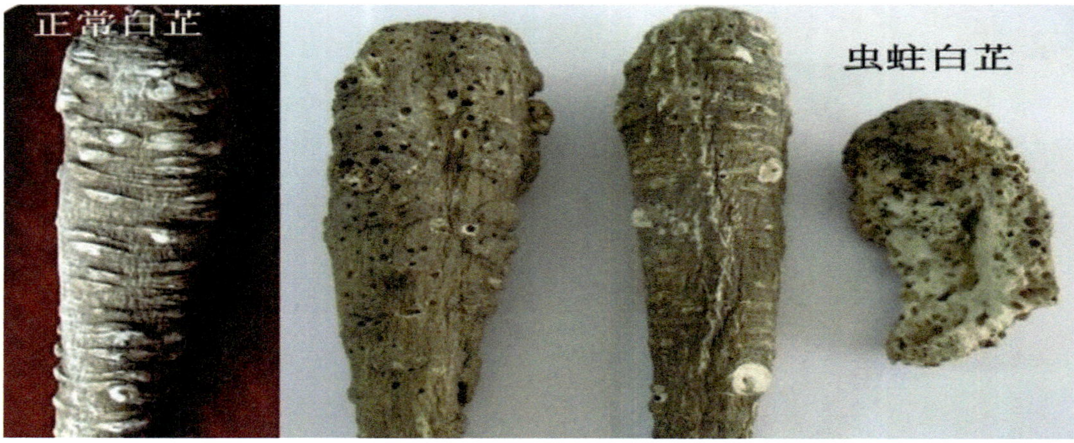

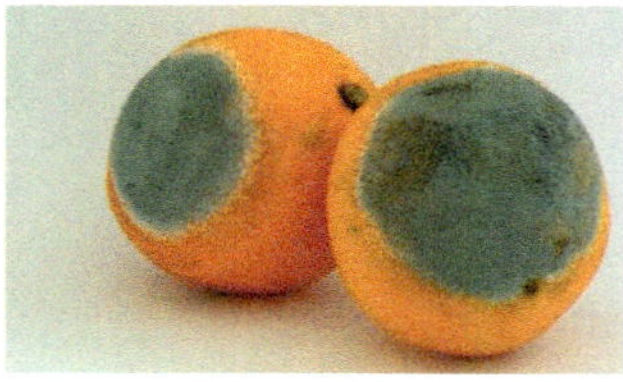

• 發霉(필발곰팡이매) : 약재에 곰팡이가 발생하는 것을 말한다. 약재 저장 중 가장 심각한 피해를 초래하는 요인으로 약재가 지방, 당류, 비타민, 수분 등의 영양성분을 함유하고 있어 곰팡이 균의 번식과 성장에 쉽게 노출될 수 있는 환경이 조성된다.

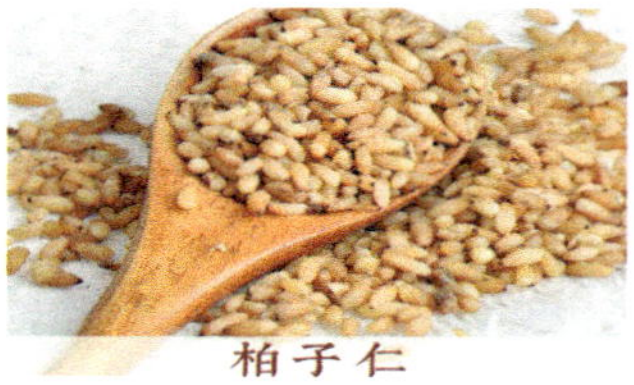

• 泛油(뜰범기름유) : 약재에 기름이 흐르고 끈적거림의 현상이 초래되는 것을 말한다. 약물 중 휘발성 기름, 油脂(기름유기름지), 당류 등을 포함하고 있는 제품은 濕熱(습열)에 노출된 후 기름이 흐르고 끈적거림의 현상과 변색, 氣味變化(기미변화) 등의 현상이 초래된다.

- 變色(변할변색색) : 약재 고유의 색이 변하는 것을 말한다. 품질 검사의 중요 항목 중 하나로 약물의 외관뿐만 아니라 품질에도 영향을 미친다.

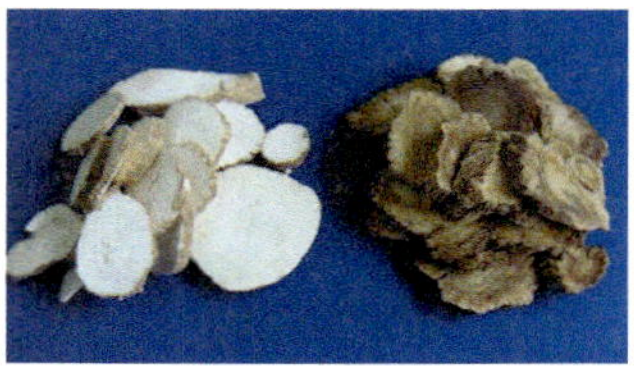

- 氣味散失[139](기기맛미흩을산잃을실) : 외부 요인 또는 장기 보관 등으로 약재의 품질에 손상이 초래되는 현상을 말한다.

- 風化(바람풍될화) : 結晶水(맺을결밝을정물수)를 포함하고 있는 광물질류 약재가 장시간 건조한 공기의 접촉으로 인해 탈수현상이 발생하고 그 결과 분말 형태로 변하면서 약물의 성분구조가 변하는 것을 말한다. 예) 芒硝 硼砂 등.

- 潮解溶化(조수조풀해녹을용될화) = 吸濕溶解(마실흡습습녹을용풀해) : 고체 약물이 공기 중 습한 수분의 영향으로 천천히 액체상태로 변하게 되는 현상을 말한다. 예) 鹹秋石, 硇砂, 青鹽, 芒硝 등.

- 粘連(끈끈할점잇닿을련) : 용해점이 비교적 낮은 고치 수지류 및 膠類(아교교무리류)약물이 습기의 영향으로 유착(덩어리) 현상이 나타나는 것을 말한다. 예) 乳香, 沒藥, 阿魏, 蘆薈, 阿膠, 鹿角膠, 龜板膠 등.

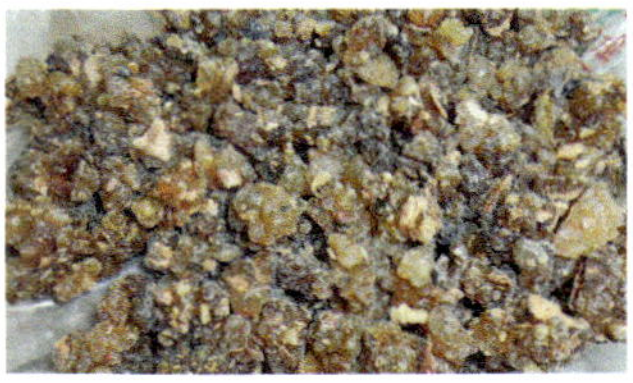

- 揮發(날다.휘두르다휘필발) : 휘발성분을 함유한 약물이 온도나 공기의 영향 또는 장기간 보관으로 휘발성분을 상실해서 건조 및 파열 현상이 발생하는 것을 발한다. 예) 肉桂, 沈香, 厚朴 등.

- 腐蝕(썩을부좀먹을식) : 일부 신선한 약물이 온도나 공기 중 미생물의 영향으로 인해 발열 및 미생물의 번식과 활동에 유리하게 되어 부식하는 경우를 말한다. 예) 鮮生地, 鮮生薑, 鮮蘆根, 鮮石斛, 鮮茅根, 鮮菖蒲 등.

---

139) 특히 薄荷, 荊芥, 細辛, 香薷, 白芷, 氷片 등 방향성 약재의 경우 특히 주의.

2 포제학 각론

• 挑選(돋울.끌어낼도가릴선) : 약물에 섞여 있는 비약용 부분 또는 약효가 다른 부분 등에 대한 분리를 말한다.

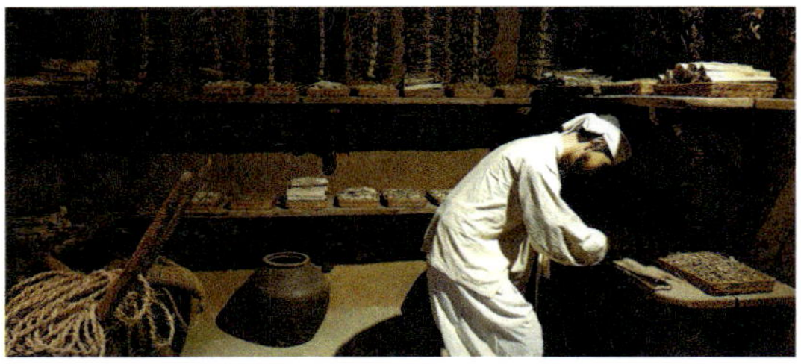
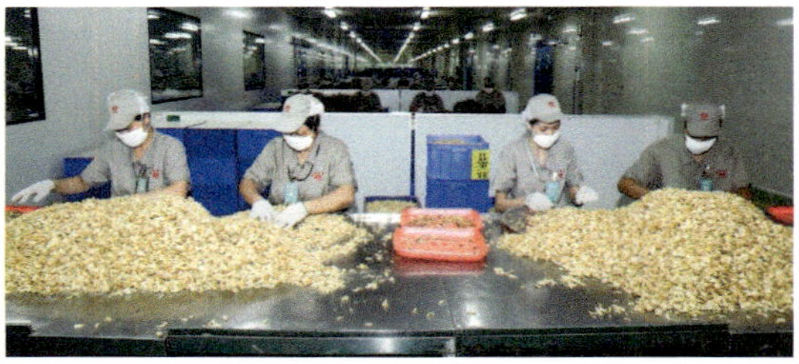

• 篩選(체사가릴선) : 불규칙한 약재의 大小(대소), 灰屑(재회가루설), 雜屑(잡설), 雜質(잡질), 규격, 淨度標準(정도표준) 등을 고려해서 필요에 따라 분리하는 것을 말한다.

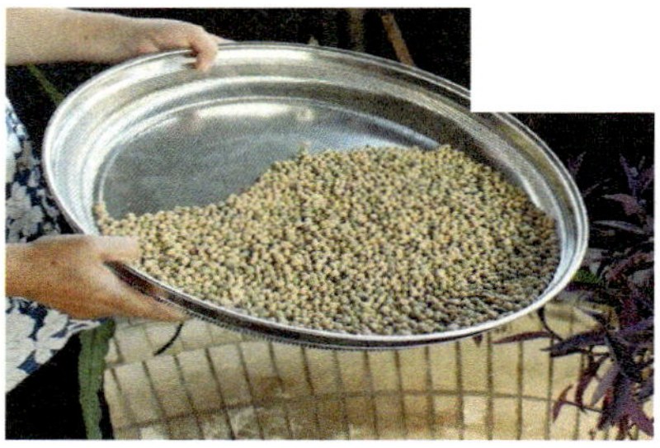
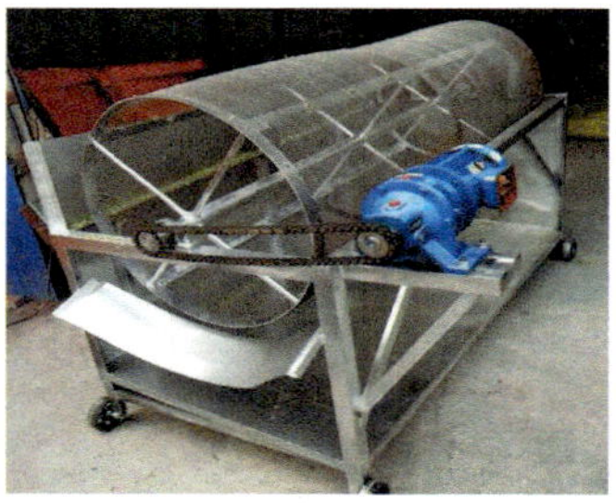
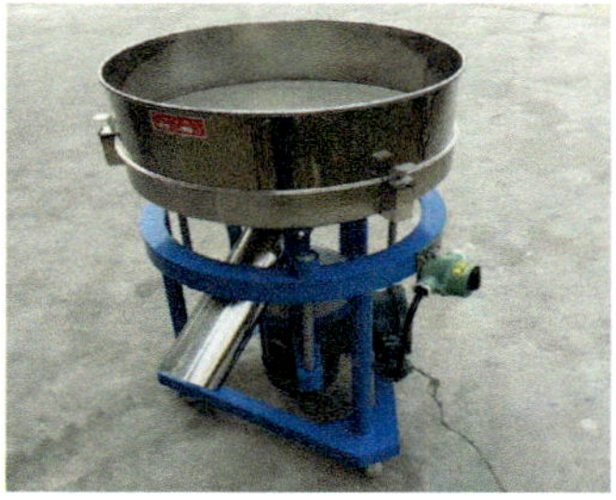

• 水選(물수가릴선) : 물로 씻거나 혹은 물에 뜨는 잡질을 제거하는 일반적 방법으로 腥臭(비릴성냄새취), 과다 염분, 독성, 核皮(핵피) 등을 제거하는 방법을 말한다.

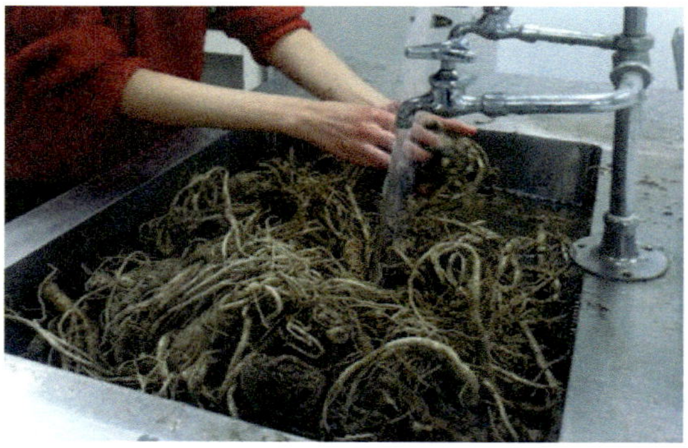
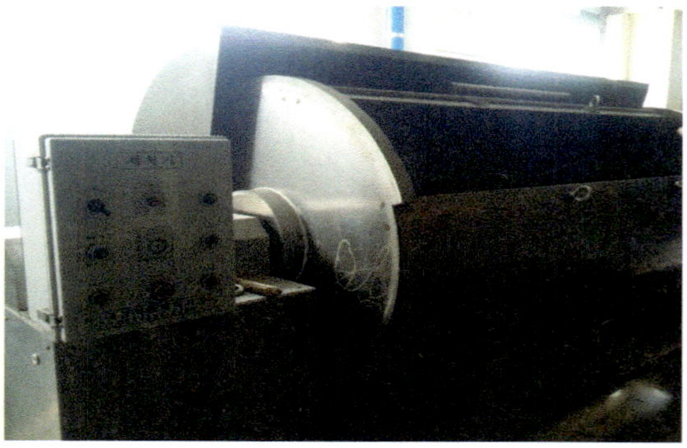

• 風選(바람풍가릴선) : 약재의 경중에 따라 풍력의 힘으로 果柄(과실과자루병), 花梗(꽃화줄기경)등 잡질을 분리하는 방법을 말한다.

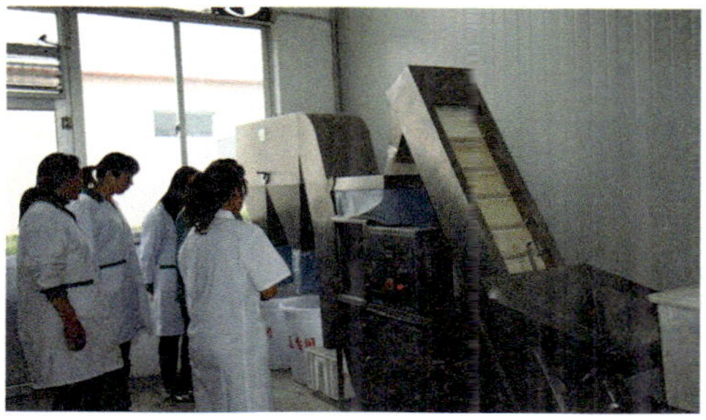

• 漂淨(뜰표깨끗할정) : 약재를 충분히 물에 담가 우려내는(浸漂) 방법으로 여러번 물을 갈아 주고 뒤집어 줌으로써 毒(독독)이나 잡질을 제거하는 방법을 말한다.

• 刷淨(쓸쇄깨끗할정) : 약재의 잡질과 絨毛(가는베융털모) 등 비약용 부위를 솔(브러쉬)로 제거하는 방법을 말한다.

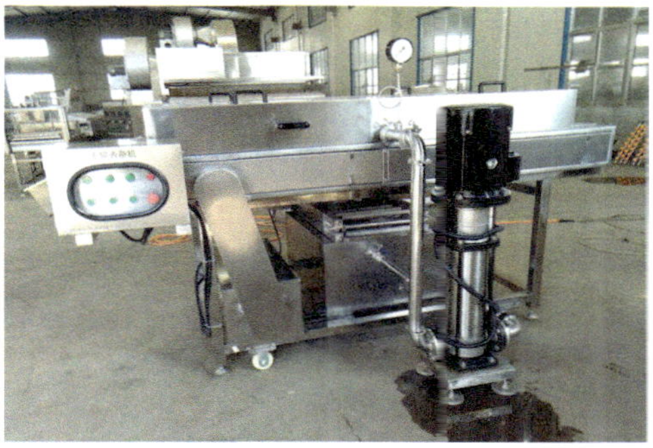

• 刮除(긁을괄덜제) : 약재의 비약용 부위를 칼로 긁어내는 것을 말한다.

• 剪切(자를전끊을절) : 약재의 비약용 부분을 칼이나 가위로 제거하는 것을 말한다.

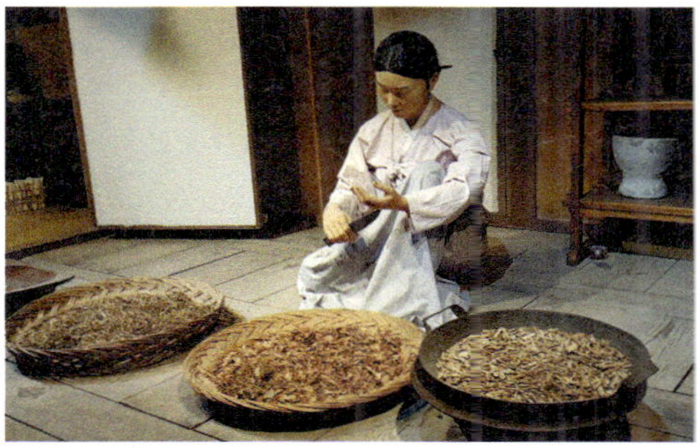

• 提淨(끌제깨끗할정) : 약재 잡질을 깨끗이 제거하는 것을 말한다.

• 沸焯(끓을비불에태우다작) : 약재의 외피를 끓는 물을 이용해서 제거하는 방법을 말한다.

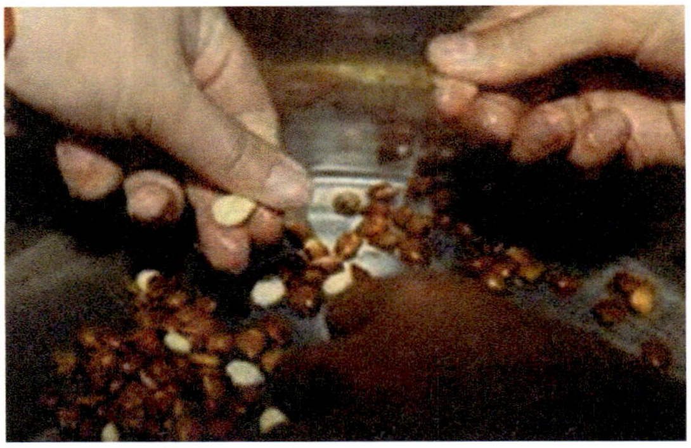

• 製霜(지을제서리상) : 약물에 함유된 油脂(기름유기름지)를 제거하고 분말 또는 가루모양의 霜(상)=油粕(기름유지게미박)을 취하는 방법을 말한다.

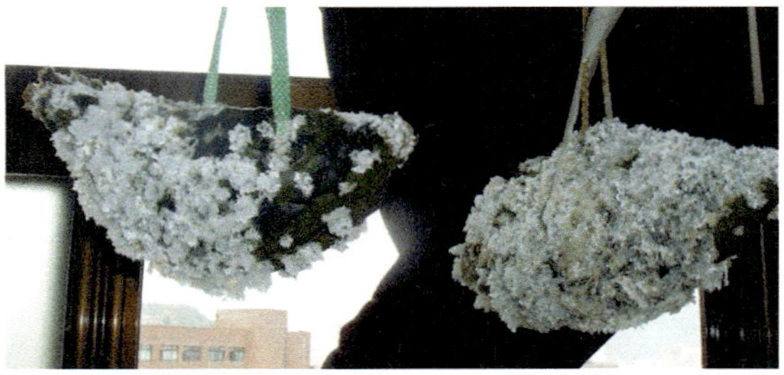

• 壓碾(누를압맷돌연) : 약물의 외부에 붙어 있는 비약용 부분을 갈아서 제거하는 방법을 말한다.

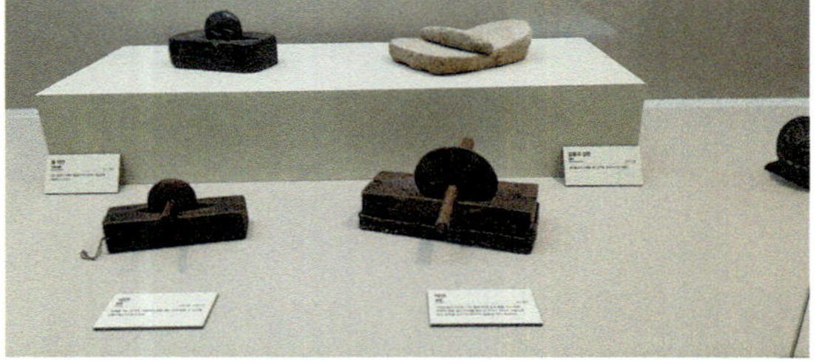

• 火燎(불화화롯불료) : 약재를 짧은 시간동안 불 위에 구워 표면의 털이나 가시 등을 제거하는 방법을 말한다.

• 水飛法(물수날비법법) : 물에 녹지 않는 약물을 물과 함께 갈아서 고운 가루가 물에 뜨는 성질을 이용하여 물속에 현탁한 부분을 분리시켜 미세한 분말을 취하는 방법. 반복적으로 실시한 뒤 침전물을 건조 시키는 방법을 말한다.

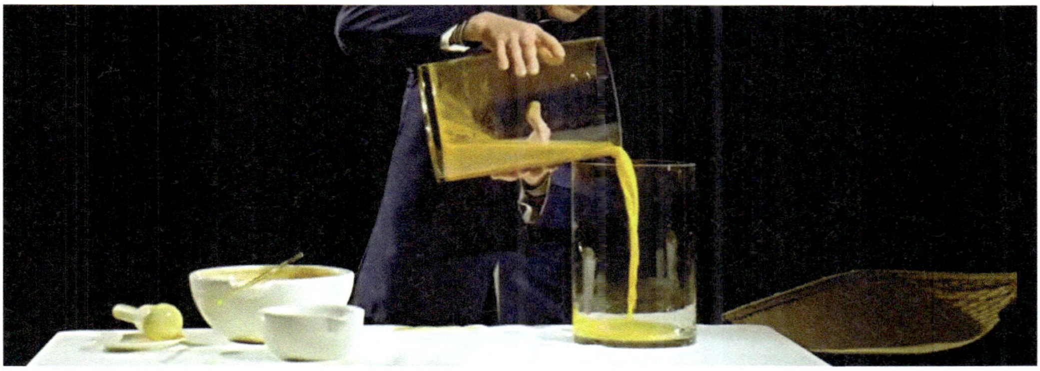

• 水泡潤軟化[140](물수거품포젖을윤연할연될화) : 약재어 물기가 스며들도록 해서 부드럽게 만드는 것을 말한다. 약재를 용기에 넣고 5寸(촌) 정도 위까지 물을 채운 뒤 물이 약속에 50~70%이상 스며들었을 때 꺼내어 내외습도가 일치할 때 切片(끊을절조각편)하는 방법을 말한다.

• 洗潤法(씻을세젖을윤법법) : 물에 씻어 축축하게 만드는 방법으로 흡수성이 강한 약재에 사용하는 방법을 말한다. 예) 紫菀, 冬瓜皮, 瓜蔞皮, 萱草根 등.

• 淋潤法(물뿌릴임젖을윤법법) : 물을 뿌려 축축하게 만드는 방법으로 주로 草類(초류), 葉類(엽류), 果皮類(과피류) 등 조직이 무르고 푸석푸석하면서 흡수성이 좋은 약물에 사용하는 방법을 말한다. 예) 茵陳, 枇杷葉, 陳皮 등.

• 浸潤法(담글침젖을윤법법) : 물에 담가 축축하게 만드는 방법으로 根類(근류) 약재에 주로 사용하는 방법을 말한다. 예) 桔梗, 柴胡, 知母, 當歸, 牡丹皮 등

• 熱氣軟化(더울열기기연할연될화) : 뜨거운 물 또는 증기열로 부드럽게 만드는 것으로 일반적으로 유효성분이 열에 크게 영향을 받지 않는 약재에 사용한다.

• 淸炒法(맑을청볶을초법법) : 炒(초)할 때 별도의 보조 재료를 넣지 않는 炒法(초법)을 말하며 화력의 세기에 따라 炒黃(볶을초누를황), 炒焦(볶을초탈초), 炒炭(볶을초숯탄)으로 구분한다.

140) 개체가 두껍고 크며 재질이 단단한 根類(근류)와 藤木類(등목류) 약재에 사용한다.

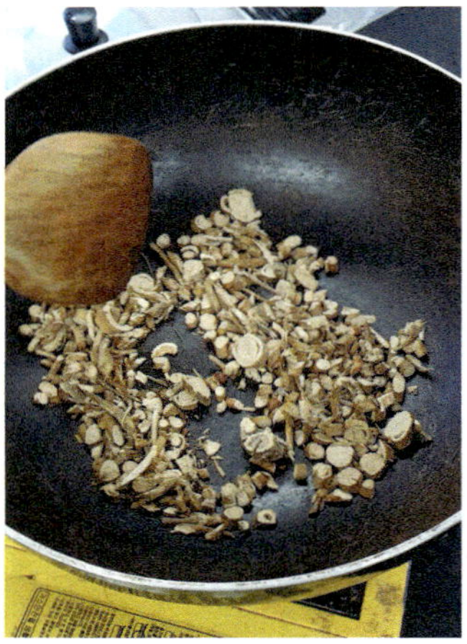

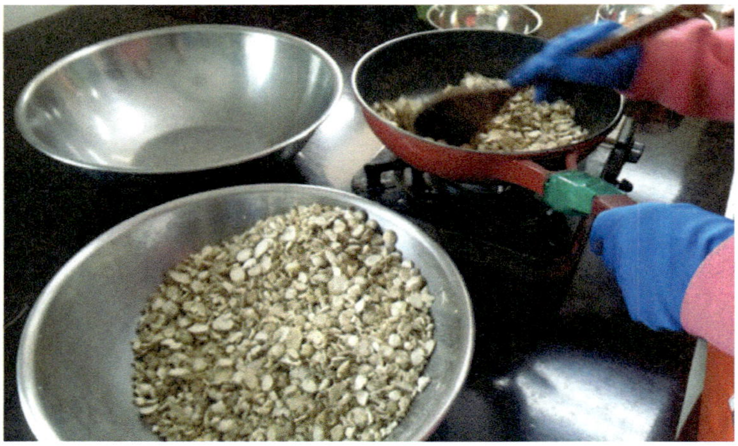

- 炒黃(볶을초누를황) : 일반적으로 文火(문화 = 약불) 혹은 中火(중화=중불)로 가열하며 가열 시간은 비교적 짧다. 약물 표면이 황색 또는 원색보다 진한 색이 되면서 부풀어 오르거나 터지면서 약물 고유의 氣味(기미)를 발산하는 상태를 말한다.

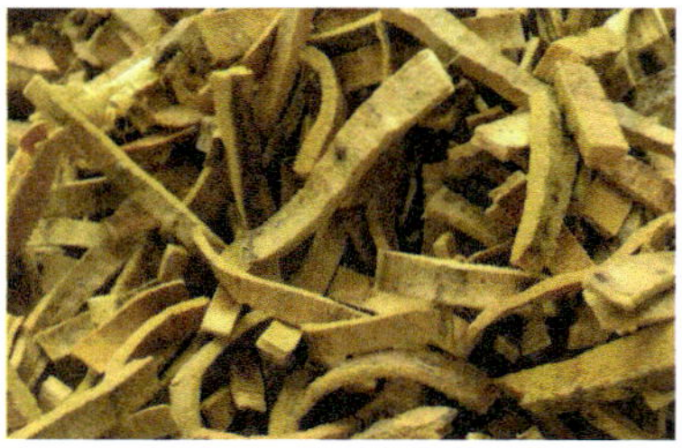

- 炒焦(볶을초탈초) : 일반적으로 武火(무화 = 센불) 또는 中火(중화=중불)를 사용해서 약물 표면이 焦黃(초황) 혹은 焦褐色(초갈색)으로 변하면서 내부는 원래의 색보다 진한 색을 나타내면서 동시에 焦香氣味(초향기미)를 발산토록 하는 방법을 말한다.

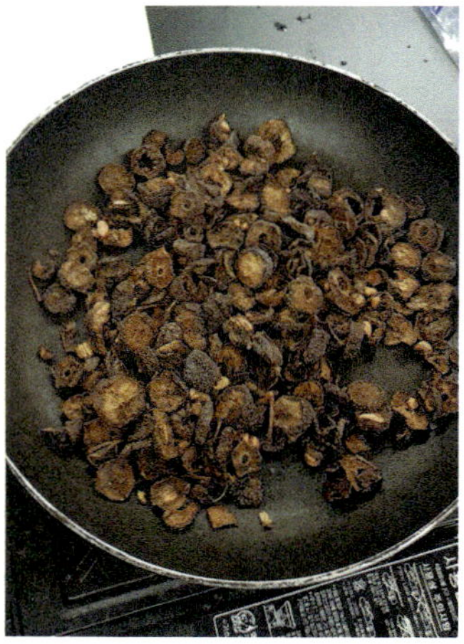

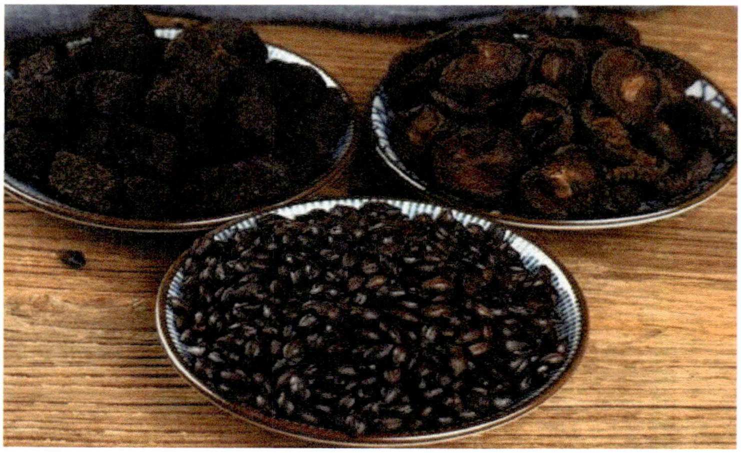

- 炒炭[141](볶을초숯탄) : 일반적으로 武火(무화) 또는 中火(중화)를 사용하고 약물 표면이 焦黑色(초흑색)으로 변하면서 내부는 焦黃(초황) 또는 焦褐色(초갈색)을 나타낸다.

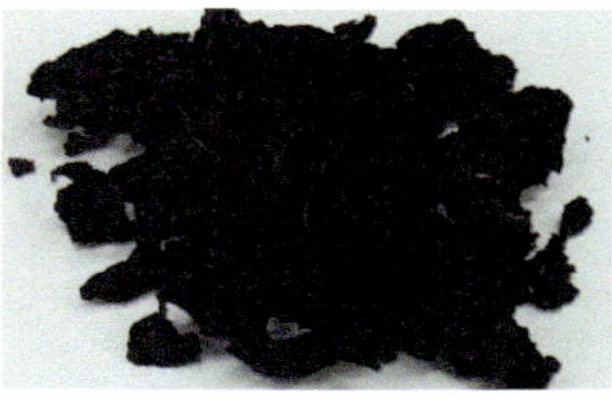

- 麩炒(밀기울부볶을초) = 麥麩炒(보리맥밀기울부볶을초) = 麩皮炒(밀기울부가죽피볶을초) : 밀기울과 함께 약물이 황석을 띨 정도로 볶는 것을 말한다. 밀기울은 체로 친 것을 사용한다. 약물의 소화력을 높이고 자극성을 감소시키며 약의 맛을 조절한다.
- 米炒(쌀미볶을초) : 절제한 약재와 쌀을 함께 볶아 쌀이 누렇게 될 때까지 볶는 방법을 말한다. 찹쌀을 사용하면 糯米炒(찰벼나쌀미볶을초), 멥쌀을 사용하면 粳米炒(메벼갱쌀미볶을초)라고 한다. 솥에 물을 뿌려 적신 후 쌀을 넣고 솥에 눌어붙지 않도록 고루 젓는데 쌀이 뜨거워지면 한약재를 넣고 쌀이 누렇게 될 때 까지 볶은 다음 쌀을 걸러 내는 방법이다. 약재의 건조한 성질을 없애고 소화기계를 건강하게 하는 작용이 강해진다.
- 土炒(흙토볶을초) : 灶心土(부엌조심토), 黃土(황토), 赤石脂(적석지) 등을 가열시킨 뒤 정제 혹은 切製(절제)후의 약재를 넣고 볶는 방법을 말한다.
- 砂炒(모래사볶을초) = 砂燙(모래사데울탕) : 모래를 가열시킨 뒤 정제 혹은 切製(절제)된 약물을 넣고 잘 저어 약물이 팽창하거나 잘 부서질 때까지 볶는 것을 말한다.

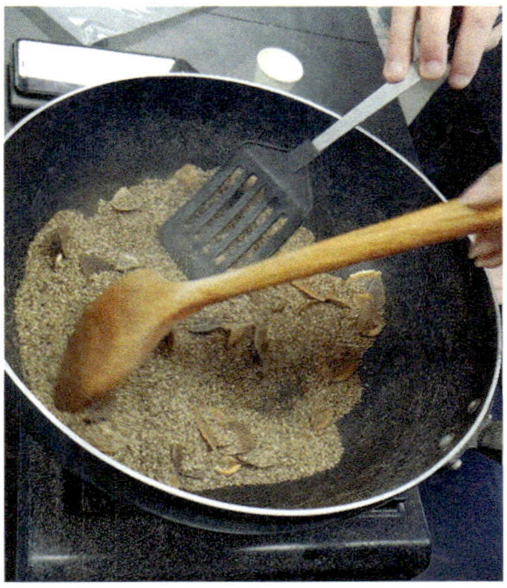

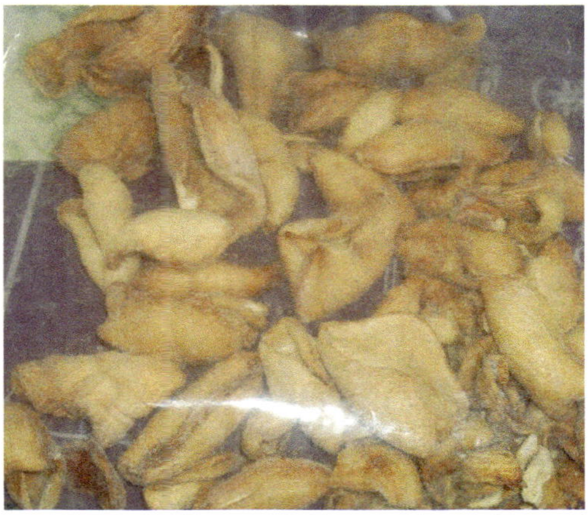

141) "炒炭要求存性" ※ 주의 : 炭化 ⇒ 灰化, 未炭火 부분은 원래의 氣味(기미)를 보존. 특히 花, 葉, 草 등이 炒炭후 원형을 변별할 수 있어야 된다.

• 蛤粉炒(조개합가루분볶을초) : 합분을 넣고 가열시킨 뒤 약물을 넣고 겉면이 부풀어 올라서 푸석푸석 하도록 볶는 것을 말한다.

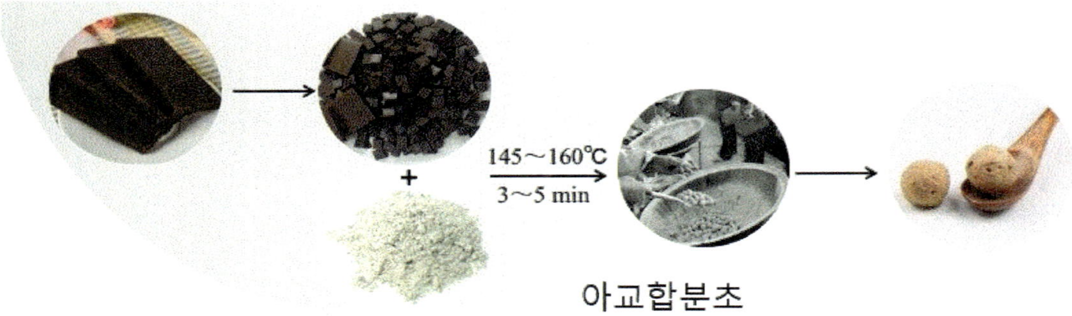

아교합분초

• 滑石粉炒(미끄러질활돌석가루분볶을초) = 滑石分燙(활석분끓일탕) : 활석 분말을 솥에 넣고 가열한 뒤 약재를 넣고 겉면이 부풀어 올라 푸석푸석해지도록 볶는 것을 말한다.

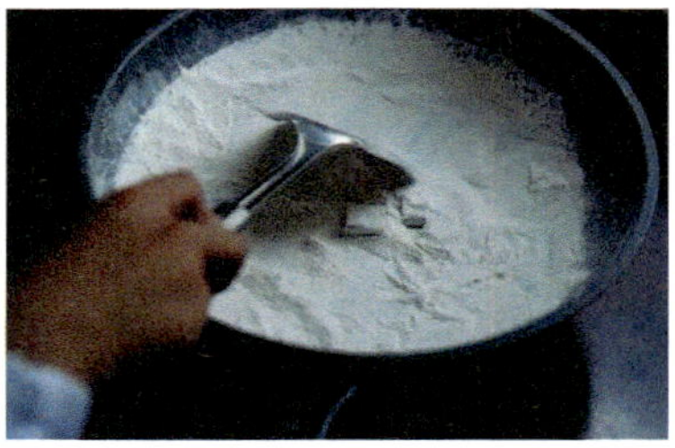

• 炙製法[142](구울자지을제법법) : 정선 혹 切製(절제)후의 약물을 일정량의 액체보료를 사용해서 액체보료가 약물조직 내부로 침투토록 하는 포제법을 말한다. 기본적으로 炒法과 유사하나 액체보료가 약물에 스며들 수 있도록 하기 위해 보료를 볶는 온도가 비교적 낮은 약한 불로 하며 볶는 시간이 비교적 길다

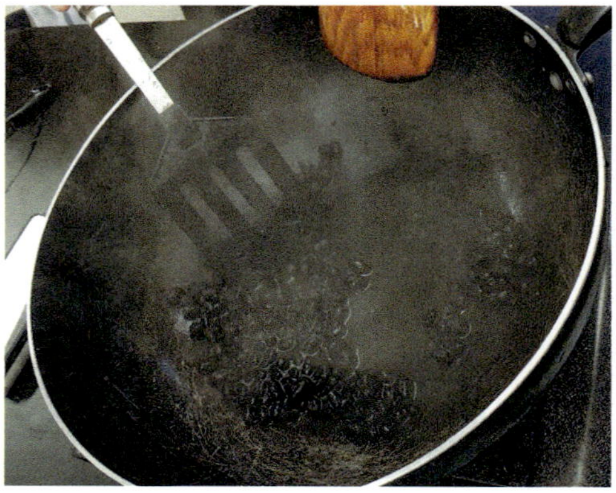

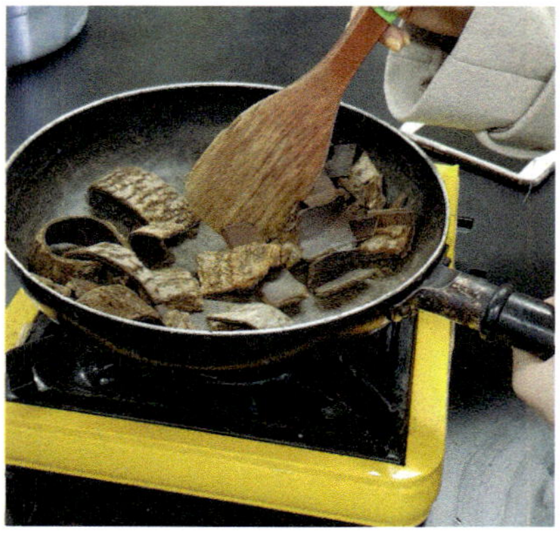

142) 炙法(구울자법법)의 보료는 酒炙(술주), 醋炙(식초초), 鹽炙(소금염), 薑炙(생강강), 蜜炙(꿀밀), 油炙(기름유) 등이 있다. 독성의 감소, 편성의 억제, 약효 증강, 矯臭矯味(바로잡을교냄새취바로잡을교맛미) 및 약효의 煎出(전출)용이 등 약효를 최대한도로 발휘토록 하는 방법이다.

• 明煆法(밝을명쇠불릴단법법) : 煆製法(쇠불릴단지을제법법)의 하나로 약재를 화로위에 직접 구워 빨갛게 되면 꺼내어 식힌 뒤 분쇄하는 것이다.

• 煆淬法(쇠불릴단담금질할쉬법법) : 煆製法(쇠불릴단지을제법법)의 하나로 약물을 明煆法(밝을명쇠불릴단법법)으로 煆燒(쇠불릴단불사를소)하여 식기 전에 淬液(담금질할쉬진액 = 식초, 술, 약즙, 소금 등)이나 찬물에 냉각시켜 분쇄하는 방법을 말한다. 특히 재질이 견고한 일부 광물질 등의 약재는 고온에서도 쉽게 분쇄되지 않는 특징이 있는데 반복해서 煆淬法(쇠불릴단담금질할쉬법법)을 사용하는 것으로 해결한다.

• 煆炭(쇠불릴단숯탄) : 煆製法(쇠불릴단지을제법법)의 하나로 약재를 고온의 진공상태에서 煆燒(쇠불릴단불사를소)하여 炭(탄)으로 만드는 방법으로 閉鍋煆法(폐과쇠불릴단법법), 密閉煆法(빽빽할밀닫을폐쇠불릴단법법), 釦(扣)鍋煆法(금테두를구솥과쇠불릴단법법), 悶煆(답답할민쇠불릴단), 暗煆(어두울암쇠불릴단단)이라고도 한다.

• 蒸製法(찔증지을제법법) : 수증기를 이용하는 방법으로 약물을 직접 찜통이나 시루 속에 넣어 隔水(사이뜰격수)로 가열하는 방법이다. 이때 보료를 사용하지 않으면 "淸蒸(청증)", 보료를 사용하면 "加輔料蒸(가보료증)"이라 한다. 또한 수증기를 직접 이용하는 방법을 "直接蒸法(직접증법)" 이라 하고 약물을 밀폐 조건하에서 隔水(격수)로 蒸製(증제)하는 것을 "間接蒸法(간접증법)"이라 한다.

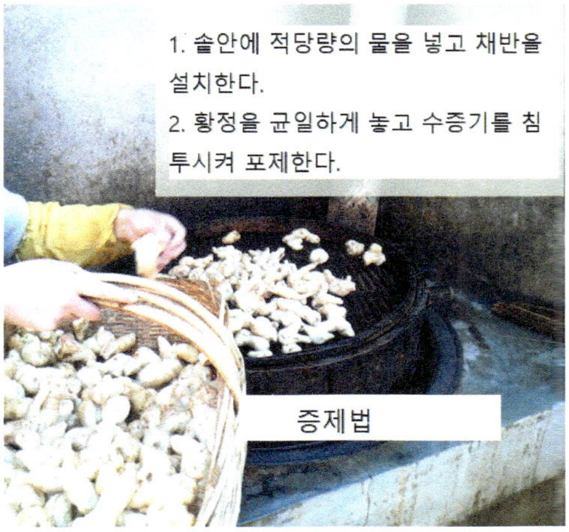

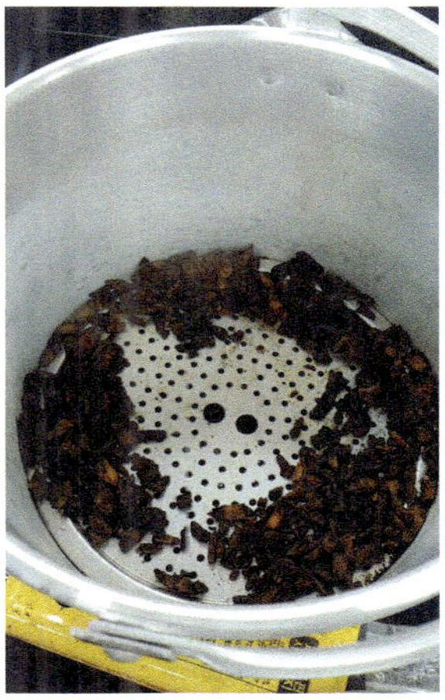

• 煮製法[143](자지을제법법) : 약재를 맑은 물 또는 액체보료에 잠길 정도 넣고 가열하는 방법이다.

143) "水煮三沸, 百毒俱消"

• 燀製法(밥지을천지을제법법) = 水燙法(물수끓일탕법법) : 약재를 끓는 물에 넣고 단시간(5~10분) 내에 처리하는 방법이다. 유효성분의 보존을 전제로 불필요한 부분의 제거(杏仁 등) 및 상이한 약용 부분의 분리(扁豆仁과 扁豆衣 등) 등의 목적으로 사용된다.

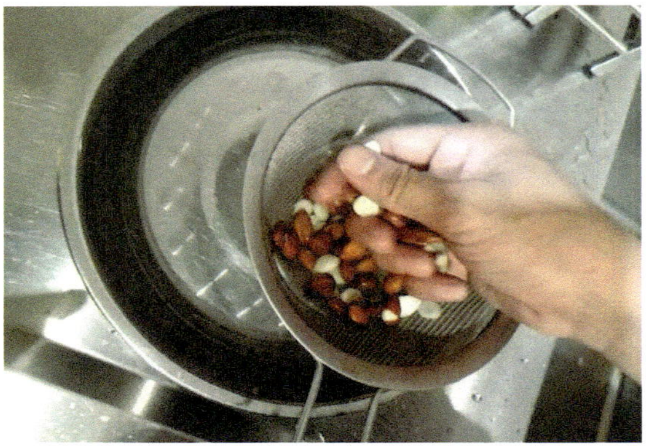

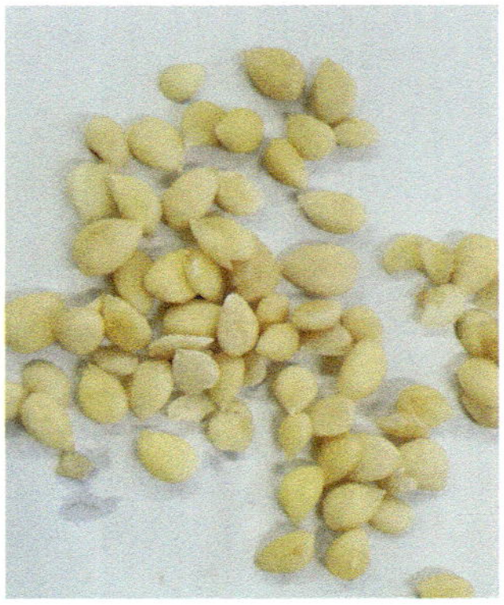

• 複製法[144](겹칠복지을제법법)＝藥汁製法(약약즙즙지을제법법) : 정선한 약물을 한 가지 또는 두 가지 이상의 보료에 투입하여 정해진 순서에 따라 반복적으로 포제하는 방법을 말한다.

• 醱酵法(술괼발삭힐효법법) : 약재를 일정한 온도에서 霉菌(곰팡이매세균균)을 이용해서 발효토록 함으로써 약성의 변화 및 새로운 약효의 생성과 더불어 약효를 증강시키는 방법을 말한다.

• 發芽法[145](필발싹아법법) : 성숙한 과실이나 종자(벼, 맥, 콩 등)를 일정 온도와 습도에서 싹이 나도록 하는 방법으로 蘖法(움벽법)이라고도 한다.

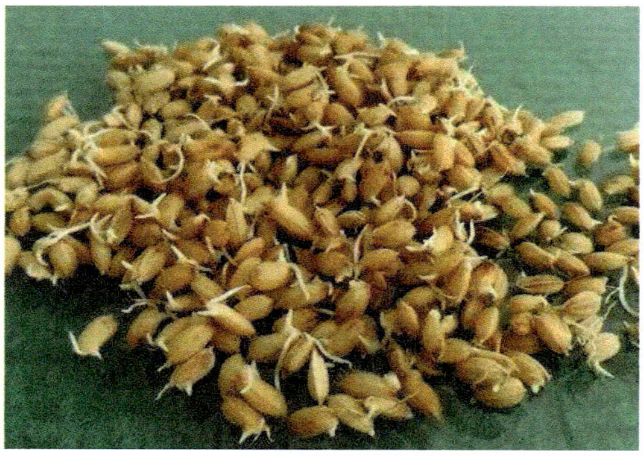

144) 「千金翼方」 중의 熟地黃, 乾地黃 제조방법의 소개가 표적임.
145) 麥芽, 穀芽(稻芽), 栗芽, 大豆黃卷 등.

- 烘焙法(불땔홍불쬘배법법) : 일종의 약재 건조법으로 文火(문화=약불)를 이용하여 간접 혹은 직접적으로 가열하여 충분히 건조시키는 방법으로 약재의 焦化(초화)를 방지하기 위해 뒤집기에 특히 주의해야 한다.

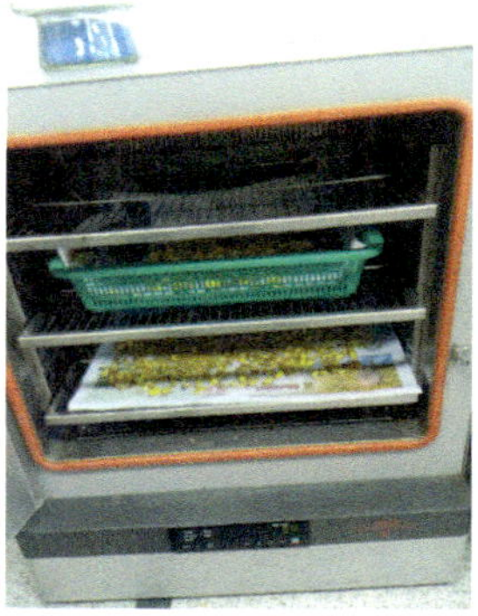

- 烘法[146](불땔홍법법) : 불과 가까운 곳이나 용기 또는 건조실 등의 설비를 이용하여 약물이 함유한 수분을 서서히 증발시키는 방법이다.
- 焙法[147](불쬘배법법) : 약물을 용기 내에서 文火(문화=약불)로 단시간 가열하여 계속 저어줌으로써 약재의 표면색이 짙어지고 질이 푸석푸석해지도록 하는 방법을 말한다.
- 煨製法[148](재에묻어굽다외지을제법법) : 약재의 기름기를 흡수할 수 있는 축축한 濕麵(습습밀가루면) 혹은 습지에 싸서 가열한 활석분 속에 묻어 두거나 또는 약재를 직접 가열한 麥麩(보리맥밀기울부)속에 묻어 두어 외피가 초황색을 띠도록 굽거나 불순물을 제거하는 방법을 말한다.
- 提淨法[149](끌제깨끗할정법법) : 일부 광물성 약물 특히 可溶性(가녹을용성)무기염류의 약물을 용해, 여과, 재결정 처리하여 잡질을 제거함으로써 순도를 높이는 방법을 말한다.
- 乾餾法[150](마를건밥뜸들류법법) : 약재를 용기에 넣고 불로 가열하여 汁液(즙액)을 만드는 방법을 말한다. 일반적으로 고온 (120℃~450℃)에서 만들며 약물에 따라 다르다.

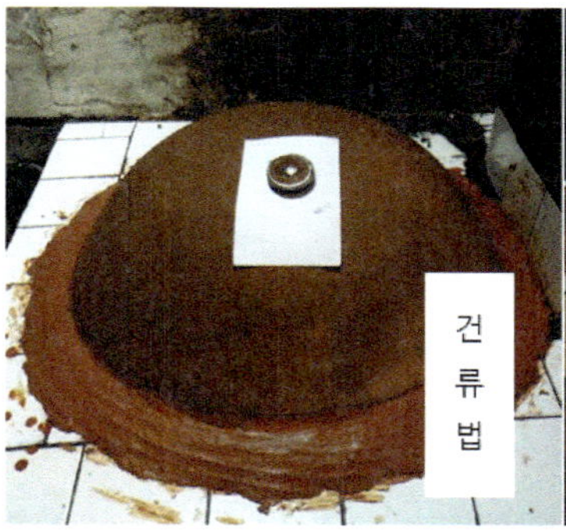

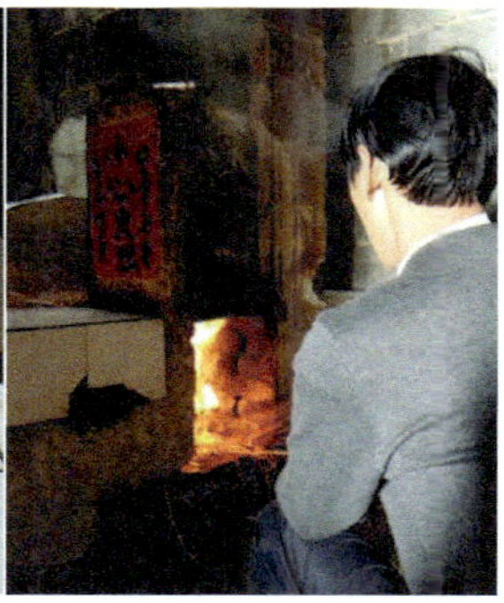

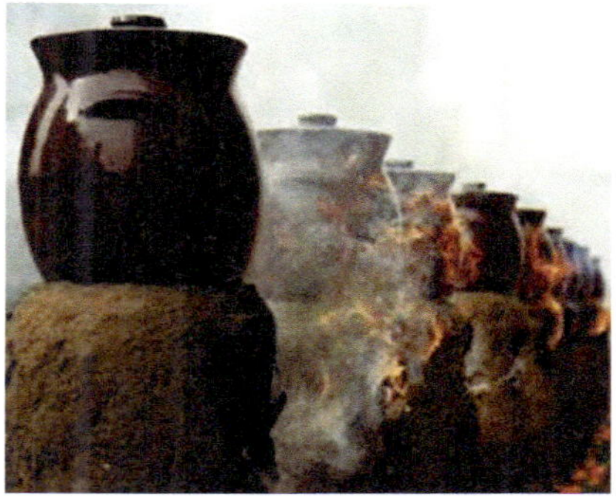

146) 紫河車 등.
147) 水蛭, 虻蟲, 蜈蚣 등.
148) 肉豆蔻, 訶子, 木香, 葛根 등.
149) 芒硝, 硇砂(염화암모늄) 등.
150) 蛋黃油(280℃ 정도), 竹瀝油(350℃~400℃), 黑豆餾油(400℃~450℃)

• 燉製法(이글거릴돈지을제법법) = 水燙法(물수데울탕법법) : 약재를 약한 불에 장시간 동안 고는 포제법을 말한다.

• 酒燉法(술주이글거릴돈법법) : 약재에 黃酒(황주)를 골고루 뿌려 3~4시간 밀폐 후 隔水(격수)로 고아 술이 모두 흡수되어 암흑색이 되면 건조시키는 방법을 말한다.

• 油炸法기(유튀길작법법) : 식용유를 솥에 넣고 약불로 끓여 약재를 넣은 뒤 파삭 파삭하고 연한 황색이 될 때까지 튀겨낸 뒤 기름을 제거하는 방법을 말한다.

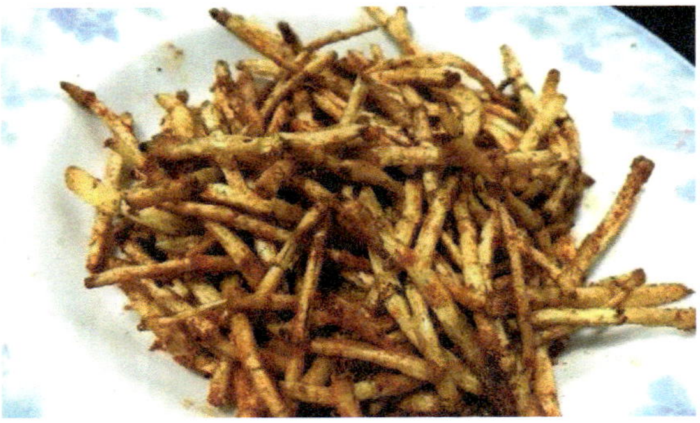

• 製餅法(지을제떡병법법) : 약물을 반죽하여 떡처럼 만드는 방법을 말한다.

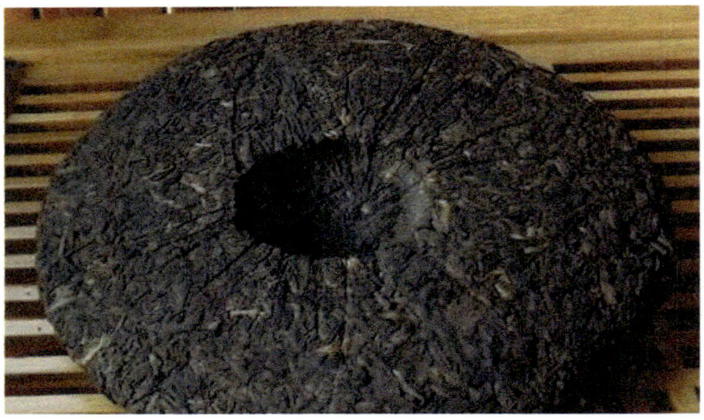

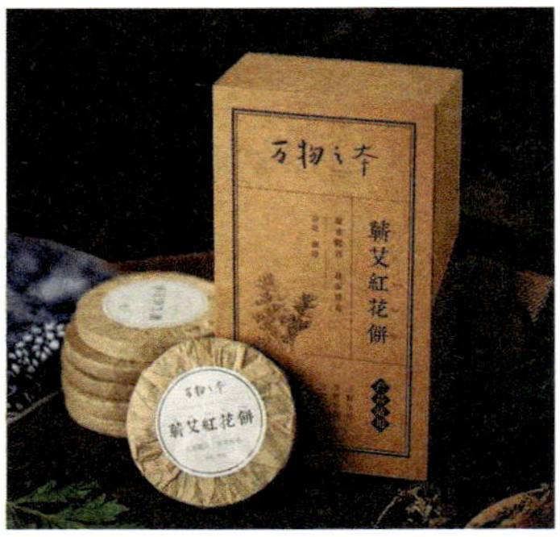

• 酒製餅法(술주지을제떡병법법) : 깨끗한 약물을 솥에 넣고 적당량의 물을 부어 삶은 후 다시 일정량의 黃酒(황주)와 밀가루를 넣어 반죽하여 떡처럼 만든 뒤 작은 조각으로 햇볕에 건조시키는 방법을 말한다.

• 拌製法[151](섞을반지을제법법) : 약재를 다른 보료와 적당히 뒤섞는 방법을 말한다. 대부분 동물의 피를 이용한다.

151) 朱茯苓, 朱燈心, 黛燈心, 鼈甲拌柴胡, 猪心血拌丹蔘 등.

七

방제학

1 방제학 기본이론

- 方劑[152](모.본뜰.방법방약제.제조할제) : 질병의 예방과 치료를 위해 한의학 이론에 입각한 四診(넷사진단할진)을 통해 명확한 진단을 실시한 뒤 일정한 규칙과 방법으로 조성되어 사용하는 약물 처방을 말한다.

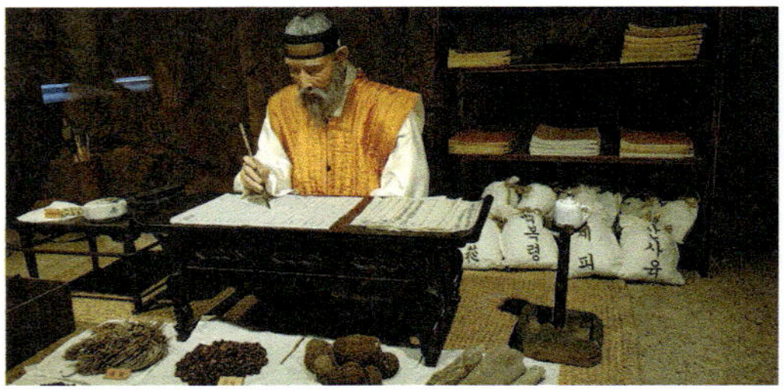

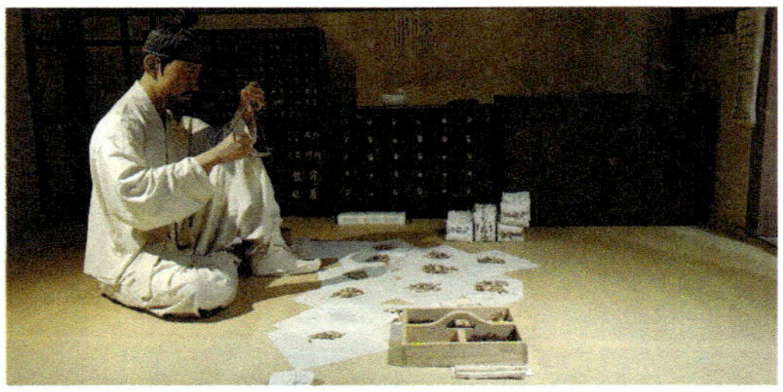

- 方劑學(모.본뜰.방법방약제.제조할제배울학) : 방제의 조성 이론, 임상 운용, 치법 등에 대한 규칙을 연구하는 학문으로 한의학의 기초과목과 임상과목을 연결하는 교량 역할을 한다.
- 八法(여덟팔법법) : 청나라 시대의 명의 程國彭(정국팽 字, 鍾齡)이 「醫學心悟(의학심오)·醫門八法(의문팔법)」에서 질병을 치료하는 여덟 가지 방법에 대해 정리한 것으로 汗法(땀한법), 吐法(토할토법), 下法(아래하법), 和法(화할화법), 溫法(따뜻할온법), 淸法(차가울청법), 消法(사라질소법), 補法(보할보법)을 말한다.
- 汗法(땀한법) = 發汗法(필발땀한법) : 땀을 통해 表邪(겉표간사할사)를 제거하는 방법을 말하며 解表法(풀해겉표법) 이라고도 한다.
- 吐法(토할토법) = 催吐法(재촉할최토할토법) = 涌吐法(용토법) : 구토를 야기하는 물리적인 자극을 사용하여 정체한 痰(가래담)이나 체증 = 宿食(잘숙먹을식) 또는 독극물 등을 배출시키는 방법을 말한다.
- 下法(아래하법) = 瀉下法(쏟을사아래하법) : 대변의 원할한 배출을 통해 위장의 實熱(열매실더울열)이나 積滯物(쌓을적막힐체물건물) 등을 체외로 배출시켜 치료하는 방법을 말한다.

---

152) 方 : 규정, 규칙 "以規成圓, 以矩成方" 劑 : 전국시대 이전 齊와 상통. 「辭典」 "排比而整齊謂之齊" (배열을 규칙에 따라 질서정연하게 한 것)

• 和法(화할화법) : 邪氣(사기)가 半表半裏(반반겉표반칸속리)에 놓여 있어 汗法(땀한법)이나 下法(아래하법)을 사용할 수 없고, 장부의 상태를 조화롭게 화해시켜 치료하는 방법을 말한다.

• 溫法(따뜻할온법) = 溫裏法(따뜻할온속리법) : 溫熱藥(따뜻할온더울열약)으로 寒證(한증)을 치료하는 방법을 말한다.

• 淸法(차가울청법) = 청열법(차가울淸더울熱法) : 寒凉(찰한서늘할량)한 약물을 활용하여 火熱證(화열증)을 치료하는 방법을 말한다.

• 消法(사라질소법) : 消散(사라질소흩을산), 導滯(이끌도막힐체), 破積(깨다파쌓을적)의 약물을 활용하여 食滯(먹을식막힐체) 및 氣血瘀滯(기기피혈어혈어막힐체)로 인해 발생한 제반 증상을 치료하는 방법을 말한다.

• 補法(보할보법) : 체내의 氣(기), 血(혈), 陰(음), 陽(양)이 부족한 것을 보충하여 각종 허증을 치료하는 방법을 말한다.

• 七方(일곱칠모.본뜰.방법방) : 방제의 분류법 중 한 종류로 大方(큰대방), 小方(작을소방), 緩方(느릴완방), 急方(급할급방), 奇方(기이할기방), 偶方(짝우방), 複方(다시복방)을 말한다.

• 大方(큰대방) : 처방에서 藥味(약약맛미)의 숫자는 작으나 藥量(약양량)은 많이 사용함으로써 처방의 효과가 강한 처방을 말한다. 주로 重病(무거울중병병)이나 복잡한 질병에 사용한다.

• 小方(작을소방) : 처방에서 藥味(약미)의 숫자와 藥量(약량)도 적게 사용하는 것으로서 처방의 효과가 비교적 약한 것을 말한다. 주로 단순한 질병이나 輕症(가벼울경증세증)에 사용한다.

• 緩方(느릴완방) : 처방에서 藥性(약성품성)이 부드럽거나 주로 단맛의 약재들을 활용한 것으로 처방의 효과가 비교적 완만하다. 주로 만성병에 활용하며 丸藥(둥글환약)의 형태로 많이 사용한다.

• 急方(급할급방) : 처방에서 藥性(약성)과 맛의 농도가 진해서 처방의 효력이 신속한 것을 말한다. 주로 급성질병에 활용하며 湯劑(끓일탕제)나 散劑(흩을.가루산제)의 형태로 많이 사용한다.

• 奇方(홀수기방) : 처방에서 藥味(약미)의 숫자가 홀수로 특별한 질병에 효과를 기대하

는 처방을 말한다.

• 偶方(짝우방) : 처방에서 藥味(약미)의 숫자가 짝수이면서 작용은 완만한 처방을 말한다. 주로 복잡한 질병이나 조화를 필요로 하는 질병에 많이 사용한다.

• 複方(다시복방) : 처방에서 二首(이머리수) 혹은 다수의 처방을 함께 사용하는 것을 말한다. 주로 복잡한 질병이나 합병증의 치료에 많이 사용한다.

• 君臣佐使(임금군신하신도울좌하여금사) : 약물을 配伍(짝배동반자.섞다오)하여 방제를 구성하는데 있어서 기본원칙을 말한다. 主輔佐使(주인주도울보도울좌하여금사)라고도 한다.

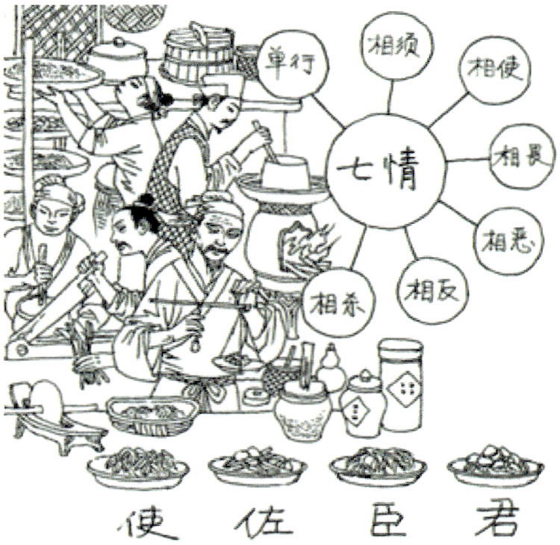

• 君藥(임금군약)=主藥(주인주약) : 君藥(군약)은 처방 중에서 主症(주증) 또는 主病(주병)을 치료하는 약으로서 주된 작용을 하는 약물인데 一味(일미) 혹은 같은 性味(성미)를 가진 몇 가지 약물을 말한다.

• 臣藥(신하신약)=輔藥(도울보약) : 臣藥(신약)은 主藥(주약)의 치료 작용을 강화시키거나 혹은 主藥(주약)의 약력을 증강시키는 약물이다. 또한 兼病(겸할겸병), 兼證(겸증)을 치료하는 작용이 있으며 藥性(약성)과 공능은 君藥(군약)과 비슷한 경우가 많다.

• 佐藥(도울좌약) : 君藥(군약)에 대한 보조의 의미로 正佐(바를정도울좌)와 反佐(돌이킬반도울좌)가 있다.

• 正佐(바를정도울좌) : 君藥(군약)이나 臣藥(신약)을 보조하여 치료효과를 증강시키며 직접 兼證(겸증)이나 부수적 증상을 치료하는 약물로 군약과 유사한 藥性(약성)을 내포하고 있다.

• 反佐(돌이킬반도울좌) : 君藥(군약)의 독성과 강한 藥性(약성) 혹은 偏性(치우칠편성품성)을 제약하거나 부작용 발생을 감소시키는 약물로 君藥(군약)과 상반된 藥性(약성) 및 공능을 내포하고 있다.

• 使藥(하여금사약) : 使藥(사약)은 각 약물이 병변 브위에 직접 고달 하도록 이끌거나 혹은 각 약물의 작용을 조화시키는 약물을 말한다.

• 湯劑(끓일탕제) = 煎劑(끓일전제) : 약물을 달여 찌꺼기를 버리고 藥汁(약즙)만 취하는 방법을 말한다. 약물의 흡수와 효과가 빠르고 가감이 용이한 방법으로 최초의 방법이자 현재도 가장 많이 사용하고 있는 방법이다.

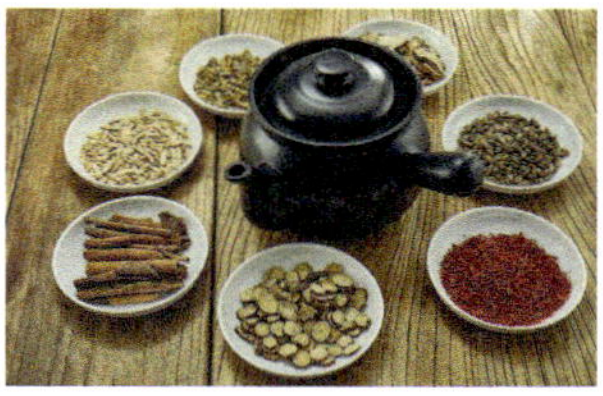

• 丸劑(둥글환제) : 약물을 갈아서 분말로 만들어 끌이나 물, 풀, 약즙 등으로 반죽하여 球形(공구모양형)으로 만든 약을 말한다. 약물의 흡수가 완만하나 지속성이 좋아 만성병이나 허약성 질환 및 가열이 불가능한 약재에 적합하다.

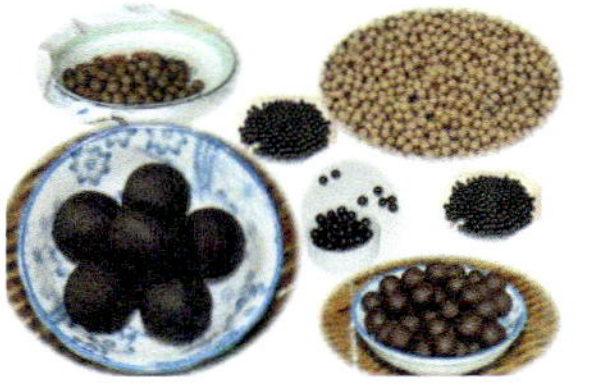

• 散劑(흩을.가루산제) : 약물을 분말로 만든 것이다. 거칠게 분말한 것은 물에 끓여 복용하고,미세하게 분말한 것은 물이나 차 또는 술과 함께 복용한다. 또한 외용약으로 사용하기도 한다. 휴대가 간편하고 흡수가 비교적 빠르며 약재의 절약 및 보관이 용이한 장점이 있다.

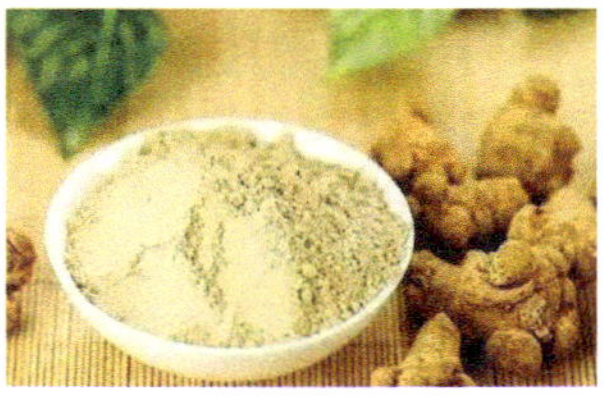

• 膏劑(기름고제) : 內服用(안내쓸복용)과 外用(바깥외용)으로 나눈다. 내복용인 流浸膏(흐를유잠길침기름고), 浸膏(잠길침기름고), 煎膏(끓일전기름고)는 약물을 끓여 찌꺼기를 제거한 뒤 다시 졸여서 설탕이나 꿀 등을 가해 고아서 만든 것으로 장시간 보관하면서 복용한다. 만성질환이나 허약체질 자에게 적합하다.

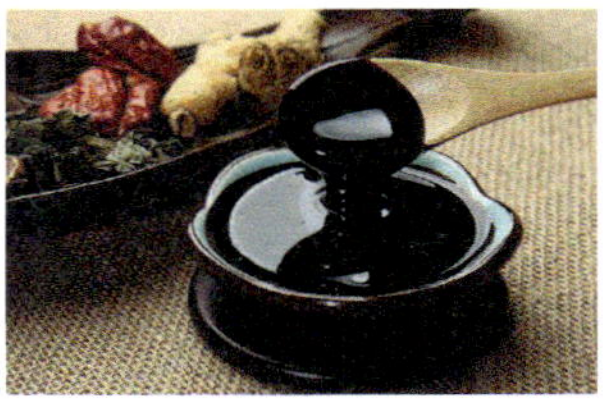

외용하는 軟膏(연할연기름고), 硬膏(굳을경기름고)는 밀납에 기름을 더해서 가열시켜 녹인 다음 미세하게 분말한 약물을 혼합하여 식혀 만든 것이다. 氷片(얼음빙조각편)이나 龍腦(용용뇌뇌)처럼 휘발성이 강한 약물을 첨가할 경우는 식힌 다음에 넣고 골고루 섞어 혼합한다. 주로 화상, 피부 종기, 옴 등의 치료에 적합하다.

• 丹劑(붉을단제) : 기존 처방에 근거하여 정제한 成藥(성약)인데 일반적으로 분말 혹은 과립 상태이다. 내복용과 외용으로 구분한다. 내복용은 주로 귀중품이나 현저한 효과가 있는 약물로 만든다. 외용은 수은이나 유황 등의 광물이 많이 함유되어 있는 약물을 승화 혹은 융해·精練(정할정익힐련)하여 분말 상태로 만든 것이다.

• 酒劑(술주제) = 酒醴(술주단술례) = 藥酒(약주) : 약물을 술에 담가 일정 시간동안 놓아두거나 중탕으로 끓여서 찌꺼기를 제거한 뒤 사용하는 방법이다. 내복은 주로 혈액순환, 보양, 祛風通絡(없앨거바람풍통할통이을락) 등의 목적으로 사용되며, 외용은 祛風(거풍), 혈액순환, 진통, 消腫(사라질소부스럼종) 등의 목적으로 사용된다.

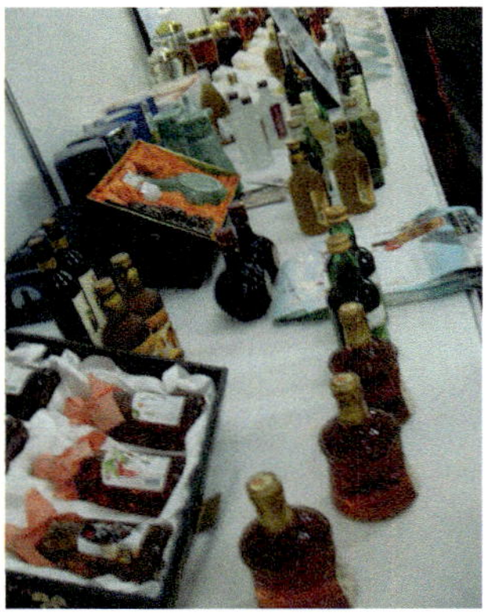

• 露劑[153](이슬노제) = 藥露(약로) : 약재에 물을 더해서 증류시켜 맑고 방향성이 좋은 액체를 모아 활용하는 것이다.

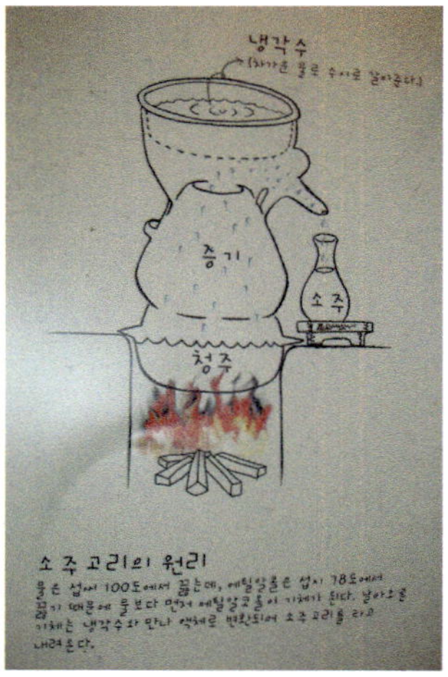

153) 金銀花露, 菁蒿露 등.

• 針劑[154](바늘침제) : 추출, 精製(정할정 지을제) 또는 配合(짝배 합할합)을 통해 만들어진 멸균용액을 병에 담아 주사액으로 사용하는 방법을 말한다.

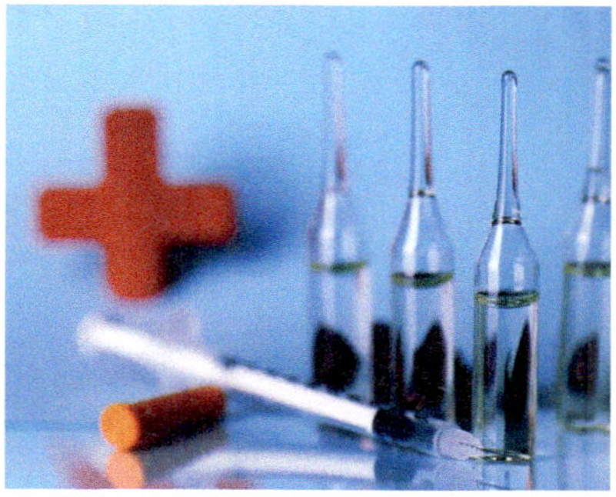

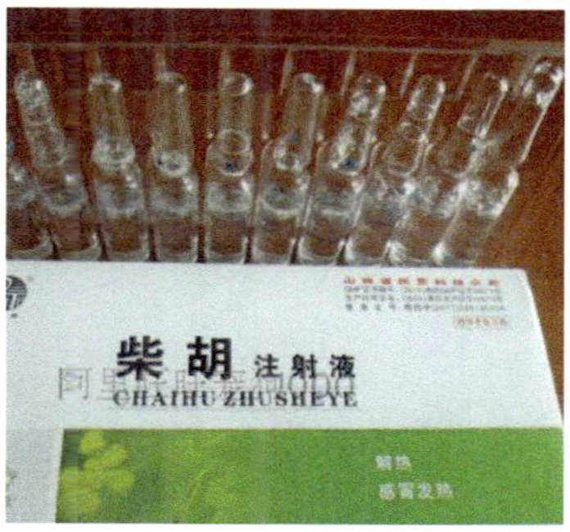

• 片劑(조각편제) : 약물을 분말로 만들거나 제련하여 보조 재료와 혼합한 후에 압축하여 만든 것을 말한다. 편제는 용량이 정확하고 부피가 작아 복용이 편리한 장점이 있다.

• 錠劑(덩이.정제.알약정제) : 약물을 미세한 분말로 만들어 적당량의 부형제와 함께 여러 가지 형태로 만든 고체 제제인데 내복 시에는 분쇄하여 온수로 복용하고, 외용 시에는 분말로 만들어 물, 식초, 기름 등과 함께 환부에 사용한다.

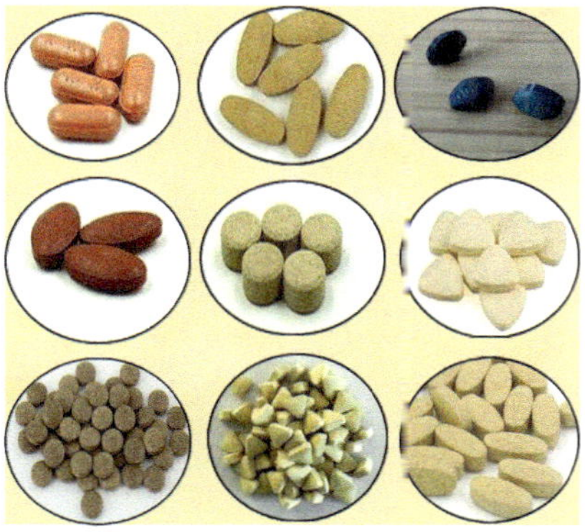

• 冲劑(화할.담백충제) : 약에서 추출한 엑기스에 적당량의 당분이나 보조재료(賦形劑(부세부 모양형제) 등을 섞어 과립형으로 만든 것을 끓인 물로 복용하는 방법이다. 넓은 의미에서는 달일 필요가 없는 약물을 말하며 분말 형태나 정제품을 끓인 물이나 약즙에 직접 섞어 복용하는 방법을 말한다.

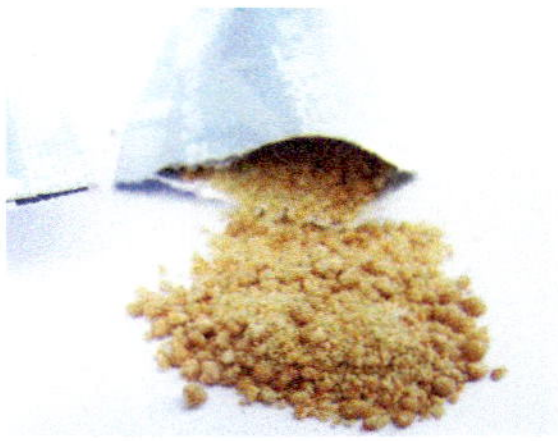

154) 柴胡注射液, 複方丹蔘注射液, 生麥注射液 등.

• 茶劑[155](차다제) : 약재의 분말에 소량의 차잎과 부형제를 혼합하여 일정한 형태로 만드는 방법을 말한다. 사용 시에는 분쇄해서 뚜껑이 있는 찻잔에 넣고 끓는 물을 부어 우려서 수시로 복용하는 방법을 말한다.

• 煎藥方法(끓일전약약방법방법법) : 藥을 달이기 전에 30분 정도 물에 담가 有效成分(유효성분)이 쉽게 煎出(전출) 되도록 한다. 解表(해독), 淸熱(청열), 芳香類(방향류)의 藥物(약물)은 武火(무화)로 빨리 달여 냄으로써 藥性(약성)이 揮發(휘발)되지 않도록 하고, 補藥類(보약류)는 文火(문화)로 久煎(구전)함으로써 藥效(약효)가 충분히 煎出(전출) 되도록 한다. 또한 烏頭(오두), 附子(부자) 등의 毒性藥材(독성약재)는 先煎(선전) 以外(이외)에 慢火(만화)로 1시간 이상 久煎(구전)함으로써 毒性(독성)을 감소시킨다.

155) 午時茶, 刺五加茶, 減肥茶 등.

2 방제학 각론

- 扶正解表(도울부바를정풀해겉표) : 체질이 허약한 상태에서 外邪(외사)에 노출된 表證(겉표증세증)의 경우 邪氣(사기)와 正氣(정기)의 상태를 동시에 고려한 처방을 사용함으로써 表證(표증)을 해결함과 동시에 正氣(정기)의 손상을 방지하는 것을 말한다.

- 攻補兼施(칠공보할보겸할겸베풀시) : 邪氣(사기)를 공격하는 동시에 몸의 正氣(정기)를 보충하는 치료법이다. 邪氣(사기)가 實(실)하고 正氣(정기)가 부족한 병에 下法(하법)만을 사용할 경우 正氣(정기)가 지탱하지 못하고, 補藥(보약)만을 사용할 경우 邪氣(사기)가 더욱 심해질 수 있으므로 下法(하법)과 補法(보법)을 함께 사용해서 邪氣(사기)를 제거함과 동시에 正氣(정기)가 손상되지 않도록 하는 것이다.

- 和解劑(화할화풀해지을제) : "和解(화해)"와 "조화"의 수단으로 질병을 치료하는 방법으로 "祛邪(거사)"나 "扶正(도울부바를정)"의 방법에 치우치지 않고 正氣(정기)와 邪氣(사기) 혹은 장부 기능간의 강약에 대해 조화를 맞춰 줌으로써 질병치료의 목적에 도달하는 방법을 말한다.

- 和解少陽(화할화풀해적을소볕양) : 화법의 하나로 傷寒(상할상찰한)의 邪氣(사기)가 少陽證[156](소양증)=半表半裏(반반겉표반반속리)을 치료하는 방법을 말한다.

- 表裏雙解[157](겉표속리쌍쌍풀해) : 表證(표증)과 裏證(리증)을 동시에 치료하는 방법을 말한다.

- 清熱祛暑(맑을청더울열없앨거더울서) : 여름의 暑熱證[158](더울서더울열증)에 사용하는 해열 방법을 말한다.

- 溫中祛寒[159](따뜻할온가운데중없앨거찰한) : 中焦(가운데중탈초)의 陽氣(양기)가 부족해서 발생한 寒證(한증)을 치료하는 방법이다.

---

156) 寒熱往來, 胸脇苦滿, 黙黙不欲飮食, 心煩喜嘔, 口苦, 咽乾, 目眩, 脈弦 등.
157) 表裏同病(표리동병)에 해당하는 表寒裏熱, 表熱裏寒, 表實裏虛, 表虛裏實, 表裏俱寒, 表裏俱熱, 表裏俱虛, 表裏俱實 등의 증상에 사용.
158) 身熱煩渴, 汗出體倦, 小便不利, 脈數 등.
159) 脘腹脹痛, 肢體倦怠, 腹中時痛, 喜溫喜按, 手足不溫, 惡心嘔吐, 腹痛自利, 不思飮食, 口淡不渴, 舌淡苔白滑, 脈沈細遲 등의 증상에 사용.

- 回陽救逆[160](돌회볕양구할구거스를역) : 溫法(따뜻할온법)의 하나로 陽氣(양기)가 빠져 나가는 것을 되돌리는 방법이다.
- 溫經散寒[161](따뜻할온지날경흩을산찰한) : 경락을 따뜻하게 해서 寒邪(한사)를 제거하는 방법을 말한다.
- 氣血雙補[162](기기피혈쌍쌍보할보) : 氣血兩虛證(기혈둘양허증)을 치료하는 방법을 말한다.
- 陰陽竝補[163](그늘음볕양쌍쌍보할보) : 陰陽兩虛證(음양둘양허증)을 치료하는 방법을 말한다.
- 固表止汗[164](굳을고겉표그칠지땀한) : 衛氣(지킬위기)를 튼튼하게 해서 불필요하게 발생하는 땀을 멈추게 하는 방법을 말한다.
- 斂肺止咳[165](거둘렴허파폐그칠지기침해) : 오랜 기침으로 인한 肺虛(폐허)를 치료하는 방법을 말한다.
- 澁腸固脫(몰아잡다삽창자장굳을고벗을탈) : 오랫동안 설사를 조절하지 못하는 증상을 치료하는 방법을 말한다.
- 澁精止遺[166](몰아잡다삽정할정그칠지잃을유) : 수삽약으로 지나친 遺精(잃을유정할정)이나 滑精(미끄러질활정할정) 등을 치료하는 방법을 말한다.
- 固崩止帶[167](굳을고무너질붕그칠지띠대) : 여성들의 冷帶下(찰냉띠대아래하)와 崩漏(무너질붕샐루)를 치료하는 방법을 말한다.
- 降氣(내릴강기기) : 기의 흐름이 지나치게 상부로 치우치는 것을 조절하는 치료법을 말한다. 예를 들면, 肺氣上逆(허파폐기상거스를역)에 해당하는 기침과 호흡곤란 胃氣上逆

---

160) 陽氣衰微, 內外俱寒 심지어 陰盛格陽 혹은 戴陽證 등에 해당하는 四肢厥逆, 惡寒踡臥, 嘔吐腹痛, 下利淸穀, 精神萎靡, 面色蒼白, 大汗淋漓, 脈微細欲絕 등 의 증상에 사용.

161) 寒凝經脈證에 해당하는 手足厥冷, 肢體痹痛, 肌膚麻木不仁, 脈沈細, 或陰疽 등의 증상에 사용.

162) 面色無華, 頭暈目眩, 心悸怔忡, 食少倦怠, 氣短懶言, 舌淡, 脈虛無力 등의 증상에 사용.

163) 頭暈目眩, 腰膝痠軟, 陽痿遺精, 畏寒肢冷, 自汗盜汗, 午後潮熱 등의 증상에 사용.

164) 몸이 허약하고 衛氣(위기)의 부족으로 인한 自汗과 수면 중 陰液(음액)이 일출되는 盜汗(도둑도땀한)및 面色㿠白, 心悸短氣, 舌淡, 脈虛細弱 등의 증상에 사용.

165) 久咳肺虛, 氣陰耗傷證에 해당하는 咳嗽, 氣喘, 自汗, 脈虛數 등의 증상에 사용.

166) 腎虛封藏失職, 精關不固로 인한 遺精滑泄, 혹은 腎氣不足, 膀胱失約證으로 인한 尿頻遺尿症 및 小便失禁病症 등에 해당하는 腰酸乏力, 耳鳴健忘, 遺精 滑泄, 遺尿, 或小便失禁, 舌淡苔白, 脈細弱無力 등의 증상에 사용.

167) 婦女崩中漏下, 或帶下日久不止 등 병증에 해당하는 心悸氣短, 腰酸乏力, 面色㿠白, 崩中不止, 帶下淸稀連綿不斷, 舌淡, 脈虛細弱 등의 증상에 사용.

(밥통위기상거스를역)에 해당하는 구역질, 구토, 딸꾹질 등의 증상을 치료하는 방법 등을 말한다.

• 理血劑(다스릴이피혈지을제) : 혈액순환 및 지혈 등의 공능이 있는 약물 위주로 瘀血(어혈어피혈)과 出血證(출혈증)을 치료하는 처방을 말한다.

• 治風劑[168](다스릴치바람풍지을제) : 풍증을 치료하는 처방을 말한다.

• 疏散外風[169](흩을소흩을산바깥외바람풍) : 외풍증을 치료하는 것을 말한다.

• 平熄內風[170](평할평꺼질식안내바람풍) : 內風證(내풍증)을 치료하는 것을 말한다.

• 治燥劑[171](다스릴치마를조지을제) : 체내가 지나치게 건조한 증상을 치료하는 방법을 말한다.

• 輕宣外燥[172](가벼울경널리펴다선바깥외마를조) = 輕宣潤燥(가벼울경널리펴다선젖을윤마를조) : 凉燥(서늘할량마를조) 혹은 溫燥(따뜻할온마를조)한 邪氣(사기)의 침범으로 발생한 表證(겉표증)을 치료하는 방법을 말한다.

• 滋陰潤燥[173](불일자그늘음젖을윤마를조) = 養陰潤燥(기를양그늘음젖을윤마를조) : 지나치게 건조한 邪氣(사기)가 肺(폐)와 胃(위)의 음액을 손상시킨 것을 치료하는 방법을 말한다.

• 祛痰劑(없앨거가래담지을제) : 祛痰藥(거담약)위주로 조성되어 주로 痰飮(담음)을 제거하는 공능으로 각종 痰病(담병)을 치료하는 처방을 말한다.

• 燥濕化痰(마를조습습될화가래담) : 濕痰證[174](습습가래담증)을 치료하는 방법을 말한다.

• 淸熱化痰劑(맑을청더울열될화가래담) : 熱痰證[175](열담증)을 치료하는 방법을 말한다.

• 潤燥化痰(젖을윤마를조될화가래담) : 燥痰證[176](조담증)을 치료하는 방법을 말한다.

---

168) 辛散祛風(신산거풍) 혹은 息風止痙(식풍지경)의 약물위주로 조성되어 疏散外風(소산외풍) 혹은 平息內風(평식내풍) 등의 공능으로 주로 風證(풍증)을 치료하는 처방.

169) 頭痛, 惡風, 肌膚瘙痒, 肢體麻木, 筋骨攣痛, 關節屈伸不利, 口眼喎斜, 角弓反張 등의 증상에 사용.

170) 眩暈, 震顫, 四肢抽搐, 足癈不用, 言語謇澁, 卒然昏倒, 人事不省, 口眼歪斜, 半身不遂 등의 증상에 사용.

171) 輕宣辛散 혹은 甘凉滋潤藥 위주로 조성되어 輕宣外燥(경선외조), 滋陰潤燥(자음윤조) 등의 공능으로 주로 燥證(조증)을 치료하는 처방이다.

172) 凉燥證에 해당하는 頭痛惡寒, 咳嗽痰稀, 鼻塞咽乾, 舌苔白薄 및 溫燥證에 해당하는 頭痛身熱, 乾咳少痰, 혹 氣逆而喘, 口渴鼻燥, 舌邊尖紅, 苔薄白燥 등의 증상에 사용.

173) 臟腑津傷液耗의 內燥證에 해당하는 乾咳少痰, 嘔逆不食, 口中燥渴, 消渴, 大便燥結 등의 증상에 사용.

174) 痰多易咯, 胸脘痞悶, 嘔惡眩暈, 肢體困倦, 舌苔白膩, 혹 白滑, 脈緩滑 등의 증상에 사용.

175) 咳嗽痰黃, 粘稠難咯, 舌紅苔黃膩, 脈滑數, 또는 痰熱로 인한 胸痛, 眩暈, 驚癎, 癲狂, 瘰癧 등의 증상에 사용.

- 溫化寒痰(따뜻할온될화찰한가래담) : 寒痰證[177](한담증)을 치료하는 방법을 말한다.
- 化痰熄風(될화가래담꺼질식바람풍) : 內風挾痰證[178](안내바람풍낄협가래담증)을 치료하는 방법을 말한다.
- 消導劑[179](사라질소이끌도지을제) : 소화약 위주로 조성되어 소화와 함께 기의 순환이 원활하도록 하는 처방을 말한다.
- 消食導滯[180](사라질소먹을식이끌도막힐체) : 식체를 치료하는 방법을 말한다.
- 消痞化積[181](사라질소결릴비될화쌓을적) : 癥積痞塊證(적취징쌓을적결릴비덩어리괴증세증)을 치료하는 방법을 말한다.
- 外瘍劑(바깥외종기양지을제) : 종기를 포함한 일체의 피부질환을 치료하는 외과적 처방을 말한다.
- 內癰劑(안내악창옹지을제) : 장부에 발생하는 癰(악창옹)을 치료하는 처방을 말한다.

---

176) 痰稠而粘, 咯之不爽, 咽喉乾燥, 甚則嗆咳, 聲音嘶嗄 등의 증상에 사용.
177) 咳嗽, 吐痰淸稀, 胸滿, 口中自覺有冷氣, 身寒手足不溫, 大便溏瀉, 舌淡苔白滑, 脈沈遲 등의 증상에 사용.
178) 眩暈, 頭痛, 癲癇, 昏厥, 人事不省 등의 증상에 사용.
179) 淸代의 汪昻이 「醫方集解」에서 方劑를 功效별로 分類하던 중 消導라는 표현을 처음 사용하면서 消導라는 표현 밑에 "消者, 散其積也, 導者, 行其氣也"라는 설명을 곁들였다. 주요 대상은 消食健脾, 除痞化積 등의 공능으로 食積停滯, 痞塊 등을 치료하며 "八法" 중 "消法"에 속한다.
180) 食積內停에 해당하는 胸脘痞悶, 噯腐呑酸, 惡食嘔逆, 腹痛泄瀉 등의 증상에 사용.
181) 兩脇癖積, 脘腹癥結, 攻撑作痛, 飮食少進, 肌肉消瘦 등의 증상에 사용.

부 록

본초명

[한의학 용어 한자 풀이]

1 해표약(解表藥 : 풀해, 겉표, 약약)

1-1 발산풍한약(發散風寒藥 : 펼발, 흩을산, 바람풍, 찰한, 약약)

- 마황(麻黃 : 삼마, 누를황)
- 계지(桂枝 : 계수나무계, 가지지)
- 자소엽(紫蘇葉 : 자주빛자, 차조기소, 잎엽)
- 형개(荊芥 : 모형나무형, 겨자개)
- 강활(羌活 : 오랑캐강, 살활)
- 백지(白芷 : 흰백, 구릿대지)
- 방풍(防風 : 막을방, 바람풍)
- 고본(藁本 : 마를고, 근본본)
- 신이(辛夷 : 매울신, 싹이)
- 세신(細辛 : 가늘세, 매울신)
- 생강(生薑 : 날생, 생강강)
- 향유(香薷 : 향기향, 향유유)
- 총백(蔥白 : 파총, 흰백)
- 정류(檉柳 : 위성유정, 버들류) = 서하류(西河柳)
- 창이자(蒼耳子 : 푸를창, 귀이, 열매자)

1-2 발산풍열약(發散風熱藥 : 펼발, 흩을산, 바람풍, 뜨거울열, 약약)

- 박하(薄荷 : 엷을박, 연하)
- 상엽(桑葉 : 뽕나무상, 잎엽)
- 국화(菊花 : 국화국, 꽃화)
- 갈근(葛根 : 칡갈, 뿌리근)
- 시호(柴胡 : 섶시, 턱밑살호)
- 승마(升麻 : 오를승, 삼마)
- 만형자(蔓荊子 : 덩굴만, 모형나무형, 열매자)
- 담두시(淡豆豉 : 묽을담, 콩두, 메주시)
- 선태(蟬蛻 : 매미선, 허물태)
- 부평(浮萍 : 뜰부, 개구리밥평)
- 목적(木賊 : 나무목, 도독적)

2 청열약(淸熱藥 : 차가울청, 뜨거울열, 약약)

2-1 청열사화약(淸熱瀉火藥 : 차가울청, 뜨거울열 쏟을사, 불화, 약약)

- 석고(石膏 : 돌석, 살찔고)
- 지모(知母 : 알지, 어미모)
- 노근(蘆根 : 갈대노, 뿌리근)
- 천화분(天花粉 : 하늘천, 꽃화, 가루분)
- 죽엽(竹葉 : 대나무죽, 잎엽)
- 치자(梔子 : 치자나무치, 아들자)
- 하고초(夏枯草 : 여름하, 시들고, 풀초)
- 담죽엽(淡竹葉 : 묽을담, 대나무죽, 잎엽)
- 한수석(寒水石 : 찰한, 물수, 돌석)
- 압척초(鴨跖草 : 오리압, 발바닥척, 풀초)
- 곡정초(穀精草 : 곡식곡, 정할정, 풀초)
- 밀몽화(密蒙花 : 빽빽할밀, 어두울몽, 꽃화)
- 청상자(靑葙子 : 푸를청, 개맨드라미상, 열매자)
- 괴각(槐角 : 홰나무괴, 뿔각)

2-2 청열조습약(淸熱燥濕藥 : 차가울청, 뜨거울열, 마를조, 축축할습, 약약)

- 황금(黃芩 : 누를황, 속썩은풀금)
- 황련(黃連 : 누를황, 연꽃연)
- 황백(黃柏 : 누를황, 나무이름백)
- 용담초(龍膽草 : 용용, 쓸개담, 풀초)
- 고삼(苦蔘 : 쓸고, 인삼삼)
- 백선피(白鮮皮 : 흰백, 선명할선, 가죽피)
- 대두황권(大豆黃卷 : 큰대, 콩두, 누를황, 쇠대권)

2-3 청열량혈약(淸熱涼血藥 : 차가울청, 뜨거울열, 서늘할량, 피혈, 약약)

- 서각(犀角 : 무소서, 뿔각)
- 생지황(生地黃 : 낳을생, 땅지, 누를황)
- 현삼(玄蔘 : 검을현, 인삼삼)
- 목단피(牧丹皮 : 칠목, 붉을단, 가죽피)

• 적작약(赤芍藥 : 붉을적, 작약작, 약약)
• 자초(紫草 : 보라빛자, 풀초)

2-4 청열해독약 (淸熱解毒藥 : 차가울청, 뜨거울열, 풀해, 독독, 약약)

• 금은화(金銀花 : 금금, 은은, 꽃화)
• 연교(連翹 : 잇다을연, 꽁지깃교)
• 포공영(蒲公英 : 부들포, 공변될공, 꽃부리영)
• 자화지정(紫花地丁 : 자주빛자, 꽃화, 땅지, 고무래정)
• 대청엽(大靑葉 : 큰대, 푸를청, 잎엽)
• 판람근(板藍根 : 널빤지판, 쪽람, 뿌리근)
• 청대(靑黛 : 푸를청, 눈썹먹대)
• 우황(牛黃 : 소우, 누를황)
• 조휴(蚤休 : 벼룩조, 쉴휴)
• 반변련(半邊蓮 : 반반, 가변, 연꽃련)
• 토복령(土茯苓 : 흙토, 복령령, 도꼬마리령)
• 어성초(魚腥草 : 물고기어, 비린내성, 풀초)
• 사간(射干 : 쏠사, 방패간)
• 마발(馬勃 : 말마, 일어날발)
• 마치현(馬齒莧 : 말마, 이치, 비름현)
• 백두옹(白頭翁 : 흰백, 머리두, 늙은이옹)
• 진피(秦皮 : 벼이름진, 가죽피)
• 아담자(雅膽子 : 우아할아, 쓸개담, 열매자)
• 패장초(敗醬草 : 패할패, 간장장, 풀초)
• 백화사설초(白花蛇舌草 : 흰백, 꽃화, 뱀사, 혀설, 풀초)
• 웅담(熊膽 : 곰웅, 쓸개담)
• 백렴(白蘞 : 흰백, 거지덩굴렴)
• 누로(漏蘆 : 샐누, 갈대로)
• 산자고(山慈菇 : 뫼산, 사랑할자, 버섯고)
• 녹두(綠豆 : 초록빛록, 콩두)
• 번백초(翻白草 : 날번, 흰백, 풀초)
• 위릉채(萎陵菜 : 마를위, 큰언덕릉, 나물채)
• 야국화(野菊花 : 들야, 국화국, 꽃화)

• 인동등(忍冬藤 : 참을인, 겨울동, 등나무등)

2-5 청허열약 (清虛熱藥 : 차가울청, 빌허, 뜨거울열, 약약)

• 청호(青蒿 : 푸를청, 쑥호)
• 백미(白薇 : 흰백, 고비미)
• 지골피(地骨皮 : 땅지, 뼈골, 가죽피)
• 은시호(銀柴胡 : 은은, 땔감나무시, 턱밑살호)
• 호황련(胡黃連 : 턱밑살호, 누를황, 연꽃련)

3 사하약 (瀉下藥 : 쏟을사, 아래하, 약약)

3-1 공하약 (攻下藥 : 칠공, 아래하, 약약)

• 대황(大黄 : 큰대, 누를황)
• 망초(芒硝 : 까끄라기망, 무두질할초)
• 노회(蘆薈:갈대노, 무성할회)

3-2 윤하약 (潤下藥 : 젖을윤, 아래하, 약약)

• 화마인(火麻仁 : 불화, 삼마, 어질인)
• 욱이인(郁李仁 : 성할욱, 오얏나무리, 어질인)

3-3 준하축수약 (峻下逐水藥 : 높을준, 아래하, 쫓을축, 물수, 약약)

• 감수(甘遂 : 달감, 따를수)
• 대극(大戟 : 클대, 창극)
• 원화(芫花 : 팥꽃나무원, 꽃화)
• 견우자(牽牛子 : 끌견, 소우, 열매자)
• 상륙(商陸 : 헤아릴상, 육지육)
• 파두(巴豆 : 땅이름파, 콩두)
• 속수자(續隨子 : 이을속, 따를수, 열매자)

4 거풍습약(祛風濕藥 : 떨어없앨거, 바람풍, 축축할습, 약약)

4-1 거풍습지비통약

(祛風濕止痺痛藥 : 떨어없앨거, 바람풍, 축축할습, 그칠지, 저릴비, 아플통, 약약)

- 독활(獨活 : 홀로독, 살활)
- 위령선(威靈仙 : 위엄위, 신령할령, 신선선)
- 진교구(秦艽 : 나라이름진, 진교교)
- 해동피(海桐皮 : 바다해, 오동나무동, 가죽피)
- 초오(草烏 : 풀초, 까마귀오)
- 잠사(蠶沙 : 누에잠, 모래사)
- 마전자(馬錢子 : 말마, 돈전, 열매자)

4-2 서근활락약 (舒筋活絡藥 : 편안할서, 힘줄근, 살활, 헌솜락, 약약)

- 모과(木瓜 : 나무목, 오이과)
- 락석등(絡石藤 : 이을락, 돌석, 등나무등)
- 상지(桑枝 : 뽕나무상, 가지지)
- 백화사(白花蛇 : 흰백, 꽃화, 뱀사)
- 희렴초(豨薟草 : 멧돼지희, 가위톱렴, 풀초)
- 서장경(徐長卿 : 천천할서, 길장, 벼슬경)
- 사과락(絲瓜絡 : 실사, 오이과, 이을락)
- 오초사(烏梢蛇 : 까마귀오, 나무끝초, 뱀사)
- 취오동(臭梧桐 : 냄새취, 오동나무오, 오동나무동)
- 해풍등(海風藤 : 바다해, 바람풍, 등나무등)

4-3 거풍습강근골약

(祛風濕强筋骨藥 : 떨어없앨거, 바람풍, 축축할습, 강할강, 힘줄근, 뼈골, 약약)

- 오가피(五加皮 : 다섯오, 더할가, 가죽피)
- 호골(虎骨 : 범호, 뼈골)
- 상기생(桑寄生 : 뽕나무상, 부칠기, 살생)

5 방향화습약 (芳香化濕藥 : 꽃다울방, 향기향, 될화, 축축할습, 약약)

- 창출(蒼朮 : 푸를창, 삽주출)
- 후박(厚朴 : 두터울후, 후박나무박)
- 광곽향(廣藿香 : 넓을광, 콩잎곽, 향기향)
- 사인(砂仁 : 모래사, 어질인)
- 백두구(白荳蔲 : 흰백, 콩두, 두구두)
- 초두구(草荳蔲 : 풀초, 콩두, 두구두)
- 초과(草果 : 풀초, 열매과)
- 패란(佩蘭 : 찰패, 난초란)

6 이수삼습약 (利水滲濕藥 : 이로울리, 물수, 스밀삼, 축축할습, 약약)

6-1 이수퇴종약 (利水退腫藥 : 이로울리, 물수, 물러날퇴, 부스럼종, 약약)

- 복령(茯苓 : 엎드릴복, 도꼬마리령)
- 저령(豬苓 : 돼지저, 도꼬마리령)
- 택사(澤瀉 : 못택, 쏟을사)
- 의이인(薏苡仁 : 율무의, 질경이이, 어질인)
- 동과피(冬瓜皮 : 겨울동, 오이과, 가죽피)
- 적소두(赤小豆 : 붉을적, 작을소, 콩두)
- 누고(螻蛄 : 땅강아지누, 땅강아지고)
- 옥미수(玉米鬚 : 옥옥, 쌀미, 수염수)
- 택칠(澤漆 : 못택, 옻칠)

6-2 이수통림약 (利水通淋藥 : 이로울리, 물수, 통할통, 물뿌릴임, 약약)

- 차전자(車前子 : 수레차, 앞전, 열매자)
- 목통(木通 : 나무목, 통할통)
- 활석(滑石 : 매끄러울활 돌석)
- 통초(通草 : 통할통, 풀초)
- 해금사(海金沙 : 바다해, 쇠금, 모래사)
- 석위(石韋 : 돌석, 가죽위)

- 비해(萆薢 : 골풀비, 마름해)
- 지부자(地膚子 : 땅지, 살갗부, 열매자)
- 편축(萹蓄 : 마디풀편, 쌓을축)
- 구맥(瞿麥 : 놀랄구, 보리맥)
- 동규자(冬葵子 : 겨울동, 해바라기규, 열매자)
- 등심초(燈心草 : 등잔등, 마음심, 풀초)
- 삼백초(三白草 : 석삼, 흰백, 풀초)

6-3 이습퇴황약 (利濕退黃藥 : 이로울리, 축축할습, 물러날퇴, 누를황, 약약)

- 인진호(茵陳蒿 : 사철쑥인, 늘어놓을진, 쑥호)
- 금전초(金錢草 : 쇠금, 돈전, 풀초)

7 온리약 (溫裏藥 : 따뜻할온, 속리, 약약)

- 부자(附子 : 붙을부, 열매자)
- 천오두(川烏頭 : 내천, 까마귀오, 머리두)
- 건강(乾薑 : 말릴건, 생강강)
- 육계(肉桂 : 고기육, 계수나무계)
- 오수유(吳茱萸 : 나라이름오, 수유수, 수유유)
- 촉초(蜀椒 : 나라이름촉, 산초나무초)
- 필발(蓽撥 : 콩필, 다스릴발)
- 필징가(蓽澄茄 : 콩필, 맑을징, 연꽃줄기가)
- 정향(丁香 : 고무래정, 향기향)
- 고량강(高良薑 : 높을고, 좋을량, 생강강)
- 소회향(小茴香 : 작을소, 회향풀회, 향기향)
- 호초(胡椒 : 턱밑살호, 산초나무초)

8 이기약 (理氣藥 : 다스릴리, 기운기, 약약)

- 진피(陳皮 : 묵을진, 가죽피)
- 청피(靑皮 : 푸를청, 가죽피)
- 지실(枳實 : 탱자나무지, 열매실)
- 지각(枳殼 : 탱자나무지, 껍질각)
- 목향(木香 : 나무목, 향기향)
- 향부자(香附子 : 향기향, 붙을부, 열매자)
- 오약(烏藥 : 까마귀오, 약약)
- 침향(沈香 : 가라앉을침, 향기향)
- 천련자(川楝子 : 내천, 멀구슬나무련, 열매자)
- 여지핵(荔枝核 : 과수이름여, 가지지, 씨핵)
- 청목향(靑木香 : 푸를청, 나무목, 향기향)
- 해백(薤白 : 염교해, 흰백)
- 단향(檀香 : 박달나무단, 향기향)
- 시체(柿蒂 : 감나무시, 꼭지체)
- 매괴화(玫瑰花 : 매괴매, 구슬나무괴, 꽃화)
- 대복피(大腹皮 : 큰대, 배복, 가죽피)
- 토목향(土木香 : 흙토, 나무목, 향기향)
- 감송향(甘松香 : 달감, 소나무송, 향기향)

9 소식약 (消食藥 : 사라질소, 먹을식, 약약)

- 산사(山楂 : 뫼산, 풀명자나무사)
- 신국(神麯 : 신령신, 누룩국)
- 맥아(麥芽 : 보리맥, 싹아)
- 곡아(穀芽 : 곡식곡, 싹아)
- 래복자(萊菔子 : 명아주래, 무복, 열매자)
- 계내금(鷄內金 : 닭계, 안내, 쇠금)

10 구충약(驅蟲藥 : 몰구, 벌레충, 약약)

- 사군자(使君子 : 하여금사, 임금군, 열매자)
- 고련피(苦楝皮 : 쓸고, 멀구슬나무련, 가죽피)
- 빈랑(檳榔 : 빈랑나무빈, 빈랑나무랑)
- 뇌환(雷丸 : 우뢰뢰, 둥글환)
- 학슬(鶴虱 : 학학, 이슬)
- 비자(榧子 : 비자나무비, 열매자)
- 무이(蕪荑 : 거칠어질무, 벨이)
- 관중(貫衆 : 꿸관, 무리중)

11 지혈약(止血藥 : 그칠지, 피혈, 약약)

11-1 수렴지혈약(收斂止血藥 : 거둘수, 거둘렴, 그칠지, 피혈, 약약)

- 선학초(仙鶴草 : 신선선, 학학, 풀초)
- 백급(白及 : 흰백, 미칠급)
- 종려피(棕櫚皮 : 종려나무종, 종려나무려, 가죽피)
- 우절(藕節 : 연뿌리우, 마디절)
- 포황(蒲黃 : 부들포, 누를황)

11-2 량혈지혈약(凉血止血藥 : 서늘할량, 피혈, 그칠지, 피혈, 약약)

- 대계(大薊 : 큰대, 삽주계)
- 소계(小薊 : 작을소, 삽주계)
- 지유(地楡 : 땅지, 느릅나무유)
- 괴화(槐花 : 홰나무괴, 꽃화)
- 측백엽(側柏葉 : 곁측, 측백나무백, 잎엽)
- 저마근(苧麻根 : 모시저, 삼마, 뿌리근)
- 백모근(白茅根 : 흰백, 띠모, 뿌리근)
- 양제근(羊蹄根 : 양양, 발굽제, 뿌리근)

11-3 화어지혈약 (化瘀止血藥 : 될화, 병어, 그칠지, 피혈, 약약)

- 삼칠근(三七根 : 석삼, 일곱칠, 뿌리근)
- 포황(蒲黃 : 부들포, 누를황)
- 천초근(茜草根 : 꼭두서니천, 풀초, 뿌리근)
- 화예석(花蕊石 : 꽃화, 꽃술예, 돌석)

11-4 온경지혈약 (溫經止血藥 : 따뜻할온, 지날경, 그칠지, 피혈, 약약)

- 애엽(艾葉 : 쑥애, 잎엽)
- 복룡간(伏龍肝 : 엎드릴복, 용룡, 간간)
- 포강(炮薑 : 구울포, 생강강)

12 활혈거어약 (活血祛瘀藥 : 살활, 피혈, 떨어없앨거, 어혈어, 약약)

- 천궁(川芎 : 내천 궁궁이궁)
- 유향(乳香 : 젖유, 향기향)
- 몰약(沒藥 : 가라앉을몰, 약약)
- 현호색(玄胡索 : 검을현, 턱밑살호, 찾을색)
- 울금(鬱金 : 막힐울, 쇠금)
- 강황(薑黃 : 생강강, 누를황)
- 아출(莪朮 : 지칭개아, 삽주출)
- 삼릉(三棱 : 석삼, 모릉)
- 단삼(丹蔘 : 붉을단, 인삼삼)
- 호장근(虎杖根 : 범호, 지팡이장, 뿌리근)
- 익모초(益母草 : 더할익, 어머니모, 풀초)
- 도인(桃仁 : 복숭아나무도, 어질인)
- 홍화(紅花 : 붉을홍, 꽃화)
- 오령지(五靈脂 : 다섯오, 신령령, 기름지)
- 우슬(牛膝 : 소우, 무릎슬)
- 천산갑(穿山甲 : 뚫을천, 뫼산, 갑옷갑)
- 자충(蟅蟲 : 쥐며느리자, 벌레충)
- 수질(水蛭 : 물수, 거머리질)
- 맹충(虻蟲 : 등에맹, 벌레충)

- 택란(澤蘭 : 못택, 난초난)
- 능소화(凌霄花 : 능가할능, 하늘소, 꽃화)
- 자연동(自然銅 : 스스로자, 그러할연, 구리동)
- 왕불유행(王不留行 : 임금왕, 아니불, 머물유, 갈행)
- 유기노(劉寄奴 : 이길유, 부칠기, 종노)
- 소목(蘇木 : 차조기소, 나무목)
- 건칠(乾漆 : 마를건, 옻칠)
- 혈갈(血竭 : 피혈, 다할갈)
- 마편초(馬鞭草 : 말마, 채찍편, 풀초)
- 충울자(茺蔚子 : 익모초충, 풀이름울, 열매자)
- 권백(卷柏 : 쇠뇌권, 측백나무백)

13 화담지해평천약 (化痰止咳平喘藥 : 될화, 가래담, 그칠지, 기침해, 평평할평, 숨찰천, 약약)

13-1 온화한담약 (溫化寒痰藥 : 따듯할온, 될화, 찰한, 가래담, 약약)

- 반하(半夏 : 반반, 여름하)
- 천남성(天南星 : 하늘천, 남녘남, 별성)
- 백부자(白附子 : 흰백, 붙을부, 열매자)
- 백개자(白芥子 : 흰백, 겨자개, 열매자)
- 조협(皂莢 : 하인조, 풀열매협)
- 선복화(旋覆花 : 돌선, 다시복, 꽃화)
- 백전(白前 : 흰백, 앞전)

13-2 청화열담약 (淸化熱痰藥 : 맑을청, 될화, 열열, 가래담, 약약)

- 전호(前胡 : 앞전, 턱밑살호)
- 길경(桔梗 : 도라지길, 도화지경)
- 과루(瓜蔞 : 오이과, 쑥루)
- 천패모(川貝母 : 내천, 조개패, 어미모)
- 절패모(浙貝母 : 강이름절, 조개패, 어미모)
- 천축황(天竺黃 : 하늘천, 대나무축, 누를황)
- 죽여(竹茹 : 대나무죽, 부드러울여)

- 죽력(竹瀝 : 대나무죽, 거를력)
- 해부석(海浮石 : 바다해, 뜰부, 돌석)
- 문합(文蛤 : 무늬문, 대합조개합)
- 청몽석(靑礞石 : 푸를청, 청몽석몽, 돌석)
- 해조(海藻 : 바다해, 마름조)
- 곤포(昆布 : 형곤, 베포)
- 반대해(胖大海 : 갈비살반, 큰대, 바다해)
- 와릉자(瓦楞子 : 기와와, 모릉, 아들자)
- 비파엽(枇杷葉 : 비파나무비, 비파나구파, 잎엽)
- 동과자(冬瓜子 : 겨울동, 오이과, 열대자)

13-3 지해평천약(止咳平喘藥 : 그칠지, 기침해, 평평할평, 숨찰천, 약약)

- 행인(杏仁 : 살구나무행, 씨인)
- 백부근(百部根 : 일백백, 거느릴부, 뿌리근)
- 자완(紫菀 : 자주빛자, 자완완)
- 관동화(款冬花 : 이를관, 겨울동, 꽃화)
- 소자(蘇子 : 차조기소, 아들자)
- 상백피(桑白皮 : 뽕나무상, 흰백, 가죽피)
- 정력자(葶藶子 : 두루미냉이정, 냉이력, 열매자)
- 마두령(馬兜鈴 : 말마, 투구두, 방울령)
- 백과(白果 : 흰백, 열매과)

14 안신약(安神藥 : 편안할안, 귀신신, 약약)

- 주사(朱沙 : 붉을주, 모래사)
- 자석(磁石 : 자석자, 돌석)
- 용골(龍骨 : 용용, 뼈골)
- 호박(琥珀 : 호박호, 호박박)
- 산조인(酸棗仁 : 초산, 대추나무조, 씨인)
- 백자인(柏子仁 : 측백나무백, 아들자, 씨인)
- 원지(遠志 : 멀원, 뜻지)
- 합환피(合歡皮 : 합할합, 기뻐할환, 가죽피)

- 영지(靈芝 : 신령할령, 지초지)
- 야교등(夜交藤 : 밤야, 사귈교, 등나무등)

15 평간약 (平肝藥 : 평평할평, 간간, 약약)

15-1 평간식풍약 (平肝息風藥 : 평평할평, 간간, 끌식, 바람풍, 약약)

- 영양각(羚羊角 : 영양영, 양양, 뿔각)
- 조구등(釣鉤藤 : 낚시조, 갈고리구, 등나무등)
- 천마(天麻:하늘천, 삼마)
- 백강잠(白殭蠶 : 흰백, 굳어질강, 누에잠)
- 전갈(全蠍 : 온전할전, 전갈갈)
- 오공(蜈蚣 : 지네오, 지네공)
- 구인(蚯蚓 : 지렁이구, 지렁이인)
- 결명자(決明子 : 터질결, 밝을명, 열매자)

15-2 평간잠양약 (平肝潛陽藥 : 평평할평, 간간, 자맥질할잠, 볕양, 약약)

- 석결명(石決明 : 돌석, 터질결, 밝을명)
- 모려(牡蠣 : 수컷모, 굴려)
- 진주(珍珠 : 보배진, 구슬주)
- 진주모(珍珠母 : 보배진, 구슬주, 어미모)
- 대모(玳瑁 : 대모대, 서옥모)
- 대자석(代赭石 : 큰대, 붉을흙자, 돌석)
- 백질려(白蒺藜 : 흰백, 남가새질, 명아주려)

16 개규약 (開竅藥 : 열개, 구명규, 약약)

- 사향(麝香 : 사양노루사, 향기향)
- 빙편(氷片 : 얼음빙, 조각편)
- 석창포(石菖蒲 : 돌석, 창포창, 부들포)
- 소합향(蘇合香 : 차조기소, 합할합, 향기향)
- 안식향(安息香 : 편안할안, 숨쉴식, 향기향)

• 용뇌(龍腦 : 용용, 머리뇌)

17 보익약 (補益藥 : 더할보, 더할익, 약약)

17-1 보기약 (補氣藥 : 더할보, 기운기, 약약)

• 인삼(人蔘 : 사람인, 인삼삼)
• 당삼(黨蔘 : 무리당, 인삼삼)
• 서양삼(西洋蔘 : 서녘서, 바다양, 인삼삼)
• 태자삼(太子蔘 : 클태, 아들자, 인삼삼)
• 황기(黃芪 : 누를황, 연장자기)
• 백출(白朮 : 흰백, 삽주출)
• 산약(山藥 : 뫼산, 약약)
• 백편두(白扁豆 : 흰백, 넓적할편, 콩두)
• 감초(甘草 : 달감, 풀초)
• 봉밀(蜂蜜 : 벌봉, 꿀밀)
• 대조(大棗 : 큰대, 대추조)
• 이당(飴糖 : 엿이, 엿당)

17-2 보양약 (補陽藥 : 더할보, 볕양, 약약)

• 녹용(鹿茸 : 사슴록, 풀날용)
• 녹각(鹿角 : 사슴록, 뿔각)
• 녹각교(鹿角膠 : 사슴록, 뿔각, 아교교)
• 녹각상(鹿角霜 : 사슴록, 뿔각, 서리상)
• 파극천(巴戟天 : 땅이름파, 창극, 하늘천)
• 육종용(肉蓯蓉 : 고기육, 육종용종, 연꽃용)
• 선모(仙茅 : 신선선, 띠모)
• 음양곽(淫羊藿 : 음란할음, 양양, 콩잎곽)
• 호로파(胡蘆巴 : 턱밑살호, 갈대로, 땅이름파)
• 두충(杜冲 : 팥배나무두, 빌충)
• 속단(續斷:이을속, 끊어질단)
• 보골지(補骨脂 : 더할보, 뼈골, 기름지)
• 구척(狗脊 : 개구, 등골뼈척)

- 익지인(益智仁 : 더할익, 슬기지, 씨인)
- 골쇄보(骨碎補 : 뼈골, 부술쇄, 더할보)
- 동충하초(冬蟲夏草 : 겨울동, 벌레충, 여름하, 풀초)
- 합개(蛤蚧:도마뱀합, 도마뱀개)
- 호도육(胡桃肉 : 턱밑살호, 복숭아도, 고기육)
- 자하거(紫河車 : 자주빛자, 물하, 수레거)
- 토사자(菟絲子 : 새삼토, 실사, 열매자)
- 사원자(沙苑子 : 모래사, 나라동산원, 열매자)
- 쇄양(鎖陽 : 쇠사슬쇄, 볕양)
- 구자(韮子 : 부추구, 열매자)
- 양기석(陽起石 : 볕양, 일어날기, 돌석)
- 해구신(海狗腎 : 바다해, 개구, 콩팥신)
- 해마(海馬 : 바다해, 말마)
- 사상자(蛇床子 : 뱀사, 평상상, 열매자)

17-3 보혈약 (補血藥 : 더할보, 피혈, 약약)

- 당귀(當歸 : 마땅할당, 돌아갈귀)
- 숙지황(熟地黃 : 익을숙, 땅지, 누를황)
- 백작약(白芍藥 : 흰백, 함박꽃작, 약약)
- 하수오(何首烏 : 어찌하, 머리수, 까마귀오)
- 아교(阿膠 : 언덕아, 아교교)
- 용안육(龍眼肉 : 용용, 눈안, 고기육)

17-4 보음약 (補陰藥 : 더할보, 그늘음, 약약)

- 사삼(沙蔘 : 모래사, 인삼삼)
- 맥문동(麥門冬 : 보리맥, 문문, 겨울동)
- 천문동(天門冬 : 하늘천, 문문, 겨울동)
- 석곡(石斛 : 돌석, 휘곡)
- 옥죽(玉竹 : 구슬옥, 대나무죽)
- 황정(黃精 : 누를황, 순수할정)
- 백합(百合 : 일백백, 합할합)
- 구기자(枸杞子 : 구기자구, 구기자기, 열매자)
- 상심자(桑椹子 : 뽕나무상, 오디심, 열매자)

• 한련초(旱蓮草 : 육지한, 연밥연, 풀초)
• 여정자(女貞子 : 여자여, 곧을정, 열매자)
• 귀판(龜板 : 거북귀, 널빤지판)
• 별갑(鱉甲 : 자라별, 갑옷갑)
• 흑지마(黑芝麻 : 검을흙, 지초지, 삼마)
• 저실자(楮實子 : 닥나무저, 열매실, 열매자)

18 수삽약 (收澁藥 : 거둘수, 몰아잡을삽, 약약)

18-1 지한약 (止汗藥 : 그칠지, 땀한, 약약)

• 부소맥(浮小麥 : 뜰부, 작을소, 보리맥)
• 마황근(麻黃根 : 삼마, 누를황, 뿌리근)
• 나도근(糯稻根 : 찰벼나, 쌀도, 뿌리근)

18-2 지사약 (止瀉藥 : 그칠지, 쏟을사, 약약)

• 가자(訶子 : 꾸짖을가, 열매자)
• 육두구(肉荳蔻 : 고기육, 콩두, 두구구)
• 적석지(赤石脂 : 붉을적, 돌석, 기름지)
• 오매(烏梅 : 까마귀오, 매화나무매)
• 앵속각(罌粟殼 : 양병앵, 조속, 껍질각)
• 우여량(禹餘糧 : 하우씨우, 남을여, 양식량)
• 석류피(石榴皮 : 돌석, 석류나무류, 가죽피)
• 춘피(椿皮 : 참죽나무춘, 가죽피)
• 오배자(五倍子 : 다섯오, 곱배, 열매자)

18-3 삽정축뇨지대약

(澁精縮尿止帶藥 : 떫을삽, 순수할정, 오므릴축, 오줌뇨, 그칠지, 띠대, 약약)

• 오미자(五味子 : 다섯오, 맛미, 열매자)
• 연자육(蓮子肉 : 연밥연, 열매자, 고기육)
• 검실(芡實 : 가시연검, 열매실)
• 산수유(山茱萸 : 뫼산, 수유수, 수유유)

- 금앵자(金櫻子 : 쇠금, 앵두나무앵, 열매자)
- 상표초(桑螵蛸 : 뽕나무상, 사마귀알표, 갈거미소)
- 복분자(覆盆子 : 뒤집힐복, 동이분, 열매자)
- 해표초(海螵蛸 : 바다해, 오징어표, 갈거미소)

19 용토약 (涌吐藥 : 샘솟을용, 토할토, 약약)

19-1 용토약 (涌吐藥 : 샘솟을용, 토할토, 약약)

- 과체(瓜蔕 : 오이과, 꼭지체)
- 상산(常山 : 항상상, 뫼산)
- 여로(藜蘆 : 명아주려, 갈대로)
- 담반(膽礬 : 쓸개담, 명반반)

20 외용약 (外用藥 : 바깥외, 쓸용, 약약)

- 유황(硫黃 : 유황유, 누를황)
- 비석(砒石 : 비상비, 돌석)
- 웅황(雄黃 : 수컷웅, 누를황)
- 경분(輕粉 : 가벼울경, 가루분)
- 연단(鉛丹 : 납연, 붉을단)
- 노감석(爐甘石 : 화로로, 달감, 돌석)
- 붕사(硼砂 : 붕사붕, 모래사)
- 반묘(斑蝥 : 얼룩반, 가뢰모)
- 노봉방(露蜂房 : 이슬로, 벌봉, 방방)
- 대풍자(大風子 : 큰대, 바람풍, 열매자)
- 목근피(木槿皮 : 나무목, 무궁화나무근, 가죽피)
- 섬수(蟾酥 : 두꺼비섬, 연유수)
- 장뇌(樟腦 : 녹나무장, 골뇌)
- 백반(白礬 : 흰백, 명반반)
- 대산(大蒜 : 큰대, 마늘산)

찾아보기

[ㄴ]

[ㄷ]

[ㄹ]

[ㅁ]

[ㅇ]

한의약 한문(韓醫藥 漢文)

초 판 인 쇄 | 2022년 1월 24일
초판2쇄발행 | 2025년 3월 7일

저 자 | 신동원·정대기
발 행 인 | 이성범
발 행 처 | 문운당
주 소 | 서울시 종로구 혜화로5길 16 (명륜1가 45-3)
전 화 | (02)762-6010
팩 스 | 영업 (02)745-0265 / 편집 (02)762-8758
이 메 일 | 영업 munun2@daum.net
편집 mundang@naver.com
홈페이지 | http://munundang.co.kr

ISBN 979-11-5692-594-1 93510

정가 16,000원